Dr. med. Norbert Scholz · Kai Lühr, Arzt · Hp. Heribert Daniel
Fitness für den Darm

Dr. med. Norbert Scholz
Kai Lühr, Arzt
Hp. Heribert Daniel

Fitness für den Darm

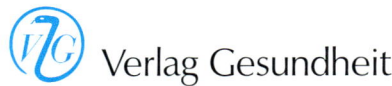 Verlag Gesundheit

Die Deutsche Bibliothek – CIP-Einheitsaufnahme

Scholz, Norbert:
Fitness für den Darm / Norbert Scholz ; Kai Lühr ; Heribert Daniel. –
Berlin : Verl. Gesundheit, 1998
ISBN 3-333-01015-1

Danksagung

Dank sagen heißt Liebe in Erinnerung bringen, die im Gedächtnis zur Tat wird.
Allen von uns Geliebten ist dieses Buch gewidmet!

© 1998 by Ullstein Buchverlage GmbH & Co. KG, Berlin
Verlag Gesundheit

Umschlaggestaltung: Claus J. Lienau / Klaus Meyer
Umschlagfoto: TCL / Bavaria
Satz: ew print & medien service gmbh, Würzburg
Druck und Verarbeitung: Fa. Kösel, Kempten

Printed in Germany 1998

ISBN 3-333-01015-1

Gedruckt auf alterungsbeständigem Papier
mit chlorfrei gebleichtem Zellstoff

Inhaltsverzeichnis

Dein Darm – Dein Körper

Was der Darm nicht ausscheidet, . . .

Ein altes chinesisches Therapieprinzip lautet:
Was der Darm nicht ausscheidet, scheidet die Lunge aus.
Was die Lunge nicht ausscheidet, scheidet die Niere aus.
Was die Niere nicht ausscheidet, scheidet die Haut aus.
Was die Haut nicht ausscheidet, daran stirbt man.

Ob die Chinesen, die eines der ältesten Prinzipien der Naturmedizin entwickelt haben, auch in der heutigen Zeit noch recht behalten, wollen wir in diesem Buch untersuchen. Stimmt es wirklich, daß der Tod im Darm sitzt? Wir werden westliche Normen und wissenschaftliche Erkenntnisse unter die Lupe nehmen, um den Einfluß unseres Zentrums, des Bauches, auf den gesamten Organismus zu untersuchen. *Ein Exempel für die beispiellose Geduld der Natur*

Der Mensch ist, was er ißt, lautet ein gängiges Sprichwort, oder besser: Der Mensch ist, was er verdaut. Unser Magen-Darm-Trakt muß täglich Höchstleistungen erbringen. Aus Speisen und Getränken filtert er die Stoffe heraus, die der Organismus für seine vielschichtige Arbeit benötigt. Über das Blut werden sie an alle Stellen transportiert, an denen unser Stoffwechsel aktiv ist. Nicht benötigte Inhaltsstoffe unserer Ernährung werden entweder über den Darm entsorgt, oder sie wirken – bei fehlerhafter Verarbeitung – im Körper als Stoffwechselgifte.

Unsere Nahrung – unsere »Tankstelle«

Energie aus Rohstoffen

Der Stoffwechsel, das heißt die Umwandlung von Stoffen in Energie und Abfall, kann an einem einfachen Beispiel erläutert werden. Stellen Sie sich Ihr Auto vor, das gerade vom Fließband läuft. Bevor es Ihnen Energie in Form von Kilometern liefern kann, muß es mit Benzin, Öl und verschiedenen Schmier- und Versorgungsstoffen befüllt werden. Durch den Betrieb des Wagens werden diese Zutaten »verstoffwechselt«, das heißt zu Energie (Kilometerleistung) und Abfall (Abgase, verbrauchte Öle etc.) abgebaut. Um die größtmögliche Energie zu gewinnen, verordnet der Spezialist Ihrem Auto die besten und teuersten Produkte.

Gesundheit über alles – tun Sie alles dafür!

Ähnlich ist es mit unserem Körper. Nur liefern wir ihm oft nicht die besten Nährstoffe und können daher auch nicht die beste Leistung von ihm erwarten. Wie soll er denn auch die Höchstleistungen erbringen, die jede Sekunde zu Millionen kleinster Vorgänge in den Zellen stattfinden müssen, wenn die zugeführten Nährstoffe nicht optimal zusammengesetzt sind? Hand aufs Herz: Sind Sie mit Ihrer ganz persönlichen Energieleistung zufrieden? Wachen Sie morgens ausgeruht auf? Sind Sie munter und kräftig den ganzen Tag? Sind Sie stolz auf Ihre Energie, die Sie von anderen unterscheidet?

Essen Sie nicht, um satt zu werden. Essen Sie, um gesund zu werden.

Die Verdauung – eine kleine Einführung

Nach dem Zerkleinern der Nahrung durch Kauen und Einspeicheln mit den Fermenten der Mundhöhle gelangt der Speisebrei in den Magen. Dort werden Kohlenhydrate, Eiweiße und Fette abgespalten. Die Zerkleinerung setzt sich im oberen Dünndarm (Zwölffingerdarm) unter Einfluß von Fermenten aus der Leber und der Bauchspeicheldrüse fort, so daß im nachfolgenden Dünndarmbereich (Leer- und Krummdarm) die Aufnahme der gespaltenen Nährstoffe über die Darmwand in die Blutgefäße erfolgen kann. Der Dickdarm nimmt weitere Inhaltsstoffe auf, und gleichzeitig entzieht die Darmwand dem Stuhl Wasser, so daß dieser schließlich feste Form annimmt (Abb. 1).

Zermahlen → aufspalten → aufnehmen

Auf der inneren Wand des Verdauungssystems, der Schleimhaut, unterstützen Millionen körpereigener Bakterien unsere Verdauungsvorgänge. Bereits über die Muttermilch gelangen sie in den Magen-Darm-Trakt des Säuglings und bilden die sogenannte Darmflora. Dünn- und Dickdarm sind jeweils von unterschiedlichen Bakterienarten besiedelt.

Der Darm als Teil des Immunsystems

Ein Großteil unserer Abwehr (Immunsystem) ist im Darm beheimatet. Sowohl im Dünndarm als auch im Dickdarm (Blinddarm) finden sich Ansammlungen spezialisierter Abwehrzellen, die aufgenommene Erreger abtöten. Das Abwehrsystem erkennt im gesunden Zustand aber auch, was gut und was schlecht für Ihren Körper ist, denn schließlich ist nicht alles gut verdaubar, was über den Mund in den Körper gelangt.

Im Dickdarm finden ständig bakterielle Abbauprozesse statt. Pflanzliche Kost z. B. bewirkt Gärungsprozesse, und tierische Kost führt zu Fäulnisprozessen. Durch das lokale Abwehrsystem wird hier im Normalfall eine Entgleisung verhindert. Dies ist jedoch beispielsweise dann nicht mehr gewährleistet, wenn Teile dieser Abwehr geschädigt sind oder fehlen, z. B. nach einer Blinddarmoperation.

Die Armee im Innern des Körpers

Ferner findet sich im Darm die größte Ansammlung von

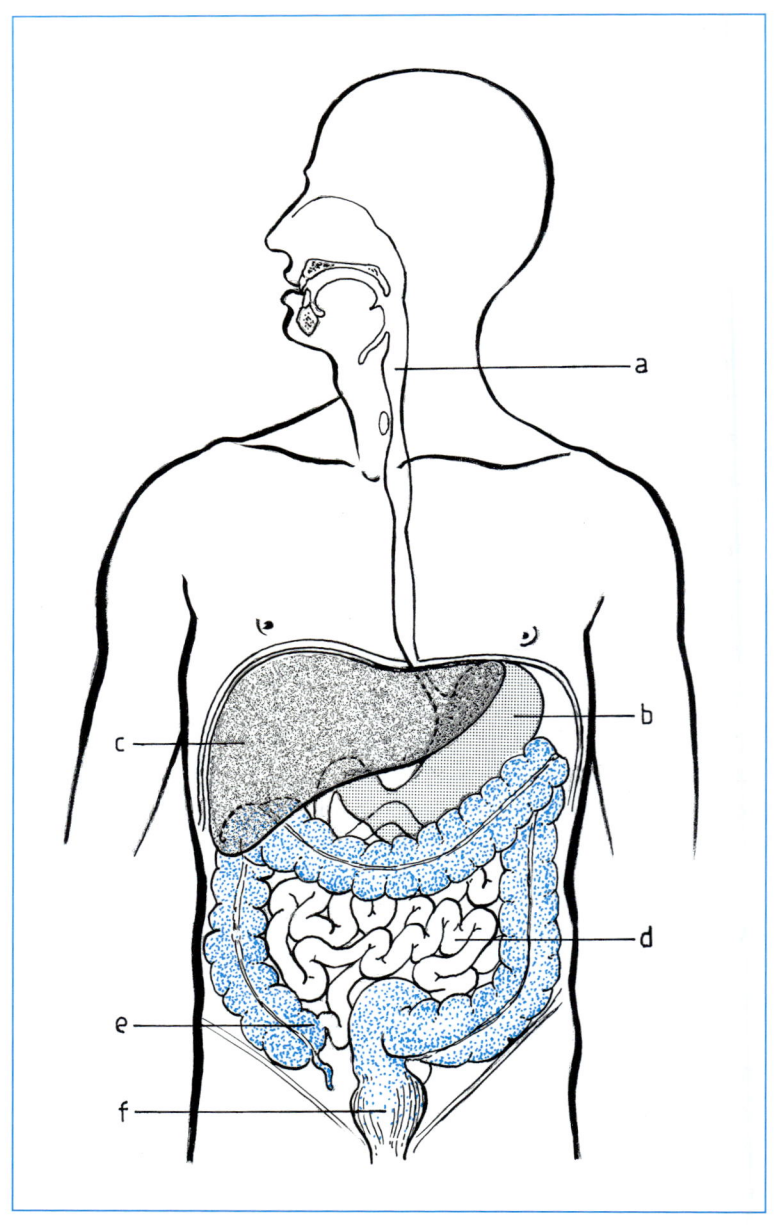

Abb. 1: Der menschliche Verdauungsapparat
a) Speiseröhre; b) Magen; c) Leber; d) Dünndarm; e) Dickdarm; f) Mast-
darm

Nervenzellen außerhalb des Gehirns und des Rückenmarks. Lassen wir uns also nicht dazu verführen, den Mund als Müllschlucker zu mißbrauchen, denn der Bauch ist viel sensibler, als wir denken.

Die innere Gleichgewichtsstörung (Dysbiose)

Einen gesunden Darm zu finden ist heute fast so schwer, wie einen vollends glücklichen Menschen zu treffen. Durch moderne Umwelteinflüsse und fehlerhafte Ernährung verschiebt sich das gesunde innere Gleichgewicht der Schleimhaut (Eubiose) zur destabilisierten Unordnung (Dysbiose). Der moderne Mensch leidet unter Bewegungsmangel, lebensnotwendige Abwehrorgane werden medizinisch entfernt (Mandeln, Blinddarm), und die Darmflora wird bewußt geschädigt, etwa durch zuviel Süßes. Sind die gesunden Bakterien erst einmal geschädigt, überwuchern krankmachende Mikroorganismen (Bakterien, Pilze, Viren) unseren Verdauungstrakt. Blähungen, Völlegefühl, Verdauungsbeschwerden, Durchfälle, Verstopfungen, Leistungsmangel und Erkrankungen sind die Folge.

Es ist später, als Sie denken

Was haben Kopfschmerzen mit dem Darm zu tun?

Den »Kater« am Morgen danach kennen Sie. Den »schleichenden Kater« wollen wir Ihnen erklären: Der Dickdarm wird im Laufe des Lebens zum Abfalleimer des Körpers. Hier sammeln sich bei unzureichender Ausscheidung über Jahre alle unverdaubaren Bestandteile an, setzen sich in Wölbungen und Falten fest, gären und faulen vor sich hin. Es bildet sich eine giftige Zentrale, deren Zersetzungsprodukte über das Blut in den Körper geschwemmt werden und zur Selbstvergiftung (Autointoxikation) führen. Sie erzeugen Fernwirkungen wie Kopfschmerzen, Muskelverspannungen (u. a. in den Hals- und Schulterpartien), Übergewicht, Allergien, Ekzeme und viele andere Krankheitsbilder. Sie können dies selbst erkennen, z. B. daran, ob Blähungen oder Stuhlgang sehr unangenehm riechen.

Die Darmreinigung

Der österreichische Arzt Franz Xaver Mayr (1875–1965) befaßte sich ausgiebig mit Erkrankungen, die ihren Ursprung im Darm haben. Er klassifizierte Verdauungsbeschwerden über die verschiedenen Bauchformen. Sein berühmtester, ebenso burschikoser wie wahrer Satz lautet: »Da muß kein Speck, sondern Dreck weg.« Fastenkuren, medikamentöse Therapien, Einläufe und andere Verfahren sollen die Ausschwemmung der angesammelten Schlacken unterstützen.

Die Darm-Wasch-maschine Über Jahrtausende wurden Einläufe und Darmspülungen auf vielfältige, meist skurrile Art durchgeführt. Moderne Therapeuten verfügen dagegen über sehr hygienische Systeme, um den Dickdarm mit Wasser zu reinigen – die Colon-Hydro-Therapie, das heißt die apparativ unterstützte Dickdarmspülung. Es ist unglaublich, welche Ablagerungen selbst bei Patienten mit »normaler« Verdauung mittels dieser Maßnahmen aus dem Dickdarm gelöst werden können. Um so gravierender ist das Resultat bei Menschen mit Verdauungsstörungen.

Wie in diesem Buch noch dargestellt werden wird, kann aber erst nach abgeschlossener Innenreinigung des Körpers die volle Genesung von anderen Krankheiten erfolgen.

Wer die Wirkung einer solchen Darmkur einmal erlebt hat, kann das anschließende enorme Vitalitätsgefühl bestätigen. Auch wenn verständlicherweise eine Hemmschwelle vor einer Therapie »nach innen« besteht, sagt jeder bereits nach der ersten Anwendung: »So schlimm war es doch gar nicht – im Gegenteil.«

> Nicht der Tod, sondern das Leben sitzt im Darm – Sie entscheiden!

Abnehmen mit neuem Glücksgefühl

Eine ausgewogene Darmtherapie baut nicht nur Fett ab. Sie macht auch gesünder und vitaler. Formen Sie ihren Körper neu, befreien Sie den Organismus von Stoffwechsel-schlacken und Giften, verbessern Sie die Zellfunktion und Zellatmung. Gerade wenn Sie das Wort »Diät« nicht mehr hören können, weil Sie schon so viele ausprobiert und als nutzlos wieder verworfen haben, sollten Sie die Zeilen dieses Buches verinnerlichen. Mit unseren bewährten Erkenntnissen und neuartigen Methoden haben Sie die Chance, bereits nach kurzer Zeit endlich wieder Ihr Idealgewicht zu erreichen. Wandeln Sie das alte, negative Sprichwort in ein positives um: Das Leben sitzt im Darm!

10 kg zuviel sind wie ein voller Eimer Wasser auf dem Rücken

Erkrankungen, Diagnostik und Therapie des Darms – zwischen Selbst- und Fremdhilfe

Vorbemerkung

Krankheit ist, wenn man beim Läuten des Telefons bereits mit der Wahrheit verbunden ist

Keine Sorge, wir werden nicht der Versuchung nachgeben, Ihnen sämtliche Erkrankungen oder deren Erkennungs- und Therapiemöglichkeiten aufzulisten. Aber Ihr berechtigtes Interesse an der Ursache von Beschwerden soll in angemessenem Umfang befriedigt werden. Es können leider nicht alle Möglichkeiten der Krankheits- oder Symptomursachen (Differentialdiagnosen) aufgezählt werden, dies fällt unter die täglichen Aufgaben eines Therapeuten. Er muß entscheiden, ob eine geringfügige, eine tiefergreifende, eine komplexe oder auch eine sehr ernstzunehmende Krankheit vorliegt.

Krankheiten und Symptome

Die Leber im Mund

Beginnen wir oben. Übler Mundgeruch, Zungenbelag oder Zahnfleischschwund (Parodontose) haben meist lokale Ursachen: Veränderungen der Schleimhaut, der körpereigenen Bakterien oder Infektionen. Aber auch tiefere Regionen, z. B. der Magen, können sich in der Mundhöhle äußern. Die weißlich belegte Zunge ist oft das erste Zeichen. Rötungen oder Abschürfungen der Mundschleimhaut weisen auf ein geschwächtes Abwehrsystem hin. Eine geschwollene Zunge, an der seitlich die Zahnabdrücke sichtbar sind, gilt als untrügliches »Leberzeichen«, also als ein Hinweis auf einen krankhaften Leberstoffwechsel.

18

Schluckbeschwerden können einerseits durch äußeren Druck auf die Speiseröhre (meist durch die vergrößerte Schilddrüse), andererseits durch entzündliche Regionen an diesem langen Verbindungsschlauch zum Magen verursacht werden. Auf jeden Fall erfordern sie den Gang zum Arzt. Es kann sich um die Folge von Sodbrennen, Ausstülpungen der Wandschichten (Divertikel), Hefepilzinfektionen oder auch um bösartige Erkrankungen handeln.

Im gesamten Magen-Darm-Bereich können typische Krankheiten auftreten. Aktuell im Gespräch ist das Bakterium *Helicobacter pylori* (Abb. 2 und 3), das für die Entstehung von Magengeschwüren und -krebs verantwortlich ist. Ob es der einzige Grund ist oder ob noch andere Faktoren mitspielen, wird erst in den nächsten Jahren geklärt werden. Allerdings sind alle Betroffenen froh, endlich eine Ursache und eine wirksame Therapie (Säureblockade plus Antibiotika) bei immer wiederkehrender Magenschleimhautentzündung (Gastritis) gefunden zu haben. Die Diagnostik erfolgt entweder aus dem Blut oder über eine Magenspiegelung.

Der Mensch schlägt die Zeit tot, bis sie sich revanchiert

Bei allen anhaltenden oder starken, akuten Magenbeschwerden ist in jedem Fall ein Arzt aufzusuchen. Vielleicht handelt es sich auch um einen Rückstau aus dem unteren Verdauungstrakt, z. B. bei Verstopfung, oder um eine krasse Fehlfunktion, z. B. um einen Enzymmangel.

Am Beginn des Dünndarms dürfen wir Leber und Bauchspeicheldrüse nicht vergessen, die hier ihre Stoffwechselprodukte an den Verdauungstrakt abgeben. Beide Organe sind sehr wichtig, ihr Leistungsrückgang wird umgehend Beschwerden verursachen. Schmerzen im Bereich des rechten Rippenbogens weisen oft auf Leber und Galle hin, sie können einfach durch ein Blutbild oder mittels Ultraschall untersucht werden. Leider lassen sich heute noch immer nicht alle Funktionen (etwa 2000 bekannte) dieses Auf- und Abbauorgans bestimmen. Die bekannteste Bauchspeicheldrüsenerkrankung ist der Altersdiabetes, der auf einem Mangel des

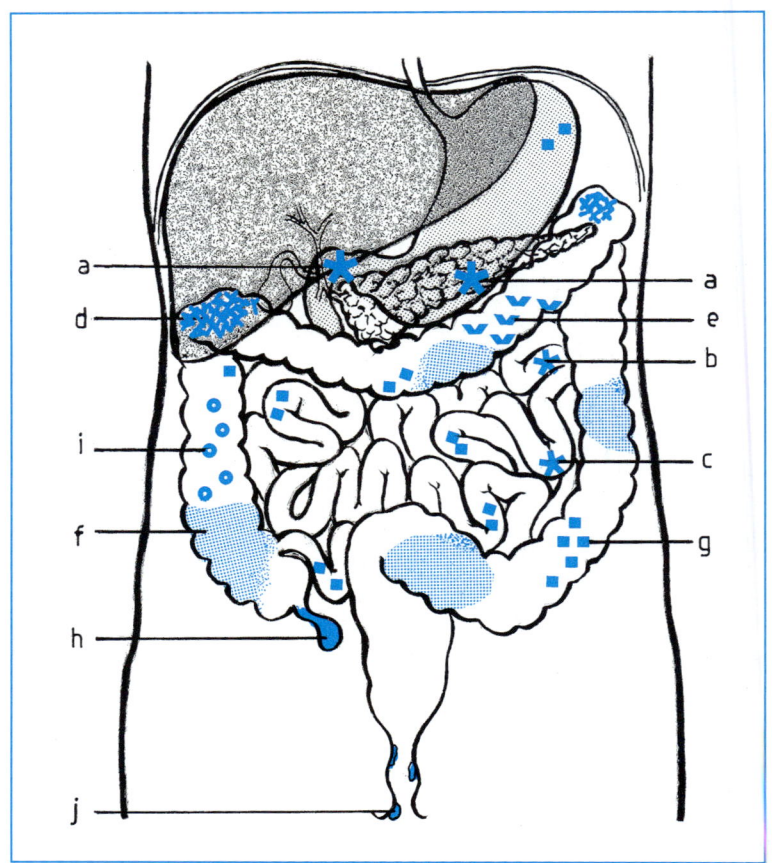

Abb. 2: Typische Krankheiten im Magen-Darm-Bereich
a) Der Erreger Helicobacter pylori (s. a. Abb. 3) setzt sich in der Magen-schleimhaut fest, manchmal sogar im oberen Dünndarm, und kann zu Magen- bzw. Zwölffingerdarmgeschwüren führen; b) und c) Dünndarm-geschwür; d) Dickdarmkrebs; e) Dickdarmpolypen; f) Colitis ulcerosa (nur auf den Dickdarm beschränkt); g) Morbus Crohn ist in der Regel eine Dünndarmerkrankung, kann jedoch im gesamten Verdauungstrakt auftre-ten; h) Blinddarmentzündung; i) Divertikulose; j) Hämorrhoiden

zuckerspaltenden Proteohormons Insulin beruht. Genauso bedeutend sind jedoch zu geringe Mengen an eiweiß- und fettspaltenden Fermenten, erkennbar oft an schlechter Fett-verträglichkeit, stinkenden Stühlen und Völlegefühl nach

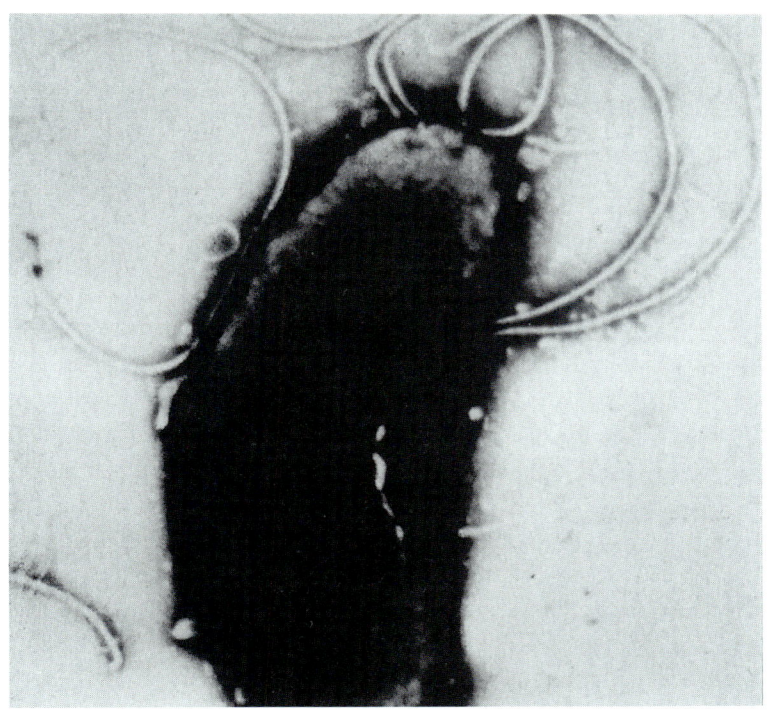

Abb. 3: Helicobacter pylori

dem Essen. Hier können nach erfolgreicher Feststellung der Ursache durch Stuhl- und Blutuntersuchungen oft Ferment-tabletten helfen, die mit dem Essen eingenommen werden.

Der Dünndarm selbst bietet eine Fülle von Erkrankungen, die oft übersehen, falsch interpretiert und vernachlässigt werden. Erkennbare Zeichen von außen sind z. B. Fehl- oder Mangelverdauung der Nahrung mit sämtlichen Folgeerschei-nungen eines Vitamin- und Nährstoffmangels. Aber auch ent-zündliche Veränderungen haben im Dünndarm ihren Sitz, z. B. die Schleimhauterkrankung Morbus Crohn. Allergien – sowohl Heuschnupfen wie auch Überempfindlichkeiten ge-gen Nahrungsmittel wie z. B. Milch oder Weizen – sind hier genauso beheimatet wie die Durchfallerkrankung Zöliakie (einheimische Sprue). Auch Pilze lieben den Dünndarm. Nur

Gesunde möchten vom Arzt wissen, wie gesund sie sind. Kranke wollen wis-sen, wie wenig krank sie sind. Nur Intelligente wollen Ur-sache und Therapie wissen.

eine systematische Suche nach den Ursachen kann den Betroffenen weiterhelfen.

Kommen wir zum Dickdarm, über den Sie in diesem Buch noch vieles lesen werden. Er hat für uns den Vorteil, daß er von außen wie von innen sehr gut untersucht werden kann und daß aus Stuhlproben schnell Rückschlüsse auf seinen inneren Zustand möglich sind. Die als Notfall eingestufte akute Blinddarmentzündung beispielsweise ist vielen durch eigene Erfahrung bekannt, während die chronische Form nur eingefleischten Diagnostikern vorbehalten ist. Schmerzen im rechten Unterbauch müssen nicht immer gynäkologische Ursachen haben, sondern deuten vielleicht auf eine Schädigung des betroffenen Darmabschnitts hin.

Dickdarm → Abfalldarm → Mülltonne

Auch Lage und Form des Dickdarms haben Einfluß auf Gesundheit oder Erkrankung. Gerade im Alter oder bei schlechter Ernährung finden sich häufig Ausstülpungen der Wandschichten (Divertikel), die vielfach unbemerkt bleiben. Hier sammeln sich, oft schichtweise und schleichend, alte Stuhlreste an und verhärten. Im Extremfall kann es zu schmerzhaften Entzündungen, Abkapselung und Durchbrüchen kommen. Leicht erkennbar sind diese häufigen Veränderungen bei Dickdarmspiegelungen und auf Röntgenaufnahmen. Divertikel sind im Alter häufig, ohne daß eine Therapie wirksam ist. Und doch gibt es auch hier naturheilkundliche Ansätze!

Hämorrhoiden, ein Grund zum Schämen

Von außen sichtbar und spürbar sind die Erkrankungen des Enddarms, wie Hämorrhoiden (innere oder heraustretende Venengeflechte), Risse oder abnorme Gänge (Fisteln). Meist kombiniert mit schmerzhaften Stuhlentleerungen, zeigen sie sich an blutig eingefärbtem Toilettenpapier. Dieses Alarmzeichen sollte Anlaß zu einer genauen Untersuchung geben, vor allem, wenn sich Blut auch auf dem Stuhl findet. Fast schwarze Stühle legen den Verdacht auf eine obere Magen-Darm-Blutung nahe – außer bei Einnahme von Eisentabletten. Es ist von außen kaum erkennbar, in welchem Bereich sich die Verletzung befindet, denn Blut, das in Regionen oberhalb des Enddarms entsteht, ist oft »versteckt«. Es kann jedoch vom Arzt leicht durch den sogenannten Hämoccult-Test nachgewiesen werden. Patienten sollten diesen Test regelmäßig – ab dem 40. Lebensjahr jährlich – durchführen lassen. Er kann vor allem Hinweise auf bösartige Erkrankungen liefern.

Gerade nach Operationen, z. B. am Blinddarm, und bei Frauen mit Kaiserschnitt-Geburten sind Bauchschmerzen häufig. Sie haben ihren Ursprung in bindegewebsartigen, narbigen Wucherungen (Verwachsungen) im Operationsgebiet. Diese Stränge engen die Bauchorgane ein oder halten sie fest. Krämpfe, undefinierbare Bauchschmerzen oder Verdauungsstörungen sind die Folge. Abhilfe schafft hier meist nur die erneute Operation mit Entfernen dieser Strukturen.

Diagnostik des Magen-Darm-Traktes

Ein guter Diagnostiker führt zuerst eine körperliche Untersuchung durch. Er beobachtet, tastet, drückt, klopft und horcht auf den Bauch, meist verbunden mit einer Tastuntersuchung des Enddarms. Bei Unklarheiten folgen Ultraschall (Sonographie), Spiegelung (Endoskopie, Abb. 4), konventionelles Röntgen (Übersichts- und Kontrastmittelaufnahmen) oder Computertomographie (Schichtaufnahmen des Bauches), eventuell sogar eine Darstellung der Blutgefäße (Angiographie). Selbstverständlich sollte ein ausführliches Blutbild einschließlich Leber- und Bauchspeicheldrüsenenzymen und Krebsmarkern im Labor durchgeführt werden. Seit einigen Jahren wird der Stuhlgang in die Diagnostik einbezogen. Dabei werden verstecktes (okkultes) Blut, Erreger und Verdauungsenzyme bestimmt.

Das Auge, Helfer des Arztes

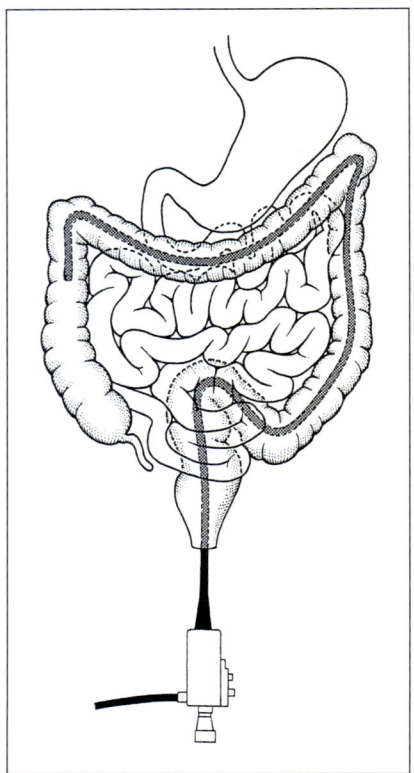

Abb. 4: Dickdarmspiegelung
(Koloskopie)

Therapie des Magen-Darm-Traktes

Operation:
der Versuch,
einen Motor
zu reparie-
ren, ohne
ihn anzu-
halten

Die klassische Schulmedizin sieht folgende Ansätze vor: Ausschaltung der Erkrankungsursachen, spezifische Medikamente zur inneren und äußeren Anwendung. Liegt eine krankhafte Gewebswucherung vor, gibt es mehrere Möglichkeiten: Es kann ein kleiner chirurgischer Eingriff erfolgen, z. B. die Abtragung von Polypen oder eine Blutstillung während einer Spiegelung. Die andere Möglichkeit besteht in der großen Chirurgie, dem Entfernen krankhafter Veränderungen und/oder der Wiederherstellung normaler Verhältnisse, die heute auch als schonende »Schlüssellochchirurgie« mit Endoskopen und kleinen Instrumenten unter Schaffung minimaler Zugänge ins Körperinnere durchgeführt wird. Wenn notwendig, folgen Bestrahlungen oder Chemotherapie.

Leider bleiben oft Beschwerden zurück, die schulmedizinisch nicht zufriedenstellend behandelt werden können. Dann »wandern« die Betroffenen von einem Arzt zum anderen, bis sie einen Behandler gefunden haben, der wesentlich umfassender ihren Darm betrachtet und vor allem behandelt.

Dies beginnt meist bei einer Ernährungsumstellung. Hier sollen nur erwähnt werden:

- Vollwertkost – bewußter Einsatz von naturbelassenen Lebensmitteln unter Berücksichtigung des tatsächlichen Tagesbedarfs an Eiweiß, Kohlenhydraten und Fetten, z. B. nicht Milch oder Wurst neben Fleisch an einem Tag.
- Trennkost nach Hay – eiweiß- und kohlenhydrathaltige Lebensmittel werden nie zusammen während einer Mahlzeit verzehrt, z. B. keine Kombination von Fleisch und Kartoffeln.
- Ernährungsmodell nach Mayr – Verbesserung der Leistungsfähigkeit und des Aussehens des Patienten durch eine sogenannte Mayr-Kur mit Hilfe von Eßschulung, Fasten oder milden Diätmaßnahmen und einer manuellen Bauchbehandlung.

Ernährungskette: Der Wurm für die Kröte, die Kröte für die Schlange, die Schlange für das Schwein, das Schwein für den Menschen und der Mensch für den Wurm

Sehr beliebt ist das Heilfasten. Der menschliche Organismus besitzt die Fähigkeit, schadlos eine gewisse Zeit ohne Nahrung auszukommen, z. B. während der Nacht. Auch Kranke verweigern oft spontan die Nahrung. In der heutigen, zumindest in den Industrienationen hungerlosen, Zeit erfolgt das »gezielte« Fasten durch Zufuhr von maximal 500 bis 600 Kilokalorien pro Tag über mehrere Tage. Folgende Verfahren sind die bekanntesten:

Form heißt Verzicht

- Null-Kalorien-Diäten – reines Wasserfasten, Null-Diät mit Zugabe von Vitaminen und Mineralstoffen, Teefasten ohne Honig;

- Fastenformen mit geringer Nahrungszufuhr – Schleimfasten, Saftfasten nach Heun, Molkefasten und Fasten nach Buchinger mit Säften, Gemüsebrühe und Kräutertees.

Um die entschlackende Wirkung zu verbessern, werden diese Fastenkuren oft mit Dickdarmeinläufen kombiniert.

Nur regelmäßiges Einnehmen von Arznei sichert die Genesung

In der Naturheilkunde kennen wir seit langem viele Arzneimittel, die gesundheitsfördernd auf den Darm wirken. Dazu gehören vor allem:
- entzündungshemmende Mittel, z. B. Kamille;
- bewegungsfördernde Mittel, z. B. Leinöl;
- verdauungsanregende Mittel, z. B. Minze;
- abführende Mittel, z. B. Bittersalz oder Midrotee;
- Mittel gegen Blähungen, z. B. Kümmel;
- Magenmittel, z. B. Süßholz oder Wermuth;
- Lebermittel, z. B. Mariendistel und Artischocke;
- die Bauchspeicheldrüse anregende Mittel, z. B. Papaya;
- giftbindende Mittel, z. B. Kaffeekohle und Myrrhe;
- entsäuernde Mittel, z. B. Mineralien;
- Immunstärkungsmittel, z. B. Vitamine, Zelltherapien, Mistel.

Ferner gibt es verschiedene Therapieformen und -systeme, die ihren Nutzen erwiesen haben:
- Mikrobiologische Therapie, z. B. mit Bakterienpräparaten;
- Homöopathie – verdünnte und verschüttelte Naturstoffe nach dem Prinzip von Samuel Hahnemann (Arzt, 1755–1843);
- Bach-Blütentherapie – speziell aufbereitete Heilpflanzen aus Großbritannien;
- Eigenbluttherapie – aus der Vene entnommenes Blut wird, meist mit homöopathischen Mitteln vermischt, als Kur wieder in den Po gespritzt.

Heute bei niedergelassenen Kollegen kaum noch angewandt, dafür in Kurhäusern beliebt ist die physikalische Therapie. Hierzu zählen vor allem:

Kur als Regeneration für Körper und Geist

- Hydrotherapie – therapeutische Anwendung von Wasser als Waschungen, Abreibungen, Wickel, feuchte Wärme, Guß, Teil- und Vollbad, Saunabad oder subaquales Darmbad;
- Wärmetherapie – Rotlicht/Infrarot, Fango, Kurzwelle, Ultraschall, Heublumensack;
- Wärmeentzug – Kryotherapie, das heißt lokale Anwendung von Eis, flüssigem Stickstoff o. ä.

Beispiele hierzu sind die früher in jedem Haushalt bekannten feuchten Leberwickel, der Wärmbeutel bei krampfartigen Bauchschmerzen und der Eisbeutel bei überwärmten, das heißt entzündlichen Darmerkrankungen.

Die hinzukommende Massagetherapie besteht in Behandlungsmethoden zur positiven Beeinflussung der Haut, Muskulatur und Zirkulation durch Dehnungs- und Zugreize in Form von Ganzkörper-, Teil- oder Bindegewebsmassagen. Weitere Formen sind bekannt als Unterwasser- oder Bürstenmassage und als manuelle Lymphdrainage. Die spezielle Kolonmassage, z. B. nach Vogler und Krauß, reguliert die komplette Ausscheidungsleistung des Darms. Jeder, der seinen Bauch schon einmal gestreichelt, gerieben oder massiert hat, weiß um die aktivierende oder beruhigende Wirkung, die davon ausgeht.

Entdeckungsreise mit den Händen

Über Reflexzonenmassagen können darüber hinaus innere Organe behandelt werden, und zwar über Nervenverbindungen und Projektionspunkte, z. B. an Händen und Füßen.

Füße und Hände: Spiegelbild innerer Organe

Bei Schmerzen kommt auch die Elektrotherapie zum Einsatz, bekannt u. a. als Stangerbad oder als TENS (Transkutane elektrische Nervenstimulation), ferner die Kurzwellen-, Mikrowellen und Ultraschalltherapie.

Ziel all dieser Behandlungsmethoden ist die Verbesserung der Durchblutung, der Bindegewebsstabilität und der Muskeltätigkeit, der Nervenfunktion und Hormonproduktion, des Stoffwechsels und der Abwehrlage.

Übergeordnet darf neben dem Darm jedoch der ganze Mensch nicht vergessen werden. Es ist einfach nachzuvollziehen, daß eine gestörte Darmfunktion auch daher kommen kann, daß in der morgendlichen Hektik keine Zeit mehr bleibt, um sich auf der Toilette zu entleeren. Naturheilkundler versuchen also auch, eine sogenannte Ordnungstherapie mit dem Ziel durchzuführen, das Gleichgewicht zwischen Mensch und Umwelt wiederherzustellen. Dies beinhaltet Lebenssinn, Gefühlsleben, Ordung von Organfunktionen, z. B. Verdauungsregulierung und die rhythmische Ordnung, z. B. den Schlaf-Wach-Rhythmus.

80 % der menschlichen Energie werden über Sauerstoff gewonnen

Unterstützt wird dieses »Komplettprogramm« oft durch Akupunktur, Neuraltherapie, Bioresonanz- und Sauerstoff- bzw. Ozontherapie. Auch die Anleitung zum richtigen Atmen und Entspannen, z. B. autogenes Training, sind Teil dieser ganzheitlichen Betrachtungsweise. In den letzten Jahren neu hinzugekommen ist die Umweltmedizin, die das Ausschalten bzw. Ausleiten giftiger Substanzen aus der Umwelt zum Inhalt hat.

Freiheit für die Organe: Der Dreck muß weg

Da der Darm als größtes menschliches Ausscheidungsorgan arbeitet, können Reinigungsmethoden (ausleitende Verfahren) sehr einfach über ihn ausgeführt werden. Von der Theorie ausgehend, daß Gesundheitsstörungen auf fehlerhafter Beschaffenheit und Verschlackung der Körpersäfte beruhen, können die Organe eines kranken Körpers durch Ableitung dieser schädlichen Stoffe nach außen gereinigt werden. Dies erfolgt vor allem durch die Dickdarmspülung mit Wasser (Colon-Hydro-Therapie, s. S. 132 ff.). Bei Bedarf wird die Behandlung u. a. ergänzt durch:

- Aschner-Verfahren – blutige und unblutige Schröpfthera-
  pie,
- Blutegelbehandlung,
- Aderlaß,
- Braunscheidt-Verfahren,
- Cantaridenpflaster,
- Colon-Hydro-Therapie.

Sie sehen, es gibt viel zu tun auf der Baustelle zwischen *Hoffnung ist* Brustkorb und Beinen. Aber es lohnt sich, einmal Bilanz zu *eine Anleihe* ziehen und mit der Renovierung zu beginnen. Lassen Sie sich *auf das* im folgenden von der Versuchung anstecken, mehr über *Glück* Ihren Verdauungstrakt erfahren zu wollen, als Ihnen je ein Arzt in der Sprechstunde erzählen wird.

Der Darm –
Zentrum unserer Gesundheit

Vorbemerkung

Bevor Sie Nahrung aufnehmen, wird diese durch Ihre Sinne begutachtet. Unappetitliche Nahrungsmittel mit unangenehmem Geruch und Aussehen erwecken Ekel, werden verweigert oder nur mit Widerwillen aufgenommen.

Würgen, Erbrechen, Durchfall: Kontrollsysteme des Körpers

Sollten Sie der Nahrung ihren schlechten Zustand oder die Gefährlichkeit nicht angesehen haben, wird die Zunge mit ihren Geschmacksknospen als nächstes Kontrollorgan bewirken, daß Sie Ungenießbares oder schlecht Schmeckendes wieder ausspucken. Haben Sie trotzdem verdorbene oder giftige Speisen gegessen, setzt in der Regel eine gewisse Übelkeit ein, die Sie veranlaßt, alles herauszuwürgen, was Ihrem Körper schaden könnte. Manchmal kann es dafür aber schon zu spät sein; dann versucht Ihr Körper, die schädlichen Bakterien, Viren, Parasiten oder Giftstoffe am anderen Ende, dem After, loszuwerden: Sie bekommen Durchfall.

Wie Sie sehen, verfügt unser Organismus über ein ausgeklügeltes Sicherheitssystem, mit dem er sich vor schädlichen Einflüssen von außen schützen kann.

Abgesehen von der Begutachtung der Nahrung durch den Gesichts-, Geruchs-, Geschmacks- und Tastsinn läuft die Prüfung der aufgenommenen Stoffe nach dem Schluckakt unbewußt ab. Was wir einmal geschluckt haben, unterliegt einer nicht mehr beeinflußbaren Sicherheitskontrolle, die unerbittlich und nicht unterdrückbar über den Haupteingeweidenerv (Nervus vagus) Erbrechen einleitet, um sich dessen zu entledigen, was den Sicherheitsstandards nicht entspricht. Manchmal wird die unwillkürliche Entsorgung schon im Magen oder im oberen Dünndarm eingeleitet und führt über deren wellenförmige Bewegungen entgegen der üblichen Richtung zu dem bereits erwähnten Erbrechen. In anderen Fällen zwingt erst die erweiterte Prüfung der aufgenommenen Nahrung nach chemischer Analyse und Aufspaltung zu ähnlich drastischen Maßnahmen der Entsorgung am anderen Ende des Verdauungstraktes. Es kommt zum »flotten Heinrich« oder »Durchmarsch« mit dem unmittelbaren Zwang, sich jeden Schadstoffs zu entledigen. Das merken Sie durch kolikartige Schmerzen, nicht beherrschbaren Stuhldrang und häufige, spritzende Entleerungen mit Flüssigkeits- und Mineralstoffverlusten. Der Körper übertreibt es dann häufig so stark, daß Sie geschwächt das Bett hüten und sich einige Tage von Tee und Zwieback ernähren müssen oder schlimmstenfalls einer stationären Behandlung bedürfen. Letzteres geschieht vor allem bei Kindern.

Leider sind unsere Instinkte mehr und mehr verkümmert. Die Nahrung wird industriell hergestellt und optisch geschönt. Konservierungsstoffe, Farbstoffe und viele »Wundermittel« der chemischen Industrie halten den optischen Alterungsprozeß der Nahrung auf. Wir wählen unser Essen nach dem Aussehen. Die dem Organismus seit Jahrtausenden bekannten Schadstoffe – Parasiten, Bakterien, Viren, Fäulnis- und Gärungsprodukte – werden durch die moderne Chemie unterdrückt. Diese Chemikalien dagegen sind dem Körper weitgehend unbekannt und werden deshalb nicht als schädlich erkannt. Sie können sich dadurch im Körper ansammeln und führen oft erst nach Jahren oder Jahrzehnten zu Schäden wie Krebs, vegetativen Störungen, Abgeschlagenheit, Müdigkeit, Allergien, Unverträglichkeiten, Hautausschlägen etc.

Optisch geschönte, chemisch konservierte Nahrung

In unserer Nahrung werden bis zu 600 Zusatzstoffe – oft von zweifelhaftem Nutzen – verarbeitet. In Brot können rund 160 chemische Hilfsstoffe verwendet werden. Auf der Verpackung sind sie nach Ansicht der brotverarbeitenden Industrie durch den Begriff »Backtriebmittel« ausreichend deklariert. Manche dieser Stoffe sind in den USA wegen des Verdachts, Krebs zu erzeugen, verboten. Vielleicht haben auch Sie sich schon gefragt, warum »unser täglich Brot« heute nicht mehr schimmelt.

Der Tod sitzt im Darm. Dies hat der russische Biologe Ilja Metschnikow (1845–1916) bereits Anfang dieses Jahrhunderts erkannt und die Ansicht vertreten, daß der Mensch sich über seinen Darm selbst vergiftet (s. a. Kap. 6). Diese Vorstellung ist in der frühen Medizin und bei Naturvölkern weit verbreitet gewesen. Sie wußten es instinktiv oder aus überliefertem Erfahrungswissen. Einerseits ist der Übergang vom Dünndarm zum Dickdarm mit dem Eintritt in die Unterwelt, das Reich der Toten (Fäulnis, Gärung, sterbende Zellen) zu vergleichen, andererseits glaubte man, durch Reinigung dieses Körperabschnitts eine innere Säuberung zu vollziehen und den Körper einer geistigen Erneuerung zuzuführen. Im Yoga wird noch heute durch bestimmte Reinigungsrituale (Kriya-Techniken) Erbrechen herbeigeführt oder der Darm durch Eingießungen von Wasser ausgespült. Diese Rituale sollen nach Vorstellung der Yogis den Körper entschlacken, Krankheiten vorbeugen und deshalb regelmäßig geübt werden.

Viele Kulturen kennen Formen der Darmreinigung

Ganz gleich, von welcher Seite man die Angelegenheit betrachtet, der Darm spielt bei fast allen Krankheiten des Körpers eine wesentliche Rolle.

Die Verdauung beginnt im Mund

Bei dem Begriff »Verdauung« denkt der Laie üblicherweise an seinen Stuhlgang, den Dickdarm, Dünndarm und vielleicht auch noch an seinen Magen. Kaum jemandem ist bewußt, daß die Verdauung im Mund beginnt. Hier finden wir auch die erste Ursache von Beschwerden.

Der gehetzte und gestreßte Bundesbürger beißt von sei-

ner Nahrung einen großen Bissen ab, kaut zwei- oder dreimal und schlingt die gerade eben durch den Schlund passen-
den Nahrungsbestandteile zusammen mit Kaffee oder Alkohol hinunter. Meist wird während dieser Prozedur gleichzeitig telefoniert, ferngesehen, geraucht oder debattiert. Die
Nahrungs- und Genußmittelindustrie erleichtert diesen Prozeß
durch raffiniert vorbereitete Nahrung im Bausatzprinzip: Vor-
gekochte, eingefrorene und bereits zerkleinerte Nahrung wird
in einzeln portionierten Packungen mit ebenfalls einzeln ab-
gepackten Saucen, je nach Geschmacksrichtung, in Tüten und
Dosen mit appetitlichen Abbildungen überall angepriesen.
Kauen überflüssig, nur schlucken müssen Sie noch selbst.

Die Folge: Ihr gesamtes Verdauungssystem läuft Amok.
Sie bieten Billionen eigentlich für uns unverträglicher Keime
Arbeit und Nahrung in Ihrem Inneren. Diese Keime verrich-
ten ihr Werk mit entsprechender Lautstärke und geben Ihnen
manchmal das Gefühl, als wenn es Sie von innen zerreißt.

Dies läßt sich leicht erklären. Der menschliche Organismus arbeitet sehr rationell. Mit Ihren Zähnen beißen Sie z. B.
ein Stück Brot ab oder nehmen andere Nahrung in hoffent- *Jeden*
lich bekömmlichen Portionen auf und sollten sie mit Ihren *Bissen 30-*
32 Zähnen (oder dem Rest davon) 30- bis 40mal kauen. Da- *bis 40mal*
bei vergrößern Sie die Oberfläche der Nahrung und schaffen *kauen!*
so die Möglichkeit der chemischen Aufschließung. Die Speichelproduktion beginnt schon beim Anblick appetitlicher
Speisen: Es läuft Ihnen wie dem Pawlowschen Hund das
Wasser im Mund zusammen. Auch Zitronensäure regt die
Speichelproduktion an, selbst wenn Sie nur daran denken.
Täglich produzieren Sie ein bis zwei Liter Speichel aus Ihren
Speicheldrüsen; er enthält Enzyme, die Alpha-Amylasen.
Diese spalten große Zuckermoleküle (Polysaccharide) in Stär-
kegummi (Dextrine) und andere, kleinere Zuckermoleküle,
wie z. B. Malzzucker. Deshalb wird ein Stück trockenes Brot
nach ausreichendem Kauen süß. Nun besteht die Nahrung
normalerweise nicht nur aus Kohlenhydraten, sondern auch

aus Fett und Eiweiß. Jeder dieser Nahrungsbestandteile erfordert eine individuelle Behandlung. Wenn Sie Ihren Bissen 40mal gekaut haben, hat ein in Ihrem Speichel befindliches Enzym, die Amylase, die kompliziert aufgebauten großen Zuckermoleküle (Kohlenhydrate) in kleinere Bestandteile aufgespalten. Nun kann der Speichel seine nächste Aufgabe erfüllen und den Speisebrei gleitfähig machen, damit Ihnen nicht »der Brocken im Halse steckenbleibt«. Die Speichelproduktion wird durch das unwillkürliche Nervensystem gesteuert und nimmt bei Nervosität und Streß ab. Deshalb läuft Ihnen beim Anblick mancher Speisen »das Wasser im Mund zusammen«, und in manchen Situationen bleibt Ihnen einfach »die Spucke weg«. Wissen Sie jetzt, warum Sie in Ruhe essen sollten?

Bei Streß bleibt Ihnen »die Spucke weg«

> Langsam und in Ruhe essen, dann kann sich viel Speichel bilden, und Ihre Verdauung hat einen guten Start!

Der Speichel hat darüber hinaus noch Aufgaben bei der Immunabwehr. Antikörper und andere Substanzen im Speichel schützen die Zähne, die Mundschleimhaut und den Organismus insgesamt. Anhand von Speichelresten kann die Polizei eine Blutgruppenbestimmung durchführen, z. B. von der Rückseite einer Briefmarke, wenn diese mit der Zunge befeuchtet wurde.

Vom Mund in den Magen

Nach dem Schluckakt gleitet der Speisebrei durch die Speiseröhre in den Magen, wo er weiterverdaut wird. Schon hier ist Ihre direkte Einflußnahme auf die nun folgenden Verdauungsprozesse erheblich eingeschränkt. Wenn Sie hastig große Mengen gegessen, viel Luft geschluckt, wenig gekaut und während des Essens alles mögliche nebenbei getan haben, nimmt das Unheil nun seinen Lauf: Die Verdauungssäfte können die schlecht vorbereitete Nahrung nicht weiterverarbeiten. Meistens haben Sie die Enzyme, die für die Verdauung in hoher Konzentration erforderlich sind, auch noch mit Getränken aller Art verdünnt und damit weiter zu einem mangelhaften Aufschluß der aufgenommenen Mahlzeit beigetragen. Die Nahrung beginnt dann unter entsprechender Gasbildung zu gären (Kohlenhydrate) oder zu faulen (Eiweiß), wie dies weiter unten beim Darm beschrieben wird.

Um die wichtigen Verdauungsenzyme nicht zu verdünnen, sollten Sie erst eine Stunde nach dem Essen etwas trinken.

Der Verdauungsprozeß verläuft für die verschiedenen Nahrungsmittel ganz unterschiedlich. Die Verdauung von Zucker dauert von wenigen Minuten bis zu einer Stunde, die Eiweißverdauung dauert ein bis zwei Stunden, die der Fette zwei bis vier Stunden (s. a. Tab. 1).

Tabelle 1: Verweildauer von Speisen im Magen

Nahrungsmittel	Verweildauer (Stunden)
Weiche Eier, gekochter Fisch, Reis, gekochte Milch	1–2
Rührei, Sahne, Kartoffeln, Sahnequark	2–3
Schwarzbrot, gekochtes Geflügel, Schinken, Beefsteak, Spinat, Bratkartoffeln	2–4
Kalbsbraten, Rauchfleisch, Hülsenfrüchte, Rindfleisch	4–5
In Öl eingelegter Fisch (Ölsardinen)	8–9

Ölsardinen liegen lange und schwer im Magen

Der Magensaft enthält Salzsäure, die bakterientötend wirkt und eiweißspaltende Enzyme aktiviert, daher beginnt die Eiweißverdauung bereits im Magen.

Auch die Fettverdauung beginnt bereits im Magen. Fette verzögern die Transportbewegungen des Darms und verbleiben daher am längsten im Magen. Hier werden die Fette von speziellen Enzymen in kleinere Bruchstücke und Fettsäuren zerlegt. Die Magensaftproduktion war ja schon während Ihrer Begutachtung der Speisen angeregt worden, ohne daß Sie auch nur einen Bissen zu sich genommen hätten (Pawlowscher Reflex). Durch ein kompliziertes Zusammenspiel von neuraler und hormoneller Steuerung werden die Verdauungsenzyme produziert bzw. gehemmt und die Nahrung weitertransportiert.

Da läuft das Wasser im Mund zusammen!

Was geschieht im Darm?

Der Darm ist der längste Teil des Verdauungskanals. Mit etwa acht Metern Länge und bis zu 400 Quadratmetern Oberfläche bietet er eine große Angriffs- und Aufnahmefläche. Er teilt sich auf in:

- Zwölffingerdarm (Duodenum), Leerdarm (Jejunum) und Krummdarm (Ileum);
- Dickdarm (Colon) mit aufsteigendem Dickdarm, Querdarm und absteigendem Dickdarm sowie
- den Enddarm (Rectum).

Die Hauptverdauungsarbeit findet im Zwölffingerdarm (Duodenum) statt. Hier werden Fette, Kohlenhydrate und Eiweiße aufgespalten, deshalb münden hier auch die Ausführungsgänge der großen Verdauungsdrüsen. Die Aufnahme der aufgespaltenen Nahrungsstoffe findet im restlichen Dünndarm statt.

Die im Magen anverdauten Fette werden mit dem Speisebrei vermischt und im Zwölffingerdarm durch Enzyme der Bauchspeicheldrüse weiterverdaut. Es erfolgt eine Spaltung in kleine und kleinste Bruchstücke der Fette sowie in Fettsäuren. Durch ein ineinandergreifendes und fein aufeinander abgestimmtes enzymatisches System kommt es zur Fettverdauung mit Bildung von Fetttröpfchen, die unter dem Einfluß der Gallensäuren vom Darm aufgenommen werden. Während der drei bis vier Meter lange Dünndarm die Verdauung und Nahrungsaufnahme durch seine Dünndarmzotten und eine fein abgestimmte Darmbewegung mit Durchmischung des Nahrungsbreis bewirkt, werden dem Speisebrei (Chymus) im Dickdarm Wasser, Salze und wasserlösliche Vitamine entzogen. An der Einmündung des Dünndarms in den Dickdarm befindet sich ein »Sicherheitsventil«, die Bauhinsche Klappe, die einen Rückfluß von Dickdarminhalt in den Dünndarm verhindert.

Ein »Ventil« zwischen Dünn- und Dickdarm verhindert Rückfluß von Speisebrei

Im Dickdarm findet sich eine reiche Bakterienflora, vor allem das Bakterium *Escherichia coli,* das nach seinem Entdecker, dem Wiener Kinderarzt Theodor Escherich (1857–1911), benannt wurde. In den oberen Darmabschnitten wird das Wachstum der Bakterienflora vor allem durch die Salzsäure aus dem Magen gehemmt, nimmt aber bereits in der Mitte des Dünndarms zu. Bakterien produzieren Vitamin K, verdauen oder spalten Zellulose, die in Ballaststoffen enthalten ist, und schützen gegen krankmachende Keime.

Die Art der Bakterien hängt auch erheblich von der Art der Nahrungsaufnahme, der Zufuhr bestimmter Medikamente und der Menge der einzelnen Nahrungsbestandteile ab.

Die Bakterien vergären Kohlenhydrate und leiten die Eiweißfäulnis ein. So entstehen aus 40 Gramm Kohlenhydraten im Organismus bis zu zwölf Liter Wasserstoff, die jedoch zu 90 Prozent wieder durch Bakterien verbraucht werden. Vielleicht wissen Sie jetzt, warum Sie nach einer Tafel Schokolade einen Blähbauch haben. Besonders stark bläht auch Kleie, die bei der Herstellung von Weizenmehl als Abfallprodukt

Reiche Mikroflora im Dickdarm

entsteht und von der Industrie als »Wundermittel« zur Förderung der Verdauung gesondert verkauft wird. Auch vollwertige Nahrung kann erhebliche Blähungen verursachen, wenn Sie sie nicht ausreichend kauen und einspeicheln oder an diese Nahrung nicht mehr gewöhnt sind. Ihr Enzymsystem muß dann erst wieder trainiert werden.

Beschwerden auch durch vollwertige Nahrungsmittel

Die entstehenden Gase – vor allem Wasserstoff, Methan, Stickstoff, Kohlendioxid und gasförmige Abbauprodukte von Aminosäuren, jedoch kein Sauerstoff – können sich zwischen Kot- und Speiseresten einklemmen und neigen dazu, sich am Übergang vom aufsteigenden Dickdarm zum Querdarm und vom Querdarm zum absteigenden Dickdarm anzusammeln. Oder einfacher gesagt: Darmgase setzen sich im rechten oder linken Oberbauch fest. Dies führt zu Herzbeschwerden, Koliken, Gasbauch, Zwerchfellhochstand und Völlegefühl. Verstärkt wird diese Symptomatik durch Durchblutungsstörungen im Darm, allgemeine Verdauungsschwäche und bestimmte Nahrungsmittel, welche die für den menschlichen Organismus unverdauliche Zellulose enthalten. Das sind vor allem ballaststoffreiche Nahrungsmittel, z. B. Zwiebeln, Kohl, Hülsenfrüchte, Gurkensalat und Rettich. Außerdem wird die Blähsucht durch Süßigkeiten (damit füttern Sie Ihre Pilze im Darm), Zuckerersatzstoffe (Sorbit, Xylit, Fruktose) und den Mangel eines bestimmten Enzyms – der Laktase – begünstigt.

Laktase spaltet Milchzucker in zwei Einzelzucker. Im Säuglingsalter verfügen wir in der Regel noch über ausreichende Mengen dieses milchzuckerspaltenden Enzyms. Nachdem wir uns auf festere Nahrung umgestellt haben, versiegt die Produktion dieses Enzyms jedoch mehr und mehr, so daß die Spaltung des Milchzuckers von Bakterien übernommen wird, die dies unter zusätzlicher Gasentwicklung durchführen und den unangenehmen Blähbauch bewirken. Oft nach nur wenigen Schlucken Milch oder nach dem Genuß von Milchprodukten paßt dann keine Hose und kein Rock mehr, ganz

Kein ausgewachsenes Tier verträgt Milch gut

zu schweigen von dem Druck und den Koliken, die Ihnen das Leben schwermachen. Schon mancher ist mit Verdacht auf Herzinfarkt oder Magendurchbruch in die Klinik eingeliefert worden und hatte in Wirklichkeit »nur Luft im Bauch« (Abb. 5).

Der Verdauungsvorgang endet im Dickdarm, wo die unverdaulichen Reste unserer Nahrung, vor allem Zellulose, von Kleinstlebewesen (Mikroben) zersetzt werden und als Überreste der menschlichen Verdauung zur Ausscheidung bereitstehen.

Was tun gegen Gasbildung?

Als Hilfe gegen Gasbildung bieten sich unter anderem diätetische Einschränkungen an:

- Vermeiden Sie Nahrungsmittel mit Süßstoffen, d. h. den Zuckeraustauschstoffen Sorbit, Xylit bzw. Fruktose.

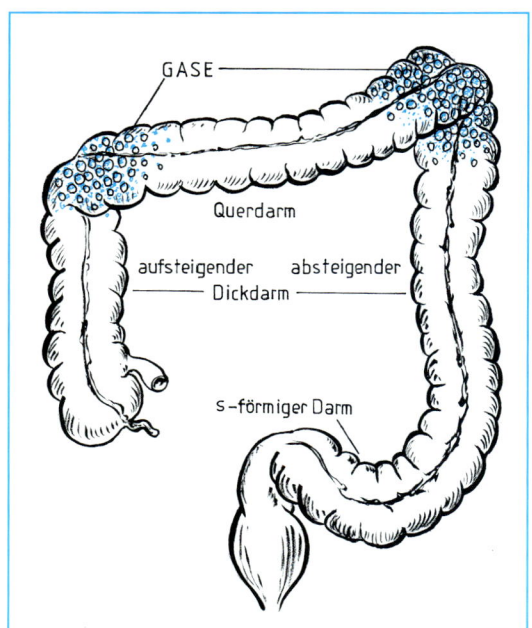

Abb. 5: Im Dickdarm festsitzende Gase verursachen Schmerzen im Oberbauch.

- Verzichten Sie auf Nahrungsbestandteile, von denen Sie sicher wissen, daß Sie sie nicht vertragen. Dazu gehört z. B. Milchzucker, der in allen Milchprodukten enthalten ist und von 20 Prozent der deutschen Bevölkerung nicht vertragen wird. Ihr Arzt kann testen, ob dies auch bei Ihnen der Fall ist.
- Sprechen Sie mit Ihrem Arzt über eine mikrobiologische Therapie mit natürlichen Darmbakterien. Diese Bakterien sind die »Heinzelmännchen des Darms« und haben vielfältige Funktionen, die noch erläutert werden. Weil diese Keime mit uns zusammenarbeiten, d. h. eine Symbiose eingehen, nennt man sie auch Darmsymbionten, im Gegensatz zu den Keimen, die unserem Körper schaden.
- Weitere Möglichkeiten liegen in einer Änderung des Lebensstils, wie z. B. im Streßabbau, in mehr körperlicher Aktivität und mehr Ruhe beim Essen.

Bewegungsmangel und Verstopfung

Bewegungs-mangel fördert Verdauungs-probleme

Der größte Teil unserer Bevölkerung leidet unter Bewegungsmangel. Bei überwiegend sitzender Tätigkeit wird der Darm mechanisch abgequetscht, und die Darmmuskulatur muß nicht nur teilweise den Darminhalt gegen die Schwerkraft weitertransportieren, sondern auch diese künstliche Enge durch die Abknickung überwinden. Dabei kommt es zur Stockung von Nahrungsresten im Dickdarm. Bei körperlicher Bewegung würde der Darm dagegen durch die Massage der Bauchmuskulatur ebenfalls zur Aktivität angeregt.

Nach deutschen Verhältnissen ist Stuhlgang einmal pro Tag bis einmal pro Woche normal. Die Frage nach der Regelmäßigkeit des Stuhlgangs ist daher zur Beurteilung der Normalität nicht ausreichend. Zehnmal pro Tag und einmal in der Woche sind auch regelmäßig. Naturvölker haben aufgrund der großen Ballaststoffmenge, die mit den natürlichen

Lebensmitteln aufgenommen wird, zwei- bis dreimal pro Tag Stuhlgang. Da der Ballaststoffgehalt unserer Nahrung in den letzten 100 Jahren von ursprünglich 100 auf 25 Gramm pro Person und Tag abgenommen hat, wird der Dickdarm nicht mehr ausreichend gedehnt. Die Dehnung der Dickdarmwand ist jedoch ein unentbehrlicher Reiz, der Stuhldrang und Transportbewegungen des Darms auslöst. Die tägliche Stuhlmenge kann sehr variabel sein und ist von dem Ballaststoffgehalt der Nahrung abhängig. In der Regel werden täglich 100 bis 250 Gramm frischer Stuhl abgesetzt. Bei einem Malabsorptionssyndrom, d. h. bei schlechter Nahrungsverwertung und -ausnutzung, sind es wesentlich mehr. Aus dem vergangenen Jahrhundert ist ein Fall bekannt, in dem nach einem Einlauf 20 Kilogramm Kot abgesetzt worden sein sollen. Bei der täglich in unserer Praxis durchgeführten Colon-Hydro-Therapie entleeren die Patienten häufig, durch das Schauglas kontrollierbar, über einen Zeitraum von 45 Minuten ununterbrochen Stuhl. Selbst ganz schlanke Menschen scheinen in der Lage zu sein, in einer Sitzung kiloweise alte Kotreste abzugeben. Einer unserer jüngeren und ganz schlanken Patienten mit einem Körpergewicht von 58 Kilogramm und einer Größe von 180 Zentimetern hat nach der Therapie regelmäßig drei Kilogramm weniger gewogen als vor der Therapie.

Ballaststoffe und Flüssigkeit fördern geregelten Stuhlgang

Damit sind wir bei einem weiteren Problem unserer Gesellschaft, der chronischen Verstopfung oder Obstipation, an der nach Schätzungen etwa 30 Prozent aller Bundesbürger leiden. Das entspricht etwa 27 Millionen Menschen, einschließlich der neuen Bundesländer. Dabei tarnt sich manche hartnäckige Verstopfung durch chronischen Durchfall, weil sich an den verhärteten Kotballen nur flüssiger oder breiiger Stuhl vorbeizwängen kann. Oft wechseln Durchfall und Verstopfung einander auch ab.

Fast 27 Mio. Deutsche leiden unter Verstopfung

Selbstmord
mit Messer und Gabel

Veränderte Lebensgewohnheiten
machen krank

Während in manchen Ländern täglich Tausende von Menschen, vor allem Kinder, an Mangelernährung sterben, leiden wir in den Industrienationen unter dem Überangebot unserer Nahrung. Wir bringen uns buchstäblich mit Messer und Gabel um.

Krankheiten durch Über-ernährung

Dieses Überangebot an Nahrung, deren industrielle Produktion und die Veränderung der Ernährungsgewohnheiten in den letzten 100 Jahren sind eine wesentliche Ursache für die meisten unserer Krankheiten. Wir essen 70 Prozent weniger Getreide und 75 Prozent weniger Ballaststoffe als vor 100 Jahren. Dafür haben wir den Zuckerverbrauch von zwei Kilogramm pro Kopf und Jahr in der Mitte des letzten Jahrhunderts auf 36 Kilogramm pro Kopf und Jahr bis heute gesteigert und unseren Fettverzehr in diesem Zeitraum nahezu verdreifacht. Wir essen heute mehr als fünfmal soviel Fleisch wie vor 100 Jahren. Zucker ist sehr preiswert geworden und wird von der Industrie zum Strecken anderer Nahrungsmittel benutzt, die wesentlich teurer sind. Es gibt kaum ein Fertignahrungsmittel ohne Zuckerzusatz. Die zur Brotherstellung verwendeten Mehle sind zu 80 Prozent Auszugsmehle, die fast keine Nähr- oder Ballaststoffe mehr enthalten und reine Energieträger ohne die lebensnotwendigen Vitalstoffe sind. Man schätzt, daß 100 Prozent der Fälle von Karies, bis zu 50 Prozent des Übergewichts, 30 Prozent der Stuhlverstopfung und jeweils etwa 20 Prozent des Bluthochdrucks und der erhöhten Blutfettwerte durch fehlerhafte Ernährung entstehen. Hinzu kommen über 600 verschiedene Zusatzstoffe in unserer Nahrung oder bestimmte Nahrungsmittel selbst, die im Verdacht stehen, Krebs zu erzeugen.

Nahrungsbestandteile und ihre Bedeutung für den Organismus

Mit der täglichen Nahrung führen wir unserem Körper alle lebensnotwendigen Stoffe zu. Wir unterscheiden grob nach *Früher* Baustoffen, Brennstoffen und Wirkstoffen. Eine weitere Un- *Genußmittel,* terteilung wäre nach Nahrungs- und Genußmitteln möglich. *heute Nah-* Die Grenze ist hier jedoch fließend, wie wir am Beispiel des *rungsmittel* Zuckers sehen können, der ursprünglich ein teures Genußmittel war und heute zunehmend zum Nahrungsmittel geworden ist.

Jedes Lebewesen und jede Nahrung ist aus drei Grundbausteinen zusammengesetzt, und zwar aus Zucker (Kohlenhydrate), Fett (Lipide) und Eiweiß (Proteine). Langfristig können wir auf keinen dieser Bausteine verzichten. Außerdem müssen die Anteile dieser Bausteine an unserer täglichen Ernährung in einem festen Verhältnis zueinander stehen, sonst kommt es zu Ungleichgewichten mit Funktionsstörungen des Körpers. Wenn dieses Verhältnis ausgewogen ist, nehmen wir zirka 55 bis 60 Prozent unseres Energiebedarfs in Form von Kohlenhydraten, 25 bis 30 Prozent als Fett und *Eiweiß: kein* 10 bis 15 Prozent in Form von Eiweiß auf. Eiweiß ist kein *idealer Ener-* idealer Energieträger und dient daher im wesentlichen zum *gieträger* Aufbau und Ersatz von Körperzellen und zur Bildung von Hormonen und Enzymen.

Kohlenhydrate

Unter dem Begriff »Kohlenhydrate« wird eine große Anzahl verschiedener Substanzen zusammengefaßt, die wir grob nach ihrer Molekülgröße einteilen können in:
- Zucker (Ein- und Zweifachzucker, entsprechend Mono- und Disaccharide),
- Stärke (verdauliche Vielfachzucker oder Polysaccharide)
- Zellulose (unverdauliche Vielfachzucker bzw. Polysaccharide oder Ballaststoffe).

Wie bereits erwähnt, hat sich unser Zuckerverbrauch von zwei Kilogramm im Jahr 1850 bis heute auf 36 Kilogramm pro Kopf und Jahr erhöht.

Kohlenhydrate bzw. kohlenhydrathaltige Lebensmittel lassen sich in verschiedene Gruppen einteilen:
- Lebensmittel mit natürlichem Kohlenhydratgehalt;
- Lebensmittel mit natürlichem Zuckergehalt, z. B. Obst, Gemüse, Milch, Honig;
- Lebensmittel mit natürlichem Stärkegehalt, z. B. Getreide, Kartoffeln, Hülsenfrüchte, Gemüse;
- Lebensmittel mit natürlichem Gehalt an unverdaulichen Ballaststoffen (Kohlenhydrate), z. B. Getreide, Gemüse, Obst, Kartoffeln, Hülsenfrüchte.
- Isolierte Kohlenhydrate:
  – isolierte Zucker, z. B. isolierter Traubenzucker (Glukose), isolierter Fruchtzucker (Fruktose), isolierter Haushaltszucker (Saccharose), isolierter Milchzucker (Laktose);
  – isolierte Stärke, z. B. Speisestärke, begrenzt: Auszugsmehle;
  – isolierte, unverdauliche Ballaststoffe (Kohlenhydrate), z. B. isolierte Zellulose, isoliertes Pektin, begrenzt: Kleie.

In unserer täglichen Nahrung spielen die Kohlenhydrate heute vor allem als isolierte Zucker eine Rolle.

Zucker finden wir in fast jedem Nahrungsmittel, weil er billig ist und als Füllstoff verwendet werden kann. Eine gewisse Suchtkomponente kann ihm nicht abgesprochen werden – obwohl die Zuckerindustrie dies wider besseres Wissen bestreitet. Die Definition der Sucht (oder medizinisch: Abhängigkeit) fordert ein unbezwingbares Verlangen zur fortgesetzten Einnahme einer Substanz, mit Tendenz zur Dosissteigerung sowie Entzugserscheinungen nach Abstinenz. Da Zucker, wie schon erwähnt, in fast jedem Nahrungsmittel vorhanden ist (Konfitüre 70 %, Tomatenketchup 40 %, kakaohaltiges Getränkepulver 58 %), kann man ihm kaum oder nur mit großer Disziplin ausweichen oder entgehen. Wer weiß schon, daß er auch in Leberwurst und sauren Gurken auf Zucker stößt?

Heißhungerattacken durch isolierten Zucker

70 % isolierter Zucker in Konfitüre

Wer versucht, isolierten Zucker völlig zu meiden, gerät schier in Verzweiflung. Erstens, weil zuckerfreie Ware ohne Süßstoffe fast nur im Reformhaus erhältlich ist. Aber selbst hier wird der Kunde mit »Natursüße«, Glukose- oder Ahornsirup und »Biosüße« überrumpelt. Bei diesen Wortschöpfungen handelt es sich um irreführende Bezeichnungen für nicht empfehlenswerte Zuckerprodukte. Zweitens, weil er bei Zuckerabstinenz regelrechte Entzugserscheinungen erleben wird, mit Schweißausbrüchen, dem eben erwähnten unbezwingbaren Verlangen und der nahezu kriminellen Energie, für eine Tafel Schokolade in eine Konditorei einzubrechen. Während der Abstinenz steigern sich die Aggressivität und die Intoleranz. Nur wenige sind nicht von dieser Sucht ergriffen, da wir alle von Kind an kaum in der Lage sind, dieser allgegenwärtigen Substanz aus dem Weg zu gehen. So wie es Menschen gibt, die Alkohol ohne Probleme meiden können, wenn sie wollen, können auch manche Menschen Zucker ohne Entzugserscheinungen entbehren. In der Realität macht sich nur kaum jemand die Mühe, da die erforderliche Zeit für den Einkauf zuckerfreier Ware in der Regel nur Arbeitslosen oder Pensionären zur Verfügung steht.

Zucker, das allgegenwärtige Suchtmittel

Um diese Sucht zu fördern und jeden Zuckerabstinenten wieder »anzutörnen«, sind die Süßigkeiten im Supermarkt immer an der Kasse und in Griffhöhe der Kinder angebracht, damit die Mutter unter dem Geschrei ihres Kindes und dem psychologischen Druck der Menge dem Kauf der schon im Besitz des Kindes befindlichen Leckerei zustimmt. Die Hausmeister in den Schulen betreiben häufig einen Kiosk (nur in Hessen verboten), an dem sich die Schüler statt der Pausenbrote angeblich gesunde Schokolade in Schnittenform mit hohem Milchpulveranteil holen können, die angeblich schon ihre Mütter gern gegessen haben. Manche Ärzte sprechen von Folter, wenn Eltern versuchen, ihren Kindern eine zuckerarme (zuckerfrei ist auf Dauer fast unmöglich) Ernährung zu bieten. Die Industrie hat in ihrer Werbung für Süßigkeiten jahrelang von »gesunder« und »wertvoller« Ernährung gesprochen, bis diese Form der Werbung durch verschiedene Gerichtsurteile verboten wurde. Jetzt wirbt sie subtil mit jungen, vermeintlich intelligenten Müttern, die ihren Kindern die Süßigkeiten kaufen, die sie selbst schon von ihren Müttern bekommen haben – und welche Mutter würde ihrem Kind etwas Schädliches anbieten?

Die Zuckerindustrie erzieht sich »Schleckermäuler«

Hinzu kommt, daß Süßes mit Belohnung, Liebe und Wärme assoziiert wird und Kinder Süßes häufig als Belohnung erhalten. Jeder Entzug wird daher als Strafe empfunden, und jeder Praktiker kennt die Patienten, die in Tränen ausbrechen, wenn sie den Zuckerkonsum einschränken sollen.

Süßigkeiten dürfen keine Belohnung sein!

Auswirkungen von isoliertem Zucker. Kohlenhydrate in isolierter Form haben sehr negative Auswirkungen auf unsere Gesundheit, die sich wie folgt zeigen können:

- Zahnkaries,
- Adipositas, weil Zucker trotz hoher Energiedichte nicht sättigt,
- Diabetes mellitus (indirekt über die Entwicklung einer Adipositas),

- vermehrter Verbrauch von Vitamin-B$_{12}$,
- Begünstigung von Pilzerkrankungen des Verdauungstraktes und der Haut,
- negative Beeinflussung der Immunabwehr mit der Folge immer wiederkehrender Infekte,
- Heißhungerattacken.

Empfehlungen für den Umgang mit Süße. Aus gesundheitlichen Gründen sollte der Verbrauch stark gesüßter Speisen erheblich eingeschränkt werden. Zum Süßen kommen hauptsächlich frisches, süßes Obst und Honig in Frage, der nicht wärmegeschädigt ist. Auch ungeschwefeltes Trockenobst kann verwendet werden. Weder Honig noch Trockenobst sollten zuviel genossen werden.

Ahornsirup, Fruchtdicksäfte, z. B. Birnendicksaft, geschwefeltes und eingeweichtes Trockenobst, Melasse, Vollrohrzucker, wärmegeschädigter Honig und Zuckerrübensirup sind weniger zum Süßen geeignet.

Gar nicht zum Süßen geeignet sind isolierte Zucker (Trauben-, Haushalts-, Fruchtzucker und brauner Zucker) sowie Süßstoffe und Nahrungsmittel, die isolierte Zucker oder Süßstoffe enthalten. Jedes Nahrungsmittel unterliegt in Deutschland einer Deklarationspflicht, das heißt, auf verpackten Nahrungsmitteln finden Sie eine Liste der Zutaten oder Inhaltsstoffe, die sich in diesem Nahrungsmittel befinden. Sie sollten Nahrungsmittel meiden, die in ihrer Zutatenliste einen der folgenden Zuckeralkohole enthalten, die oben nicht genannt wurden: Sorbit, Xylit, Mannit, Laktit, Maltit oder Isomalt. Nahrungsmittel sind auch dann unserer Gesundheit nicht zuträglich, wenn sie Saccharin, Cyclamat, Aspartam oder Acesulfam-K enthalten. Wahrscheinlich war Ihnen bis vor wenigen Minuten nicht einmal bewußt, daß Sie diese Stoffe täglich zu sich nehmen, in der Überzeugung, sich kalorienarm und gesund zu ernähren.

Auch brauner Zucker ist Zucker!

Zuckerersatzstoffe führen häufig zu Blähsucht

Fett

Der Nahrungsfettverbrauch hat sich von 1850 bis heute von etwa 25 Gramm auf zirka 130 Gramm pro Person und Tag erhöht.

Unter gesundheitlichen Aspekten ist ein Gesamtfettverzehr von maximal 50 bis 70 Gramm pro Tag empfehlenswert. Der Bundesbürger verzehrt jedoch täglich doppelt soviel Fett, wie er braucht. Wenn Sie wesentlich weniger tierische Nahrungsmittel essen, können Sie den Fettverbauch problemlos auf diese empfohlene Fettmenge von etwa 50 Gramm pro Tag reduzieren. Essen Sie maximal einmal pro Woche Fleisch oder gesüßte Speisen bzw. Süßigkeiten, einige Male pro Woche Eier, Käse und Joghurt und täglich frisches Obst, Bohnen und andere Hülsenfrüchte, Nüsse sowie frisches Gemüse. Sie können diesen Speisezettel täglich durch Brot, ungesüßte Teigwaren, Reis, Getreide und Kartoffeln ergänzen.

Wir essen doppelt soviel Fett, wie wir brauchen

Als Nahrungsfette geeignet sind:
- Butter,
- ungehärtete Pflanzenmargarinen mit hohem Anteil an kaltgepreßten Ölen,
- Speiseöle (ausschließlich kalt gepreßte).
  Weniger geeignet sind:
- raffinierte Fette,
- Palm- und Kokosfett, die jedoch zum Braten sehr gut geeignet sind.

Nicht empfehlenswert sind:
- gehärtete Margarinen.

Fette lassen sich grob in sichtbare und versteckte Fette einteilen, außerdem unterscheidet man Fette nach tierischem und pflanzlichem Ursprung.

Sichtbare Fette finden sich unter anderem in:
- Butter,
- Margarine,
- Speiseölen,
- Speisefetten und
- Schlachtfetten (Rindertalg, Schweineschmalz).

Versteckte Fette finden sich unter anderem in:
- Fleisch,
- Wurst (bis zu 85 Prozent Fett in Teewurst, Leberwurst, Mettwurst),
- Milchprodukten,
- Ölsamen,
- Nüssen,
- Saucen,
- Süßigkeiten,
- Fertigprodukten.

Durch den erhöhten Fettkonsum werden folgende Krankheiten begünstigt:
- Bluthochdruck,
- Altersdiabetes (Diabetes Typ II),
- Dickdarmkrebs,
- Gebärmutterkrebs,
- Herz-Kreislauf-Krankheiten,
- Prostatakrebs,
- Schwächung des Immunsystems.

Den Patienten selbst sind ihre erhöhten Blutfettwerte meist unbegreiflich. Dies resultiert aus den versteckten Fetten, die bei der Nahrungsaufnahme nicht so offensichtlich sind. In Notzeiten sind Erhöhungen der Blutfettwerte dagegen praktisch unbekannt. Dies ist ein weiterer Beweis dafür, daß das Nahrungsüberangebot für die erhöhten Blutfette mitverantwortlich ist.

In Notzeiten sind erhöhte Fettwerte sehr selten

Es gibt essentielle (Linol- und Linolensäure) und nichtessentielle Fettsäuren. Die essentiellen Fettsäuren müssen von außen zugeführt werden. Ohne Fette können wir die fettlöslichen Vitamine A, D, E und K nicht in den Körper aufnehmen.

Der tägliche Fettbedarf sollte zu einem Drittel aus gesättigten und zu zwei Dritteln aus ungesättigten Fettsäuren gedeckt werden. Ungesättigte Fettsäuren, vor allem Omega-3-Fettsäuren, senken den Cholesterinspiegel. Die Blutfette sollten 200 mg/dl für Cholesterin und 150 mg/dl für die Neutralfette (Triglyzeride) nicht übersteigen.

Fast jede Fettstoffwechselstörung läßt sich durch Einschränkung der Nahrungszufuhr behandeln – wahrscheinlich auch Ihre.

Eiweiß

Der Eiweißkonsum hat sich von 1850 bis heute von etwa 60 Gramm auf zirka 99 Gramm pro Tag und Person erhöht. In Industrieländern hat sich der Eiweißkonsum in den letzten 100 Jahren um 50 Prozent erhöht. Der größte Anteil dieser Erhöhung ist auf den gestiegenen Fleischkonsum zurückzuführen.

Eiweiß (Proteine) benötigt der Organismus als:
- Strukturproteine in Muskeln, Organgewebe und Zellen,
- Immunglobuline zur körpereigenen Abwehr und
- Transportproteine zum Transport verschiedener Stoffe innerhalb des Körpers.

Der Eiweißbedarf liegt bei etwa 1 g/kg Körpergewicht und Tag. Hochleistungssportler benötigen bis zu zwei Gramm. Die Qualität des Proteins wird mit der biologischen Wertigkeit (BW) gemessen. Diese sagt aus, wieviel essentielle Aminosäuren ein Protein enthält. Essentielle Aminosäuren kann der menschliche Organismus nicht selbst produzieren. Sie müssen von außen zugeführt werden. Je höher die biologische Wertigkeit eines Proteins, desto höher ist auch seine

Qualität. Vollei beispielsweise hat eine BW von 100, Kartoffeln haben eine BW von 86. Durch günstige Lebensmittelmischungen kann eine biologische Wertigkeit von über 100 erreicht werden (Tab. 2). In Industrieländern hat die biologische Wertigkeit der Nahrung praktisch keine Bedeutung, in ärmeren Ländern ist sie dagegen oft lebenswichtig.

Tabelle 2: Biologische Wertigkeit (BW) günstiger Lebensmittelmischungen

Kombination	BW
35 % Vollei + 65 % Kartoffeln	138
60 % Vollei + 40 % Soja	124
68 % Vollei + 32 % Weizen	118
36 % Vollei + 64 % Bohnen	108
75 % Milch + 25 % Weizen	106
56 % Milch + 44 % Roggen	101
52 % Bohnen + 48 % Mais	101
50 % Milch + 50 % Kartoffeln	92
77 % Rindfleisch + 23 % Kartoffeln	90

Ausgewogene vegetarische Ernährung sichert den Eiweißbedarf

Durch erhöhten Eiweißverzehr treten vermehrt Gicht, Osteoporose, Nierensteine und andere Nierenerkrankungen auf. Wenn Sie am Morgen nach einem guten Essen und einem »guten Tropfen« starke Schmerzen in einer Großzehe oder einem anderen Gelenk haben, leiden Sie möglicherweise an einem Gichtanfall. Gicht bedeutet, daß Harnsäurekristalle in Ihren Gelenken abgelagert wurden und den Bewegungsablauf behindern wie »Sand im Getriebe«. Außerdem wird diskutiert, ob die globale Größenzunahme der Menschen in Industrieländern sowie der Anstieg von Allergien und rheumatischen Erkrankungen ebenfalls mit dem erhöhten Eiweißverbrauch in Zusammenhang stehen könnte.

Hoher Eiweißkonsum begünstigt Gicht und andere Krankheiten

Neben den Hauptnahrungsbestandteilen – Kohlenhydrate, Fette und Eiweiße – sind noch andere Nahrungsgruppen von wesentlicher Bedeutung für die Funktion des Magen-Darm-Traktes und die Gesundheit des menschlichen Körpers. Hierzu gehören: Ballaststoffe, Fleisch-, Milch- und Hühnereiprodukte. Ballaststoffe werden im folgenden besprochen. Fleisch-, Milch- und Hühnereiprodukte werden unter der industriellen Verarbeitung der Nahrung erörtert.

Ballaststoffe

Ballaststoffe bilden eine wesentliche Voraussetzung für regelmäßigen Stuhlgang. Man nimmt an, daß der hohe Fettkonsum in unserer Gesellschaft in Kombination mit dem Rückgang des Ballaststoffgehaltes der Nahrung den Dickdarmkrebs in seiner Entstehung begünstigt. Naturvölker leiden deutlich seltener unter Dickdarmkrebs als Menschen in Industriegesellschaften. Dieser Unterschied gleicht sich aus, wenn Angehörige von Naturvölkern in Industriegesellschaften integriert werden und deren Ernährungsgewohnheiten annehmen.

Wir essen heute so ballaststoffarm, daß der Verbrauch an diesen Faserstoffen von 1886 bis heute von ursprünglich 100 Gramm auf etwa 25 Gramm pro Kopf und Tag gesunken ist.

Auch Ballaststoffe sind wertvolle Lebensmittel

Die Bezeichnung »Ballaststoffe« für diese faserhaltigen Nahrungsbestandteile ist irreführend, da die vielfältigen Wirkungen hierdurch keineswegs erklärt werden. Diese Bezeichnung erweckt vielmehr den Eindruck eines überflüssigen Bestandteils unserer Nahrung, der ohne jeden Schaden entfernt werden kann. Die Erfahrungen der letzten Jahrzehnte haben jedoch das Gegenteil bewiesen, ohne daß sämtliche Wirkungen der Ballaststoffe oder ihre physiologische Bedeutung bis ins letzte geklärt wären.

Die Hauptwirkung der Ballaststoffe beruht auf ihrer Faserstruktur, ihrem Wasserbindungsvermögen und ihrer Adsorptionsfähigkeit. Durch ihre Faserstruktur müssen sie besser, länger und mit erhöhtem Druck gekaut werden. Das verbessert den Speichelfluß, die Nahrung wird vom Organismus langsamer aufgenommen, und Magen und Darm werden stärker gefüllt und gedehnt. Gallensäuren werden in geringerer Menge aufgenommen.

Wenn Sie länger und kräftiger kauen, werden auch die Zähne besser mechanisch gereinigt und Säuren in der Mundhöhle durch den vermehrten Speichelfluß schneller neutralisiert, und Sie sind rascher und nachhaltiger gesättigt.

Wenn Sie ballaststoffreicher essen, bleiben Ihre Zähne und Ihr Darm gesünder, und Sie reduzieren Ihr Körpergewicht, weil Sie von faserreicher Kost nicht mehr soviel aufnehmen können wie von sehr energiedichter, ballaststoffarmer Nahrung.

Durch die Wasserbindungs- und Quellfähigkeit der Ballaststoffe wird der Magen verzögert entleert, die Fasern schließen Nährstoffe, Enzyme und Gallensäuren ein. Sie schützen Ihre Magen- und Darmwände vor zu scharfen Speisen, Enzymen und Säuren. Ballaststoffe liefern Nahrung für eine gesunde Darmflora, füllen den Darm stärker, erhöhen das Stuhlgewicht und -volumen und sorgen für einen regelmäßigeren Stuhlgang.

Ballaststoffe begünstigen ihr Idealgewicht

»Und wozu das alles?« werden Sie fragen. Ganz einfach: Sie können Ihr persönliches Idealgewicht entwickeln, das nicht mit dem Idealgewicht der Tabellen übereinstimmen muß, die Sie kennen. Ihr Blutzucker wird weniger schwanken und weniger Höhen und Tiefen haben, dadurch fehlen auch die Heißhungerattacken. Sie haben wieder einen normalen Blutcholesterinspiegel, und Probleme mit dem Stuhlgang verschwinden.

Ein eindrucksvolles Beispiel für die Bedeutung der vermeintlich wertlosen Ballaststoffe ist die Beri-Beri-Krankheit in Asien. Durch die Einführung von poliertem Reis kam es dort in weiten Teilen zu einer Unterversorgung mit Vitamin B_1, das in der Umhüllung des Reiskorns enthalten ist. Da Reis in diesen Ländern die Hauptnahrung ist, konnte die Bevölkerung die mangelnde Vitaminzufuhr nicht ausgleichen, und es kam zu schweren Nervenerkrankungen und Schädigungen des Magen-Darm-Traktes, zum Teil mit tödlichem Ausgang.

Die Wirkung von Ballaststoffen ist in den einzelnen Organabschnitten sehr unterschiedlich und soll daher im folgenden nochmals beschrieben werden.

Wirkung im Mund. Ballaststoffe enthalten die Faserstoffe Zellulose und Lignin. Deshalb müssen Sie ballaststoffhaltige Nahrungsmittel länger kauen, die Speichelproduktion ist größer und die Vorverdauung entsprechend besser. Die Zähne werden mechanisch besser beansprucht. Durch das intensivere Kauen kommt die Nahrung besser vorbereitet in den Magen.

Ballaststoffe zwingen Sie besser zu kauen

Wirkung im Magen. Hier führen Ballaststoffe zu einer Gelschichtbildung mit Verzögerung der Magenentleerung und zu einer länger anhaltenden Sättigung.

Wirkung im Dünndarm. Ballaststoffreiche Nahrung vergrößert das Volumen und macht den Speisebrei (Chymus) dickflüssiger. Es kommt zu einer Verdünnung der Enzyme, wodurch die Aufnahmegeschwindigkeit für Nährstoffe abnimmt. Vor allem Zucker wird langsamer in die Blutbahn aufgenommen. Es kommt zu weniger Spitzenwerten des Blutzuckers, und eine überstürzte Insulinausschüttung, wie dies bei ballaststoffarmer Ernährung der Fall ist, wird vermieden. Die Heißhungerattacken fallen weg.

Wirkung im Dickdarm. Das infolge der Ballaststoffe größere Stuhlvolumen verkürzt die Verweildauer des Stuhls im Dickdarm. Die Wasserbindungskapazität macht den Stuhl weich und verhindert Darmträgheit und Verstopfung. Ballast-

Ballaststoffe verhindern Darmträgheit

stoffe verkürzen die Kontaktzeit schädigender Substanzen mit der Darmwand. Außerdem sind Ballaststoffe für die Lebensfähigkeit bestimmter für uns lebenswichtiger Darmbakterien unerläßlich.

Industrielle Verarbeitung der Nahrung – die Folgen des Preiskrieges

Tierische Produkte

Die Industrialisierung in der Landwirtschaft begann in den fünfziger Jahren und führte zur Massentierhaltung mit Legebatterien und Viehmastbetrieben, in denen Tausende von Tieren auf engstem Raum gehalten und gemästet werden. Es gibt praktisch keine nennenswerte artgerechte Tierhaltung mehr. Für jede Tierrasse stellt die Futtermittelindustrie spezielle Futtermischungen her, die in einer möglichst kurzen Zeit zum gewünschten Schlachtgewicht führen. Ein Kalb wird in sechs Monaten schlachtreif, hat bis zu diesem Zeitpunkt nie eine Weide gesehen und hat durch das ununterbrochene Stehen in viel zu kleinen Boxen schwere Verschleißerscheinungen der Gliedmaßen. Die Skandale in den Mastbetrieben sind uns allen gegenwärtig. Es gibt kaum ein Arzneimittel, das in der Tierhaltung nicht angewandt wird. Die Skandale um gefälschte Papiere für BSE-verseuchtes Rindfleisch halten uns seit Jahren in Atem. Masthilfen werden den Tieren hinter die Augäpfel und an allen anderen Stellen des Körpers verabreicht, um Kontrollen so gut wie unmöglich zu machen. In Hallen, in denen bis zu 70 000 Hühner oder Puten gehalten werden, breitet sich ein Virus oder Bakterium wie eine Seuche aus. Junghennen werden bis zur Legereife mit bis zu 75 Tieren auf einem Quadratmeter gehalten. Hier helfen nur starke und stärkste Arzneimittel vor Infektionen. In der Umgebung solcher Tierfabriken sterben wegen der Abluftfahne

Infektionen breiten sich seuchenartig aus

55

bis zu 15 Hektar große Waldstücke ab. Die männlichen Küken werden aussortiert und auf einem Fließband in eine Mülltonne transportiert, wo die untersten vom Gewicht der oberen erdrückt werden, oder man verarbeitet sie lebend zu Mus, das später als Kraftmehl den Hennen verfüttert wird – »optimales« Recycling . . .

Einer der größten Skandale ist die Anwendung von Nikotin zur Bekämpfung von Parasiten in Hühnerbatterien. Hunderttausende nikotinbelasteter Eier kamen in den Handel, und Arbeitskräfte des Betriebs behielten dauerhafte Schäden.

Der Rinderwahnsinn (BSE = Bovine spongiforme Enzephalopathie) in England wurde ausgelöst, weil man die Kadaver der an Scrapie erkrankten Schafe zu Kraftmehl verarbeitet und an Rinder verfüttert hatte. Nach anfänglichen Versicherungen, eine Übertragung auf den Menschen sei unmöglich, mußten diese Aussagen revidiert werden. Trotzdem werden weiter Produkte der erkrankten Tiere vertrieben, ohne Rücksicht auf die Gesundheit der betroffenen Bevölkerung. Mittlerweile sind in England über 40 Menschen an der Creutzfeld-Jakob-Krankheit, einer der BSE vergleichbaren Krankheit erkrankt. Ähnliche Erkrankungen wurden durch Futter auf Schweine, Katzen und Hunde übertragen.

Rinderwahn-
sinn ist auf
Menschen
übertragbar

Wenn Sie Fleischfertigprodukte kaufen, können Sie sich nicht darauf verlassen, daß der Inhalt der Konserve oder Wurst auch mit den Angaben auf dem Etikett übereinstimmt. Eine Untersuchung der Redaktion »FAKT« (ARD, ausgestrahlt am 15. 6. 96, 21.00 Uhr) ergab, daß 20 Prozent der untersuchten Waren nicht nur das Fleisch enthielten, das auf dem Etikett angegeben war. Entweder waren billigere Fleischsorten zugemischt worden, oder die angegebene Fleischsorte fehlte völlig. In industriell verarbeiteter Wurst und Fleischsalaten werden die minderwertigen Tierreste, wie Krallen, Augen, Füße und Sehnen, verarbeitet. Die Europäische Union hat 1996 wegen des BSE-Skandals 720 000 Tonnen Rindfleisch aufgekauft und eingefroren, um den Markt zu stützen. 1997 sollen weitere 500 000 Tonnen Rindfleisch zur Stützung des Marktes aufgekauft werden. Die britische Regierung friert ihr Rindfleisch ebenfalls ein und bietet es uns wahrscheinlich wieder an, wenn der BSE-Skandal vergessen ist. Das Tiefkühlfleisch wird in die Mittelmeerländer und nach Nordafrika verkauft, wo wir es spätestens im Urlaub als besondere Delikatesse im Vier- oder Fünf-Sterne-Hotel serviert bekommen. Möglicherweise können Sie das tiefgefrorene Rindfleisch auch als Supersonderangebot ein bis zwei Jahre später beim Kaufmann um die Ecke erstehen (WDR, Mittagsmagazin v. 31. 7. 96, 13.45 Uhr). 1995 wurden mehrere tausend Tonnen Fleisch aus deutschen Ställen, das mit dem verbotenen Tierarzneimittel Chloramphenicol, einem Antibiotikum, verseucht war, in Metzgereien und Lebensmittelmärkten verkauft. Chloramphenicol kann beim Menschen zu schweren Knochenmarkschäden führen (Der Spiegel, Nr. 32, 5. 8. 96, S. 16).

Die Ursache dieser grausamen Fakten liegt im Preis der Lebensmittel. Während 1950 noch 50 Prozent des Einkommens für Nahrungsmittel ausgegeben wurden, sind es heute gerade noch zehn bis 15 Prozent. Wenn Sie ein gebratenes Hähnchen fertig gewürzt in einer Imbißstube kaufen, muß dieses Hähnchen vorher zwölf Wochen gefüttert und versorgt worden sein. Es mußte geschlachtet, gerupft, Hunderte von Kilometern transportiert und 45 Minuten gegrillt werden, bevor Sie es auf dem Teller haben. Und das alles für weniger als zehn Mark. Rechnen Sie sich bitte aus, wie viele Hähnchen Sie großziehen müßten, um ein Einkommen zu erzielen, das dem Ihren vergleichbar ist. Vergessen Sie aber nicht, daß Sie auch noch Futter kaufen, Ställe ausmisten, Strom und Personal bezahlen sowie Betriebsgebäude und Stallungen unterhalten müßten. Fragen Sie sich andererseits, wieviel Rind-, Schweine- oder Hühnerfleisch Sie essen würden, wenn Sie die Tiere selbst schlachten müßten . . .

Lebensmittel sind zu billig

Und wenn Sie Tiere selbst schlachten müßten?

Tiere sind zur Ware geworden, die aufgrund von moderner Chemie, Hormonen und Massenhaltung als Einzelindividuum keinen Wert mehr darstellen. Eine ausgemergelte Legehenne kostet etwa 20 Pfennige. Wenn die Eierproduktion nachläßt, muß sie geschlachtet oder mit anderen in Transportkäfigen zu Tausenden nach Osteuropa transportiert werden. Die Tiere erhalten auf dem Transport kein Wasser und keine Nahrung – ein Verlust von zehn bis 20 Prozent ist einkalkuliert. Im Winter erfriert ein großer Teil der Tiere. Diese Bedingungen gelten für Geflügel wie für Rinder und Schweine gleichermaßen.

Die moderne Zucht hat es möglich gemacht, daß Puten in 20 Wochen ein Körpergewicht erreichen, das ihre Beine nicht mehr tragen können. Alles nur, damit wir unser Putensteak zu konkurrenzlos günstigen Preisen auf dem Teller haben. In Mastbetrieben werden bis zu 20 Hennen auf einem Quadratmeter gehalten. Sie müssen in fünf Wochen 1,4 Kilogramm Schlachtgewicht erreichen, deshalb erhalten sie Antibiotika zur Wachstumsförderung und Pestizide, damit sie nicht vorzeitig an einer Parasiteninfektion sterben. Diese Hennen leben 24 Stunden täglich bei künstlicher Dämmerbeleuchtung. Für sie gibt es weder Tag noch Nacht. In den Ställen der Massentierhaltung finden Sie weder glückliche Hühner noch glückliche Kühe. Die gesunden »Freilandeier« produziert der Bauer für den Eigenbedarf oder den Verkauf ab Hof.

In Massentierhaltung gibt es keine »glücklichen« Tiere

Gesundheitsschäden. Die folgenden Substanzgruppen können beim Menschen durch ihre Rückstände in tierischen Nahrungsmitteln zu Gesundheitsschäden führen:

- Antibiotika können Allergien, Schädigungen der blutbildenden Organe, der Darm-, Mund- und Hautflora sowie eine Schwächung des Immunsystems bewirken. Wenn Sie selbst einmal ein Antibiotikum benötigen, kann es sein, daß die Bakterien bereits resistent dagegen sind. Für Allergiker kann Fleisch gefährlich sein, weil sie nicht wissen, welches Antibiotikum der Bauer verwendet hat. Fachleute schätzen, daß 90 Prozent aller Tierarzneimittel ohne tierärztliche Beratung verabreicht werden.

90 % aller Tierarzneimittel werden ohne ärztliche Beratung verabreicht

- Hormone und hormonell wirksame Substanzen können beim Menschen Fruchtbarkeitsstörungen, Zyklusanomalien, Störungen der Blutbildung, Tumoren, Blutdruckveränderungen, Leberschäden und Wassereinlagerung verursachen.
- Antiparasitika und andere Pharmaka verursachen möglicherweise Leberschäden.
- Pestizide wirken auf die Leber und verursachen Nervenschäden. Wir exportieren Präparate, die bei uns seit langem verboten sind, in Entwicklungsländer. Durch den Import von Nahrungsmitteln aus diesen Ländern kommen auch die Pestizide wieder zu uns zurück.

Verbotene Pestizide werden reimportiert

- Schwermetalle können sich über die Nahrungskette im Tierkörper anreichern und beim Menschen zu Nieren- und Leberschäden sowie zu Störungen im Nervensystem führen.

Pflanzliche Produkte

Nicht nur die Fleischproduzenten gehören zu den größten Abnehmern der pharmazeutischen und chemischen Industrie. Kaum ein pflanzliches Nahrungsmittel kommt ohne Kunstdünger, Pestizide, Wachstums- oder Reifungsbeschleuniger, Konservierungsmittel oder Farbstoffe aus. Auf dem Gemüsemarkt gibt es keine Jahreszeiten mehr. Kirschen und Erdbeeren zu Weihnachten, tropische Früchte das ganze Jahr über, und Obst, das üblicherweise auch bei uns wächst, kommt gewachst und geschönt aus Neuseeland, Australien oder sonstwo her. Die Treibstoffkosten für den Transport eines Apfels aus Neuseeland dürften bei etwa 0,60 DM pro Apfel liegen, das ist dreimal soviel wie der Marktwert einer Henne.

Multiple chemical sensitivity (MCS). Die zirka 600 Zusatzstoffe in der Nahrung, die unzähligen Antibiotika, Betablocker, Hormone, Beruhigungsmittel und vieles mehr in unseren täglichen Mahlzeiten haben zu einem neuen Krankheitsbild geführt, der Multiple chemical sensitivity (MCS), einer Krankheit, bei der die Patienten auf alles und nichts reagieren. Ihr Organismus ist derart von Chemikalien überlastet, daß er jede Substanz als schädlich betrachtet. Das kann uns allen passieren, es ist nur eine Frage der Zeit. Die Betroffenen reagieren mit:

MCS durch chemisch verseuchte Umwelt und Lebensmittel

- Augenbrennen,
- Geruchsempfindlichkeit,
- juckender Nase,
- Verwirrtheit,
- Hals-Nasen-Ohren-Erkrankungen,
- Kopfschmerzen,
- Infektanfälligkeit,
- Depressionen,
- Erschöpfung und
- Hauterkrankungen.

Alle diese Symptome sind sehr unspezifisch und treten auch bei vielen anderen Erkrankungen auf, daher ist die Feststellung der eigentlichen Ursache so schwierig.

Pestizide. Den Problemen bei der Massentierhaltung vergleichbare Schwierigkeiten entstehen in der Pflanzenproduktion durch die Monokulturen. Die verarbeitende Industrie schließt mit den Landwirten Verträge, in denen vorgeschrieben wird, wann diese welches Pestizid aufzubringen haben, welche Kartoffel-, Tomaten- oder sonstige Pflanzensorte angebaut werden muß. Die jeweiligen Pflanzen wurden speziell für den industriellen Verabeitungsprozeß gezüchtet und haben Eigenschaften, die die maschinelle Verarbeitung erleichtern. Der Geschmack kann durch Aromastoffe, Geschmacksverstärker und Hilfsstoffe angepaßt werden. Auf solchen Anbauflächen haben resistent gewordene Schädlinge die größte Chance, ganze Ernten zu vernichten.

Resistente Schädlinge vernichten Ernten

Pestizide, die in Deutschland zwar verboten, aber weiterhin produziert und exportiert werden, importieren wir mit den in Entwicklungsländern gekauften Früchten wieder nach Deutschland zurück. Auf den Kaffeeplantagen werden zwei Tage vor der Ernte per Flugzeug noch Insektengifte aufgebracht, damit die Pflücker- und Pflückerinnen nicht belästigt oder gefährdet werden. Die Gefährdung durch die Chemikalien tritt meist erst zu einem späteren Zeitpunkt ein. Wenn diese Arbeiter bei der nächsten Ernte nicht mehr arbeiten können, sind andere bereit, deren Platz einzunehmen.

Die Chemikalien sind in den Früchten noch in unterschiedlicher Menge nachweisbar und beeinträchtigen empfindliche Personen auch durch den Genuß dieser Früchte (Kaffee, Tee, Bananen, Zitrusfrüchte, Nüsse etc.), selbst wenn der willkürlich festgesetzte Grenzwert – sofern es überhaupt einen gibt – nicht überschritten wird. Die meisten Grenzwerte werden darauf abgestimmt, welche Mengen mit vertretbarem Aufwand noch nachweisbar sind und inwiefern Arbeitsplätze durch zu strenge Auflagen gefährdet würden. Ihnen ist bestimmt schon aufgefallen, daß Obst- oder Gemüse kaum noch fault: Den Mikroorganismen ist diese Nahrung zu »giftig«.

Mikroorganismen ist unsere Nahrung zu »giftig«

Kombinationen von Nahrungsgruppen

Ein weiteres Problem für unseren Organismus bedeutet die vielfältige Anwendung bestimmter Nahrungsgruppen. Hierzu zählen vor allem Hühnereiweiß, Milcheiweiß, Zucker und Kartoffeln. Über die Verwendung von Zucker haben wir schon ausführlich berichtet. Grundsätzlich führt die gehäufte Anwendung dieser Nahrungsbestandteile zur Entwicklung von Unverträglichkeiten, Pseudoallergien oder Allergien. Die Nahrungsmittel an sich (Eier, Milch, Zucker, Kartoffeln) kön-

Immer dasselbe essen fördert Allergien

nen gut gemieden werden. Ihre versteckte Anwendung e-
doch bereitet vielen Menschen Probleme. Man schätzt, daß
bis zu 20 Prozent aller Menschen eine Milchallergie- ocer
-unverträglichkeit aufweisen. Für diese Personen sind Mahlzeiten mit versteckten Anteilen der allergenen Nahrungsmittel problematisch.

Milch- und Hühnereiweiß finden Sie in industriell hergestell-
ten Produkten unter anderem in folgenden Produktgruppen:

- Backwaren: Brot (Weißbrot, Zopf, Zwieback, Toastbrot
  u. a.), Milchbrötchen, Gebäck, Kuchen, Kekse, Waffeln,
  Brotglasur, Tiefkühl-Fertigteig, Backmischungen.
- Nährmittel: Teigwaren (Nudeln, Ravioli u. a.), Kartoffelfer-
  tigprodukte (Püree, Klöße, Kroketten), Fertigmüslis.
- Süßwaren: Konditoreiwaren, Torten, Baiser, Speiseeis,
  Schokolade und Schokoladenerzeugnisse (Streusel, Ku-
  vertüre u. a.), Bonbons, Pudding, Nougat u. a.
- Fleischerzeugnisse und Wurstwaren: Fleischkonserven,
  Fleischpasteten, Frikadellen, »Hamburger«, alle Sorten
  Wurstwaren mit Ausnahme von Rohwurst (z. B. Salami,
  Zervelatwurst), roher und gekochter Schinken und Cor-
  ned beef.
- Brotaufstriche: Margarine, Nougatcreme, vegetabile Paste-
  ten.
- Feinkost: Mayonnaise, Fertigsoßen und -suppen, Feinkost-
  salate, Salatdressings.
- Würzen: Speise- bzw. Suppenwürze, Würzsoßen und
  -pasten (z. B. Senf, Ketchup).
- Genußmittel: Liköre und Wermutweine, einige (meist
  teure) Rotweinsorten.
- Sonstige: Soßenbinder, Fertiggerichte, Sojaprodukte.

Wenn Sie eine Unverträglichkeit auf Milch- oder Hühnereiweiß haben, müssen Sie die Zutatenliste der von Ihnen gekauften Produkte genau lesen und auf folgende Bezeichnur-

gen achten: Molke, Molkenpulver, Kasein, Kaseinate, Lacto-, Ovo-. Hinter diesen Bezeichnungen verbergen sich häufig Milch- oder Eibestandteile.

Kartoffeln werden ebenfalls in sehr vielen Zubereitungen angeboten. Dies geht jedoch meist aus den Produktbezeichnungen hervor: Kartoffelchips, Kartoffelpuffer, Kartoffelbrei, Kartoffelknödel etc.

Krebshemmende oder -fördernde Nahrung

Seit langem wird vermutet, daß bestimmte Bestandteile unserer Nahrung krebsfördernd oder -hemmend sein können. Ein Teil dieser Substanzen dient der optischen Verbesserung – z. B. Buttergelb, früher zum Färben der Butter verwendet, heute verboten – oder der leichteren industriellen Verarbeitung, wie beispielsweise Reifungsbeschleuniger, die in den USA wegen des Verdachts der Krebserzeugung verboten sind, bei uns jedoch noch eingesetzt werden.

Krebsfördernde bzw. -hemmende Nahrungsmittel

Bei manchen Zusatzstoffen ist die Langzeitwirkung noch nicht absehbar, da es keine Studien über Langzeitwirkungen und Risiken gibt. So wird dem Futtermittel der Kühe im Sommer »Butterhart« und im Winter »Butterweich« zugesetzt, um die Streichfähigkeit der Butter aus der in den jeweiligen Jahreszeiten gewonnenen Milch zu beeinflussen. Weitere mögliche Zusammenhänge zeigt Tabelle 3.

Tabelle 3: Diskutierte Zusammenhänge zwischen Nahrungsmitteln und deren krebserzeugendem bzw. -hemmendem Potential für bestimmte Organe und Organsysteme

Organ/Organsystem	Krebsfördernde Wirkung	Krebshemmende Wirkung	Fraglicher Effekt
Lunge	Rauchen	Vitamin A	–
Mund, Rachen, Kehlkopf	Alkohol, Rauchen	Vitamine A und B, Eisen	–
Speiseröhre	Alkohol, heiße Getränke	Vitamin A, Eisen	Riboflavin
Magen	Nitrat (Geräuchertes, Gepökeltes), Kochsalz	–	–
Dickdarm	Fett (Fleisch)	Fasern	–
Rektum	Alkohol	–	–
Pankras	Fett	–	–
Leber	Alkohol, Aflatoxine, Mykotoxine	–	Kaffee
Brustdrüse	Fett, Eiweiß, Übergewicht	Fasern	–
Gebärmutter	Übergewicht	–	Alkohol
Gebärmutterhals	Rauchen	Vitamin A	–
Eierstöcke	Fett	–	–
Prostata	Fett	–	–
Schilddrüse	–	Jod	–
Harnblase	–	–	Kaffee

Die folgenden Aussagen sind nicht gesichert, aufgrund von Erfahrungswerten und epidemiologischen Studien müssen die genannten Einflüsse jedoch als wahrscheinlich gelten. So wurden beispielsweise in China an 30 000 Personen einer

Langzeitstudie über einen Zeitraum von zehn Jahren unter Substitution der Vitamine A und E sowie des Spurenelements Selen deren krebshemmende Eigenschaften festgestellt.

Empfehlungen zur Ernährung Krebskranker oder -gefährdeter

Aus den bisherigen Erfahrungen und Untersuchungen lassen sich für Patienten mit Krebsgefährdung oder einer Krebserkrankung folgende Empfehlungen ableiten: Es müssen alle Grundnährstoffe in einer ausgewogenen Ernährung vorhanden sein. Nicht die Menge, sondern die Qualität der Nahrung ist entscheidend. Die tägliche Nahrung muß Eiweiß, Kohlenhydrate, Fette, Vitamine und Spurenelemente in guter Qualität und ausreichender Menge enthalten. Die Energiemenge sollte maximal 1600–2000 kcal/Tag erreichen. Alle Nahrungsmittel sollten ausreichend gekaut werden, jeder Bissen mindestens 30- bis 40mal. Genußmittel wie Zigaretten, Kaffee, Alkohol und Süßigkeiten sind schädlich und sollten gemieden werden.

Eiweiß. Bei Krebskranken ist der Fermenthaushalt in der Regel gestört, deshalb sollte Darmfäulnis unbedingt vermieden werden, da die Leber sonst zu sehr belastet wird. Bei optimaler Zusammensetzung der Nahrung sind nur 50 Gramm Eiweiß pro Tag nötig. Um Fäulnis zu vermeiden, reduzieren Sie Fisch, Fleisch, Ei und Hartkäse. Dafür verzehren Sie bitte mehr Sauermilch mit rechtsdrehender Milchsäure, die die Säuerungsbakterien stärkt (ist auf der Packung gekennzeichnet). Diätkurmolke belastet die Leber am wenigsten. Essen Sie mehr Magerquark, Magerkäse ohne Molkereihilfsstoffe, frische Eier, Soja, Weizenkleie, Kalbfleisch, Hähnchen. Verzehren Sie Lamm und Fisch nur einmal pro Woche. Meiden Sie Nachtschattengewächse wie Kartoffeln und Tomaten.

Darmfäulnis vermeiden!

Fett. Reduzieren Sie die Gesamtfettzufuhr auf maximal 50 bis 70 Gramm pro Tag. Meiden Sie tierische Fette außer Butter. Ersetzen Sie tierische Fette durch Sonnenblumenöl, Maiskeimöl, Distelöl oder Diätmagarine.

Kohlenhydrate. Essen Sie keine schnell aufnehmbaren Einfach- bzw. Zweifachzucker, also weder weißen noch braunen Zucker. Milch- und Fruchtzucker sind in geringen Mengen von 30 Gramm pro Tag erlaubt. Auch Honig ist bis zu einem Eßlöffel täglich gestattet.

Kaufen Sie Brot aus schonend verarbeitetem Vollkornmehl; Knäckebrot ist erlaubt. Grobes Vollkorn wird meist nicht vertragen und führt zu Blähungen, verwenden Sie daher ein gut ausgebackenes Vollkornweizenbrot, das Sie sehr gut kauen sollten.

Bei Gemüse bevorzugen Sie möglichst einen Teil als Rohkost in geeigneter Form – bei schlechter Verträglichkeit Säfte, z. B. Rote-Beete-Saft, möglichst aus biologisch-dynamischem Anbau und ohne Spritzmittel, löffelweise verwenden.

Obst sollte möglichst aus biologisch-dynamischem Anbau stammen. Bei Säften sollten Sie Muttersaft verwenden. Keine Trauben essen, sondern nur Traubensaft trinken.

Vitamine und Spurenelemente. Gleichen Sie Vitamine und Spurenelemente möglichst biologisch aus. In der Regel genügen die Mengen, die Sie täglich durch die Nahrung aufnehmen. Aber gerade bei Krebskranken und -gefährdeten reichen diese Mengen nicht aus, um den erhöhten Bedarf zu decken. In diesen Fällen müssen Sie den Vitaminbedarf mit Arzneimitteln ergänzen (Tab. 4). Hierzu eignen sich Kombinationspräparate, die folgende Vitamine bzw. Spurenelemente in hoher Dosierung enthalten: Vitamin A, C und E, Betakarotin und Selen.

Linus Pauling nahm Megadosen Vitamin C

Der kürzlich verstorbene Chemiker und Nobelpreisträger Linus Pauling (1901–1996) hat täglich bis zu 20 Gramm Vitamin C eingenommen. Derartige Megadosen werden in einigen Fällen auch von der orthomolekularen Medizin empfohlen.

Tabelle 4: Erhöhter Bedarf an Vitaminen und Spurenelementen unter verschiedenen Bedingungen

Antioxidans	Dosis	Erhöhter Bedarf
Vitamin A	10 000 I.E.	Rauchen
Betakarotin	25 mg	Rauchen
Vitamin C	3 g	Streß, Rauchen, hormonelle Kontrazeptiva
Vitamin E	300 mg	Rauchen, Smog, mehrfach ungesättigte Fette
Selen	100 µg	Alter, Schwermetalle, Smog, mehrfach ungesättigte Fette

Industrielle Verarbeitung der Nahrung – wie alt ist das Steak auf Ihrem Teller?

Wenn Sie Ihren täglichen Nahrungsbedarf aus dem Supermarkt an der Ecke oder bei einem exklusiven Obst- und Gemüsehändler decken, werden Sie in aller Regel keine Ware aus der unmittelbaren Umgebung erhalten. Unsere Erdbeeren stammen aus Israel, die Bananen aus Südamerika, die Äpfel aus Neuseeland oder Australien und die Pistazien aus dem Iran. Selbst heimische Milch-, Fleisch-, Gemüse- oder Obstprodukte haben meist eine lange Reise hinter sich, bevor sie auf unserem Teller landen. Es schadet jedoch nicht nur der Nahrung und unserer Gesundheit, wenn Obst in unreifem Zustand geerntet werden muß, sondern auch der Umwelt. Es ist ökologisch unsinnig, Joghurt oder Bier aus Schleswig-Holstein nach Bayern zu transportieren und umgekehrt, wie es vielfach der Fall ist, oder Milch nach Griechenland zu fahren, um dort Joghurt daraus herzustellen und diesen dann zurück nach Deutschland zu transportieren, weil die EG für solche Aktionen Zuschüsse zahlt. Außerdem liegt das daran, daß Lebens- und Genußmittelkonzerne überregional und international werben, um ihre Umsätze zu steigern. So möchten deutsche Urlauber auf den 4000 Kilometer entfernten Kanarischen Inseln nicht auf deutsches Brot oder Bier verzichten. Selbst innerhalb Deutschlands wird jedes Lebens- und Genußmittel durchschnittlich 284 Kilometer weit transportiert, bei Importen aus dem Ausland entsprechend weiter.

In Deutschland werden 80 Prozent aller Nahrungsmittel mit dem Lastkraftwagen transportiert. Der Transport verderblicher Güter muß in Kühlwagen erfolgen. Diese benötigen Treibstoff nicht nur für die Fortbewegung, sondern auch für die Kühlung der Ware. Da die Lastkraftwagen bei eingeschalteter Kühlung mehr Treibstoff verbrauchen, wird diese gelegentlich ausgeschaltet. Die Polizei hat bei Stichproben bereits Fleischlieferungen gefunden, die von Maden durchsetzt *Im Binnen-* waren. Selbst wenn die Kühlung im Lastkraftwagen ununter-
land gibt es brochen läuft, wird die Kühlkette zumindest an der Rampe
keinen des Supermarktes unterbrochen. Und: Der Seefisch, den Sie
frischen in München essen, ist mindesten zwei Wochen alt. Die To-
Seefisch maten aus dem Treibhaus sind mindestens zwei bis drei Wochen alt, weil sie grün geerntet werden, und der Salat hat immerhin einige Tage hinter sich.

Diese Kette können Sie weiterverfolgen. Im Restaurant finden Sie an der Salatbar von morgens 9.00 Uhr – in Hotels auch früher – bis abends 24.00 Uhr Salate und Saucen jeder Art. Jeder Besucher beugt sich über die Schüsseln und Töpfe, mancher niest einmal kurz, riecht an der Soße und schaufelt sich anschließend den Teller voll. Jeder dieser Salate wäre eine Fundgrube für interessierte Mikrobiologen, die aus den herumstehenden Töpfen und Schüsseln ein weites Keimspektrum isolieren könnten. Ein Wunder, daß nach den

Schlemmerstunden nur so wenige mit Magen-Darm-Proble-
men zu kämpfen haben.

Hinzu kommt, daß ein großer Teil der im Restaurant ange-
botenen Nahrung bereits vorgekocht, -gebacken oder -ge-
braten ist (Pommes frites, Frikadellen, Schnitzel, Eintöpfe, jede Art von Gemüse).

Natürlich können Sie diese Fertigartikel auch in Ihrem Supermarkt kaufen. Die Zunahme der Ein-Personen-Haushalte *Baukasten-*
läßt die Industrie der Fertigmenüs boomen. Längst hat jede *menüs er-*
»gute Hausfrau« die Vorteile der Fertiggerichte erkannt, die *setzen*
von der Werbung als das Nonplusultra einer jeden Küche ge- *mangelnde*
priesen werden. Mangelnde Kochkunst macht die moderne *Kochkunst*
Lebensmittelchemie allemal wett.

Durch Salmonellenvergiftung aus rohen Volleiprodukten
starben vor einigen Jahren 20 Bewohner eines Altenheims.
Jüngere Menschen reagierten nur mit drastischen Durchfällen. Fast jedes Ei ist mit Salmonellen verseucht, die sich in einer Mayonnaise oder Sauce bei sommerlichen Temperaturen
auch auf Ihrer Party wohl fühlen und entsprechend vermehren. Mittlerweile wurden wegen dieser Vorkommnisse besondere Vorsichtsmaßnahmen getroffen. Trotzdem finden Sie
Eier in Ihrem Supermarkt auch heute noch im Hochsommer
ungekühlt gestapelt. Die größte bekannte Salmonellenepide-
mie in der Geschichte trat 1994 in den USA auf: 224 000
Menschen infizierten sich über verseuchtes Speiseeis. Der
Hintergrund: Das pasteurisierte Zwischenprodukt, aus dem
die Eiscreme hergestellt wurde, war zum Teil in Tanklastern
transportiert worden, die vorher unpasteurisiertes Flüssig-Ei
enthalten hatten. Von diesem Flüssig-Ei waren die Salmonellen auf das Speiseeis übertragen worden.

Um Ihnen diese Risiken zu ersparen, seien hier noch einmal
die wichtigsten Vorsichtsmaßnahmen gegen Nahrungsmittel-
infektionen genannt:

- Kaufen Sie möglichst direkt beim Erzeuger oder auf dem Markt.
- Kaufen Sie nur Ware aus kontrolliert biologischem Anbau.
- Bereiten Sie Ihre Nahrung selbst frisch zu, und meiden Sie Fast food.
- Bevorzugen Sie Produkte aus Ihrer unmittelbaren Umgebung bzw. Ihrer Region.
- Essen Sie Fleisch höchstens ein- bis zweimal pro Woche oder gar nicht.
- Essen Sie Fisch möglichst nur direkt an der See oder dort, wo man ihn frisch fängt.

Lassen Sie sich trotzdem den Appetit nicht verderben. Ein gesunder Organismus sollte Ihnen gelegentliche Fehltritte verzeihen. Sie müssen nur dafür sorgen, daß er gesund bleibt.

Lebensmittel gegen Nahrungsmittel

Vorbemerkung

Viele Patienten sind völlig verunsichert, wenn ihnen die mangelhafte Qualität unserer Nahrung bewußt wird. Ein häufiger Ausspruch lautet: »Dann kann ich ja überhaupt nichts mehr essen.« Unter Berücksichtigung der bekannten Fakten ist diese Reaktion mehr als verständlich. Wie soll ein Laie seine Nahrung auswählen? Welche Maßstäbe soll er für die Qualität ansetzen, wenn er weitab von natürlicher Lebensmittelproduktion seine Nahrung im Supermarkt kaufen muß oder allenfalls im Reformhaus oder auf dem Markt einkaufen kann? Welche Sicherheit hat er, daß die angepriesenen Eigenschaften des Gemüses, der Milch, der Eier oder des Fleisches zutreffen? Und welchen Grundnahrungsmitteln soll er den Vorzug geben? Anworten auf diese Fragen gibt die Ordnungs- und Werteskala der Nahrung, die Professor Kollath aufgestellt hat.

»Was soll ich denn dann noch essen?«

Eine wesentliche Hilfe bei der Auswahl dessen, was wir täglich zu uns nehmen, bietet unsere Sprache. Im Deutschen unterscheiden wir zwischen Lebensmitteln und Nahrungsmitteln. Ähnliche Unterscheidungen gibt es auch in anderen Sprachen. Die unterschiedliche Bedeutung ist den Menschen heute jedoch meist nicht mehr bewußt.

Lebensmittel und Nahrungsmittel

Bewertung der Nahrung nach Prof. Kollath

Professor Kollath hat eine sechsstufige »natürliche Rangordnung« der Nahrung und eine ebenfalls sechsstufige Werteskala für die Beurteilung der Vitalität der jeweiligen Nahrung aufgestellt. Die »natürliche Rangordnung« der Nahrung stellt die Nahrung pflanzlichen Ursprungs an erste Stelle, es folgen die Nahrungsmittel tierischen Ursprungs und an letzter Stelle die Genußmittel.

Da der Mensch seine Nahrung in ihrer ursprünglichen, unveränderten Form oft nicht verwerten oder vertragen kann, hat er Methoden entwickelt, um sie genießbarer zu machen. Trotzdem ist Nahrung im unveränderten Rohzustand vom Inhalt her am wertvollsten. Mit jedem Schritt der Verarbeitung verliert sie dagegen an Vitalität und Lebenskraft, bis es sich *Nahrungs-* nur noch um tote Nahrungsmittel oder Füllstoffe handelt, die *mittel sind* zwar Energie, aber keine Vitalstoffe mehr enthalten. Daraus *»tote« Füll-* ergibt sich folgende Wertung in zwei Obergruppen:

stoffe **1)** Lebende Vitalstoffe, die entweder noch »lebend« sind oder Fermentreaktionen des Lebendigen zeigen:

- unverändertes Rohmaterial,
- mechanisch aufgeschlossenes, zerkleinertes Material,
- durch Fermente (biochemisch) aufgeschlossenes Material.

2) Totes, abgestorbenes Füllmaterial:

- erhitztes Material,
- konserviertes, zur Aufbewahrung bestimmtes Material,
- zerteiltes und präpariertes Material.

Professor Kollath hat immer wieder betont, daß wir unsere Nahrung so »natürlich wie möglich« zu uns nehmen sollten. Das bedeutet für viele von uns, vor allem für diejenigen, die unsere Nahrung in der Regel kaufen und zubereiten, einen erheblichen Verlust an Bequemlichkeit.

Essen Sie, Wenn ein Restaurantbesitzer oder eine Fast-food-Kette *was in Ihrem* vorgefertigte Nahrungsmittel in und aus Massenproduktion *Lebensraum* für den schnellen Hunger verkauft, ist das unter Rentabilitäts- *wächst* gründen verständlich. Patienten, die während eines Urlaubs im Mittelmeerraum oder auf den Kanarischen Inseln weniger Probleme mit ihrer Gesundheit haben, sollten jedoch darüber nachdenken, ob dies nicht auch mit der stärker natur-belassenen Nahrung und dem größeren Anteil an Gemüse und weniger Fleisch zusammenhängt. Einen wesentlichen Beitrag zu unserer eigenen Gesundheit könnten wir selbst leisten, wenn wir die durch technische Hilfsmittel im Haushalt gewonnene Zeit für die Zubereitung gesunder und schmackhafter Mahlzeiten verwenden würden. Das hieße, auf Mikrowelle, Dosenkost, und »Baukastenmahlzeiten« aus dem Supermarkt zu verzichten.

Regeln für die Wahl der Lebensmittel

Die Entscheidung über die Qualität von Lebensmitteln fällt beim Einkauf. Hier können die einfachen Regeln Professor Kollaths angewandt werden:

- Kaufen Sie nur das, was Sie gerade frisch auf dem Markt erstehen können.
- Kaufen Sie mehr Getreide, Gemüse und Obst, möglichst aus kontrolliert biologischem Anbau.
- Kaufen Sie immer das, was zur entsprechenden Jahreszeit auch in Ihrem Lebensraum wächst.
- Kaufen Sie Ihre Lebensmittel bei einem Lieferanten, dem Sie vertrauen können und der Ihnen sagen kann, wo die Ware herkommt.
- Schränken Sie den Verbrauch von Milch- und Käseprodukten ein.
- Essen Sie Fleisch und Fleischprodukte (Wurst ist auch Fleisch) höchstens ein- bis zweimal pro Woche.
- Machen Sie Genußmittel wieder zu dem, was sie eigentlich sein sollten: zu einem Genuß. Demnach sollten Sie sich Wein, Bier, Schokolade, raffinierte Süßigkeiten und Nachtisch jeder Art mehrmals in der Woche, aber nicht dreimal am Tag gönnen oder sich gar ausschließlich davon ernähren. *Genußmittel sind keine Nahrungsmittel*
- Kaufen Sie exotisches Obst, Weintrauben, Erdbeeren und

73

Kirschen im Winter nur als große Ausnahme und nicht regelmäßig.

Wenn Sie diese Punkte beherzigen und sich an die von Professor Kollath vorgeschlagene Ordnung der Nahrung halten, werden Sie ohne jedes Medikament zu höherem Wohlbefinden gelangen. Einige, die glauben, sie fühlten sich wohl, werden feststellen, daß sie noch gar nicht wußten, was es heißt, sich »wohl zu fühlen«.

Und wer keinen Regeln folgen möchte?

Wer keinerlei Empfehlungen zur gesunden Lebensführung umsetzen will oder kann, sollte sich wesentlich öfter untersuchen lassen und einmal jährlich routinemäßig einer Ganzkörperentgiftung durch die Colon-Hydro-Therapie mit anschließender Regeneration unterziehen.

Gönnen Sie sich ebensoviel wie Ihrem Auto!

Unserem Auto gönnen wir freiwillig in regelmäßigen Abständen eine Inspektion und zwangsweise alle zwei Jahre eine Sicherheitsüberprüfung. Ist uns das Auto wichtiger als unsere Gesundheit? Jeder von uns sollte für seine Gesundheit mindestens ebensoviel ausgeben – und nicht einmal ein Kleinwagen kostet mit Wertverlust, Versicherung, Wartung, Reparaturen und Benzin weniger als 300 Mark im Monat.

Vorsorgemaßnahmen der oben genannten Art sind in unserem Gesundheitswesen nicht vorgesehen, daher haben die von gesetzlichen Kostenträgern und privaten Krankenversicherern gebilligten Vorsorgemaßnahmen kaum mehr als eine Alibifunktion. Das Leistungsangebot der Medizin in Deutschland zählt zu den besten der Welt, dagegen ist die Leistung der gesetzlichen Krankenkassen per Gesetz nur ausreichend und keineswegs optimal. Mehr dazu ab S. 226.

Selbstvergiftung über den Darm

Rückblick

Schon unsere Vorfahren befürchteten, sich innerlich zu vergiften, wenn der Magen-Darm-Trakt nicht regelmäßig gereinigt würde, daher unterzogen sie diesen Körperteil regelmäßigen Waschungen, Eingießungen und Blasrohr- oder Beutelklistieren. Stinkende Blähungen betrachteten sie als Dämonen, die es auszutreiben galt. Im Mittelalter glaubte man eine Zeitlang, durch abführende Maßnahmen könne man jede Krankheit heilen oder zumindest den Heilungsprozeß unterstützen. Durch unangebrachte Einläufe und Klistiere wurden wahrscheinlich viele Kranke jener Zeit so geschwächt, daß sie starben.

Im Mittelalter galten Einläufe als Heilmittel

Im Altertum und bei Naturvölkern wurden Darmreinigungen aus rituellen Gründen durchgeführt und außerdem, weil sich nach diesen Reinigungen subjektiv ein Wohlbefinden einstellte. Die Menschen erkannten aus der Erfahrung heraus, daß die Reinigung des Darms dem Körper guttat, wenn die Prozedur nicht übertrieben wurde. Man wußte auch, daß Einläufe bei fiebrigen Erkrankungen die Körpertemperatur normalisieren und den Heilungsprozeß unterstützen konnten. Nur bei exzessivem Gebrauch kam es zu nachteiligen Auswirkungen.

Darmreinigungen führen zu Wohlbefinden

Im vergangenen Jahrhundert entwickelte der französische Pathologe Ch. Bouchard (1837–1915) die Theorie von der inneren Selbstvergiftung durch den Darm. Der russische Biologe Ilja Metschnikow (1845–1916) prägte den Ausspruch: »Der Tod sitzt im Darm.« Diese Überzeugung führte letztlich zur Entwicklung der ersten Darmspülapparate bis hin zu den heutigen Colon-Hydro-Therapie-Geräten.

So wie unsere Vorfahren instinktiv wußten, daß über den Darm Gifte ausgeschieden werden, aber auch wieder zurück in den Körper gelangen können, versuchten Forscher seit Beginn dieses Jahrhunderts, diese Theorie wissenschaftlich zu untermauern.

Mechanismen der Selbstvergiftung

Heute ist gesichert, daß es einen Darm-Leber-Kreislauf (enterohepatischer Kreislauf) für körpereigene Substanzen (Gallensäuren und deren Abbauprodukte) und Medikamente, wie z. B. herzwirksame Substanzen, gibt. Außerdem entsteht durch den Bakterienstoffwechsel im Darm eine große Anzahl von Giftstoffen, vor allem verschiedene Arten von Alkohol, Ammoniak, Leichen- und Kadavergifte.

Selten: Rückvergiftung aus dem Darm

In der Regel verfügt der Körper über so gute Entgiftungsmechanismen, daß diese Stoffe ihm nicht schaden können. In Ausnahmesituationen kommt es jedoch zu einer Rückvergiftung mit diesen Substanzen, die unter anderem auch an der Entstehung von Dickdarmkrebs beteiligt sein können. Nach naturheilkundlichen Erkenntnissen verursachen oder begünstigen diese Substanzen unter anderem folgende Erkrankungen:

- chronische Polyarthritis (Rheuma),
- allergische Erkrankungen,
- Dermatosen (Hauterkrankungen wie chronischer Juckreiz, Akne, Nesselsucht, Allergien),
- Migräne bzw. Kopfschmerzen,
- chronische Prostatitis,
- Asthma bronchiale,
- Hypo- und Hypertonie,
- Nieren- und Harnleitersteine.

Faktoren, die eine Selbstvergiftung aus dem Darm begünstigen:

- Zusammensetzung der Nahrung,
- Passagezeit des Darminhalts,
- Einwirkungszeit der Darmbakterien auf den Darminhalt,
- Art der bakteriellen Darmbesiedlung,
- entzündliche Veränderungen der Darmschleimhaut,
- Stoffwechselleistung der Leber,
- eventuelle Pilzbesiedlung des Magen-Darm-Traktes.

Die Schulmedizin lehnt den Begriff der »Selbstvergiftung« ab. Man spricht hier beispielsweise von »hepatischer Minimalenzephalopathie«. Mit diesem Begriff werden Hirnschäden bezeichnet, die durch unzureichende Ammoniakentgiftung der Leber entstehen. Eine vorgeschädigte oder durch andere Substanzen überlastete Leber kann den angeschwemmten Ammoniak nicht ausreichend entgiften. Da Ammoniak in der Lage ist, durch die Blut-Hirn-Schranke ins Gehirn einzudringen, kommt es dort zu Schäden, die zunächst einmal verborgen bleiben. Um solche Schäden frühzeitig zu entdecken, bedarf es spezieller Fragebögen.

Überlastete oder vorgeschädigte Leber begünstigt Selbstvergiftung

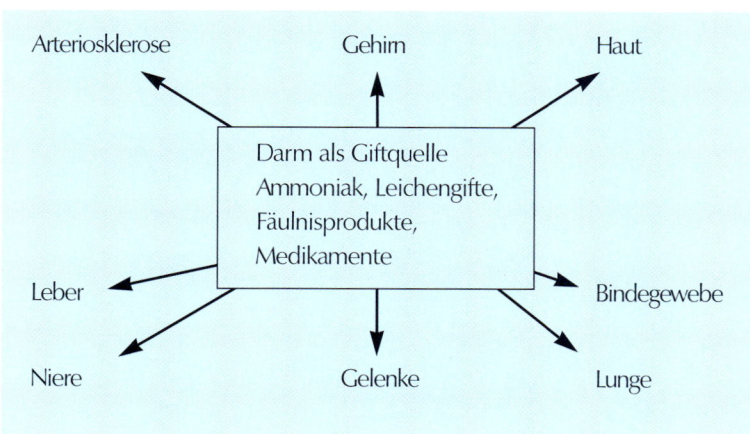

Abb. 6: Durch Darmgifte betroffene Organe und Organsysteme

Da ein Teil des Blutes, das aus dem Dickdarm zurück in den großen Kreislauf strömt, an der Leber vorbeifließt, wird der Organismus mit allen in diesem Blut befindlichen Giftstoffen belastet und führt diese Gifte auch allen Organen zu, in denen sie sich dann ablagern und Schäden verursachen können. Die Menge dieser Gifte hängt von der Kontaktzeit des Stuhls mit der Darmwand, von entzündlichen Veränderungen und von der Entgiftungsfähigkeit anderer Ausscheidungsorgane wie Haut, Lunge und Nieren ab. Während manche Forscher Schäden durch diese Giftstoffe nur bei vorgeschädigten Organen für möglich halten, glauben andere, daß eine chronische Verstopfung, Colitis ulcerosa, Morbus Crohn und eine durch viele Medikamente überlastete Leber ebenfalls zur Selbstvergiftung führen können. Dieser Vergiftungsmechanismus ist in der Abbildung 6 dargestellt.

Manche Giftstoffe können Organe direkt schädigen

Für eine große Anzahl von Medikamenten ist ein Darm-Leber-Kreislauf (enterohepatischer Kreislauf) bekannt. Das bedeutet, Medikamente, die von der Leber verstoffwechselt oder gebunden werden, können vom Darm wieder aufgenommen und der Leber erneut zugeführt werden. Manche Medikamente oder Substanzen werden auch direkt über die Blutbahn in den Körperkreislauf gebracht und erst beim zweiten Durchlauf von der Leber entgiftet. Einige Substanzen werden erst durch Darmbakterien verstoffwechselt und dadurch zu Giften.

Aus all diesen Gründen böte eine regelmäßige Darmreinigung mindestens zweimal pro Jahr eine exzellente Entgiftung, die jedem von uns manche Krankheit ersparen könnte.

Erkennen Sie
Ihren Darm selbst

Asiatische Ansätze

Eine der ältesten ganzheitlichen Medizinrichtungen stammt aus China und betont die Bedeutung der Ernährung und von Meditations- und Körperübungen im Sinne einer Prophylaxe. In Europa sind aus diesem Zusammenhang beispielsweise Tai Chi und Qui Gong bekannt geworden. Wichtig ist nicht nur die Heilung bei eingetretener Krankheit, sondern vor allem das Verhüten von Krankheiten. Diesem Bereich gilt ein wesentlicher Teil der ärztlichen Tätigkeit – für westliche Begriffe ein Paradoxon. Während in Deutschland über gesetzliche und private Krankenkassen mit wenigen Ausnahmen nur Therapien für Kranke und nicht für Gesunde abgerechnet werden dürfen, ist die fernöstliche Vorgehensweise wohl sinnvoller, denn dort wird nicht gewartet, bis der Mensch krank ist.

Fernöstliche Diagnostik ist eine Diagnostik der fünf Sinne, und oft genug wird auch der sechste Sinn – umfassendes Einfühlungsvermögen – benötigt. Wichtigstes Instrument in der Beurteilung von Gesundheitsstörungen ist das Auge. Der erfahrene Therapeut, aber auch der aufmerksame Laie wird schon nach kurzer Zeit bei seinen Mitmenschen Rückschlüsse auf deren inneren Zustand ziehen können.

Sieh, höre, rieche, fühle, schmecke!

Dichte Augenbrauen gelten im fernen Osten grundsätzlich als Zeichen besonderer Gesundheit und Robustheit. Festen und dichten Augenbrauen wird langes Leben zugeordnet, aber auch ein einfaches, grobschlächtiges Gemüt.

Eine verdickte, geschwollene Oberlippe z. B. zeigt eindeutig, daß im oberen Verdauungstrakt (Magen, Dünndarm) keine gesunde Funktion vorliegt.

Der Mund Ist die Unterlippe wülstig ausgestülpt oder erweitert, zeigt
verrät den dies den erweiterten Dickdarm oder eine andere Störung im
Darm unteren Darmtrakt an.

Stauungen in Magen und Darm werden durch dicken weißen Belag auf der Zunge signalisiert. Der Darm hat nicht mehr die Kraft, Schlacken auszuscheiden, das Säure-Basen-Gleichgewicht ist gestört.

Zeigen sich Querrillen oder -höcker in den Fingernägeln, so lagen oder liegen Wurmbefall bzw. Darmentzündungen vor. Immer muß dabei auch an schlechte Resorptionsverhältnisse und eine entsprechend mangelhafte Nährstoffaufnahme gedacht werden.

In der Mitte des Ohrs befindet sich ein Wulst, halbkreisförmig wie ein umgekehrtes »C«, der vom Ohrrand bis zur Ohröffnung reicht (Abb. 7). Ist diese Leiste flach und wenig profiliert, ist – fernöstlich betrachtet – auch der Darm schwach. Wenn demgegenüber eine kräftige, prominente und ausgeprägte Leiste vorliegt, spricht das für einen kräfti-

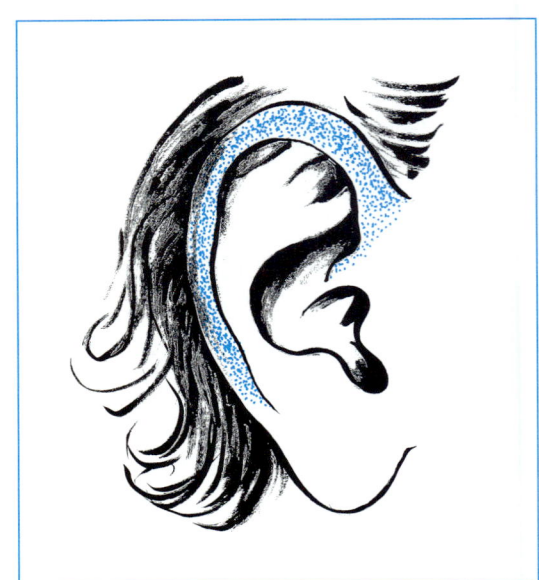

Abb. 7:
Darmprofil am
Ohr. Ein kräftig
ausgeprägter Wulst
spricht für einen
»starken« Darm

gen, robusten Darm mit starker Muskelziehung (Haustrierung).

Findet sich im Darmfeld der Regenbogenhaut im Auge (Iris) ein kleiner, beinahe schwarzer Substanzfleck, so ist dies ein Hinweis auf eine abgeheilte Dünndarmentzündung.

Auch ein chronischer, therapieresistenter Tennisarm ist *Der Tennis-* häufig Zeichen einer nicht erkannten Darmerkrankung. Der *arm als Aus-* Dickdarmmedian, eine Nervenlinie gemäß der Akupunktur- *druck des* lehre, verläuft nämlich von der Spitze des Zeigefingers hoch *Inneren* zur Außenseite des Arms, weiter über Schulter, Kehlkopf und Hals zum Mund, von dessen Winkel durch die Nasenfalten zum Nasenloch. Sehen Sie selbst, wie viele moderne Erkrankungen auf dieser Linie liegen!

Ein immer wiederkehrendes Schulter-Arm-Syndrom kann ebenso auf eine zugrunde liegende Erkrankung der Lunge und des Darms hinweisen, wie Schmerzen im Bereich des vierten und fünften Brustwirbels. Jeder Orthopäde oder Masseur sollte also nicht nur diesen kleinen Bereich sehen (Lokaltherapie), sondern die Beziehung zum Ganzen suchen (Globaltherapie).

Warzen, Flechten, Hautflecken, Ekzeme, Pickel, Verfärbungen und ähnliche Veränderungen deuten auf eine Störung des Dickdarms und der Lunge hin.

Ein Tip zur Selbstdiagnose: Verbinden Sie mit einem alten Lippenstift alle Hautveränderungen, die auf einer Linie (Meridian) hintereinander liegen. Dies ist bei der Zuordnung von Schwächezeichen auf Akupunkturmeridianen sehr hilfreich und erleichtert die Diagnostik.

Jeder Bauchpunkt mit gestörtem Energiefluß verrät sich dem Untersucher beim Betasten durch spontanes Zurückziehen, Schmerzreaktion und Abwehrreflexe des Patienten. Dahinter verbirgt sich häufig die regionale Entzündung eines Dickdarmabschnitts. Dem fernöstlich ausgebildeten Untersucher verraten Schmerzreaktion und Temperaturunterschiede auf der Bauchdecke eine gestörte Symbiose der Darmflora, die Zusammensetzung des Darmschleims und damit seine mangelhafte Funktion. Darüber hinaus sollte natürlich eine Stuhluntersuchung erfolgen.

Zum Beweis – Röntgenaufnahmen des Dickdarms

Was Sie von außen an Ihrem Körper wahrnehmen, läßt sich auch von innen zeigen. Durch Röntgenuntersuchungen, z. B. Kontrast- und Doppelkontrastaufnahmen, können Form, Größe und Lage des Dünn- und Dickdarms ohne großen Aufwand festgestellt werden. Anomalien, die dabei sichtbar werden, finden heutzutage leider kaum noch Beachtung.

Krampfadern und Besenreißer durch verstopften Darm

Abbildung 8 zeigt den Darm, wenn er verstopft ist. Gifte bleiben oft tagelang im Körper. Der Darm drückt auf den Eierstock links sowie auf die Blutgefäße im Bauchraum und staut dort das Blut. Es kommt zu Hämorrhoiden, Hautkrankheiten (z. B. Akne), Rheuma und Infektanfälligkeit. Auch Krampfadern (Varizen) finden sich im oben skizzierten Fall linksseitig. Der Dickdarm drückt, ausgeleiert und überfüllt mit gestautem Kot, auf die rückführenden Venen im Bauchraum und verhindert den Rückfluß des Blutes im linken Bein.

Abbildung 9 zeigt einen typischen, verkrampften »Zivilisationsdarm«, vor allem oben links im Bild. Der Querdarm ist erheblich erweitert und voller Gase – ein Hinweis auf Pilze? Stuhl und Nährstoffbrei bleiben hier extrem lange hängen. Rechts stellt sich ein ausgeleierter, durchhängender absteigender Dickdarm dar. Ebenfalls auffällig ist das geschädigte

Ventil zwischen Dick- und Dünndarm (Bauhinsche Klappe), da es Kontrastmittel durchläßt. Bei einem derartigen Röntgenbild muß z. B. auf immer wiederkehrende Blasenentzündungen geachtet werden.

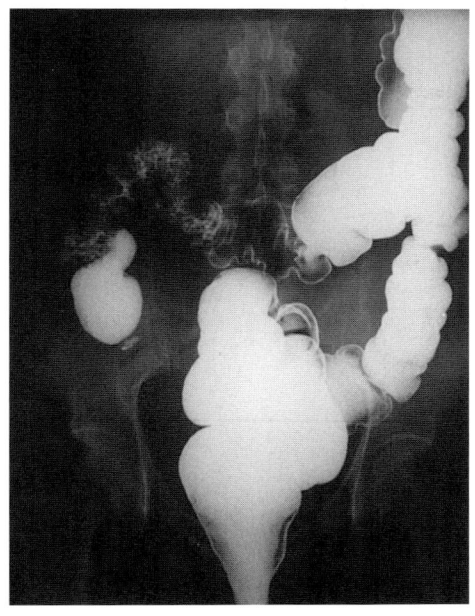

Abb. 8:
Röntgenaufnahme eines
verstopften Darms
(Erläuterung im Text)

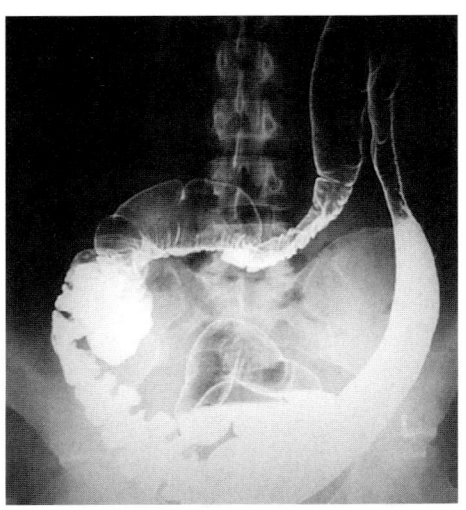

Abb. 9:
Typischer
»Zivilisationsdarm«
(Erläuterung im Text)

Abbildung 10 zeigt einen verkrampften Darm, der auf eine verkrampfte Persönlichkeit schließen läßt. Ein hektischer, ängstlicher und unruhiger Geist kann nur einen unruhigen Darm zur Folge haben. Die aufgenommenen Lebensmittel werden nicht ausreichend verdaut, es bildet sich »Kotjauche«. Enzyme, Fermente, Mineralien und Vitamine fehlen dem Körper; es wird mehr verfault als verdaut. Der Stuhl ist mal normal, mal durchfallartig, mal wie Schafskot. Als typische Symptome finden sich Bauchkrämpfe, schmerzhafte, festsitzende Blähungen, Einschlafstörungen oder Herzdruck. Keinesfalls kann bei einem solchen Röntgenbild von gesunden Verdauungsvorgängen ausgegangen werden.

Als Notfall in die Klinik: eingeschlossene Darmgase

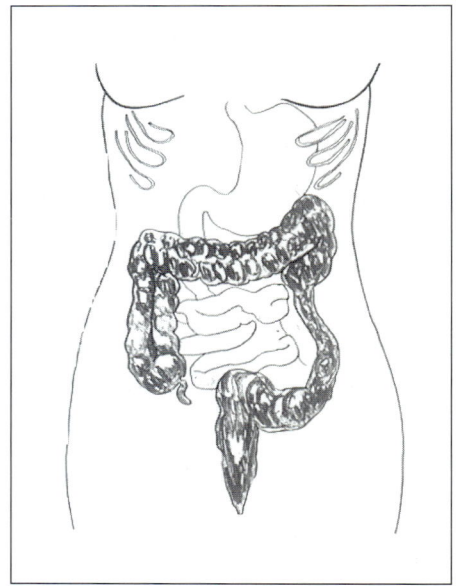

Abb. 10:
Ein derart verkrampfter Darm läßt eine verkrampfte Persönlichkeit vermuten. (Erläuterung im Text)

Abbildung 11 zeigt einen gestielten Dickdarmpolypen, der ein mechanisches Hindernis für den Darminhalt darstellt und zu erheblichen Beschwerden führen kann. In Extremfällen kann ein solcher Polyp zu einem Krebs entarten. Er muß in jedem Fall entfernt werden.

Abbildung 12 zeigt eine deutliche Absenkung des Querdarms (Querkolonptose), die häufigste Störung der Darmlage. Frauen sind besonders betroffen, sie haben Schmerzen *An die*
bei der Periode und/oder beim Geschlechtsverkehr. Die Ge- *Frauen:*
bärmutter ist nach hinten abgeknickt, und es kommt zu lang- *Stört Sie Ihr*
wierigen und anhaltenden Störungen im Unterleib, unter *Bäuchlein*
Umständen auch zu Empfängnisunfähigkeit. Der Dünndarm *nicht, das an*
steht hoch und drückt auf Zwerchfell und Herz. Durch jahre- *der Taille*
lange falsche Körperhaltung infolge eines vorstehenden, *anfängt?*
nach unten vorn ziehenden Darms entstehen Bandscheibenschäden und häufige Hexenschüsse (Ischialgien). Männer leiden unter Erektionsproblemen und Potenzstörungen. Durch

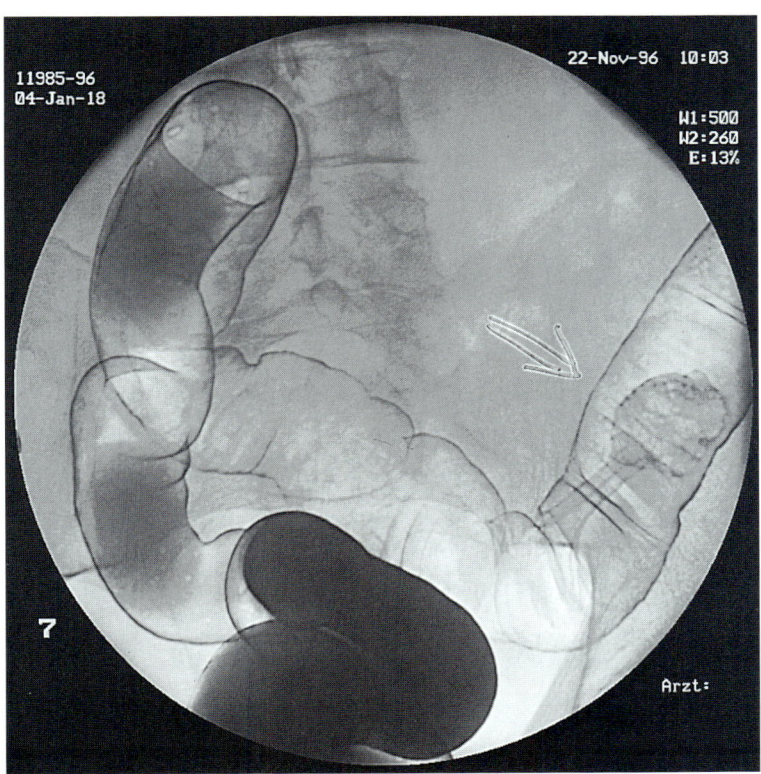

Abb. 11: Großer gestielter Polyp des Dickdarms (Erläuterung im Text)

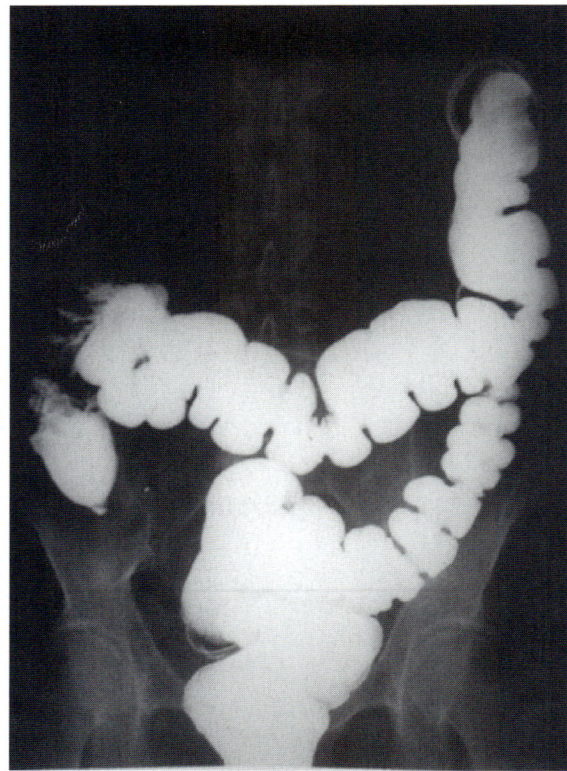

Abb. 12: Deutli-che Absenkung des Querdarms – die häufigste Störung der Darmlage (Erläuterung im Text)

den Druck in das kleine Becken entstehen Krampfadern (Varizen) Hämorrhoiden und Wasseransammlungen (Ödeme) in den Beinen. Meist herrschen Verdauungs- und Darmträgheit vor, Verstopfung ist die Norm.

Nur eine intensive Therapie (Colon-Hydro-Therapie mit Massage), dazu viel Rohkost, bringt als Darm-Bodybuilding den schlaffen Dickdarm wieder hoch. Dann klappt's wieder – und nicht nur mit der Verdauung.

So sieht ein gesunder Darm aus Abbildung 13 zeigt, wie der Dickdarm aussehen sollte: Seine Lage ist regelrecht, Größe und Funktion sind normal. Die Organe des Unterleibs – bei der Frau auch die Eierstöcke und

die Gebärmutter – können zusätzlich zur Blase ihre vor-
gegebene ideale Lage einnehmen, die Periode schmerzt
nicht. Die gesamte Körperhaltung ist gerade, ohne die von
Mayr beschriebene Entenhaltung (s. S. 93) oder einen »Bier-
bauch«.

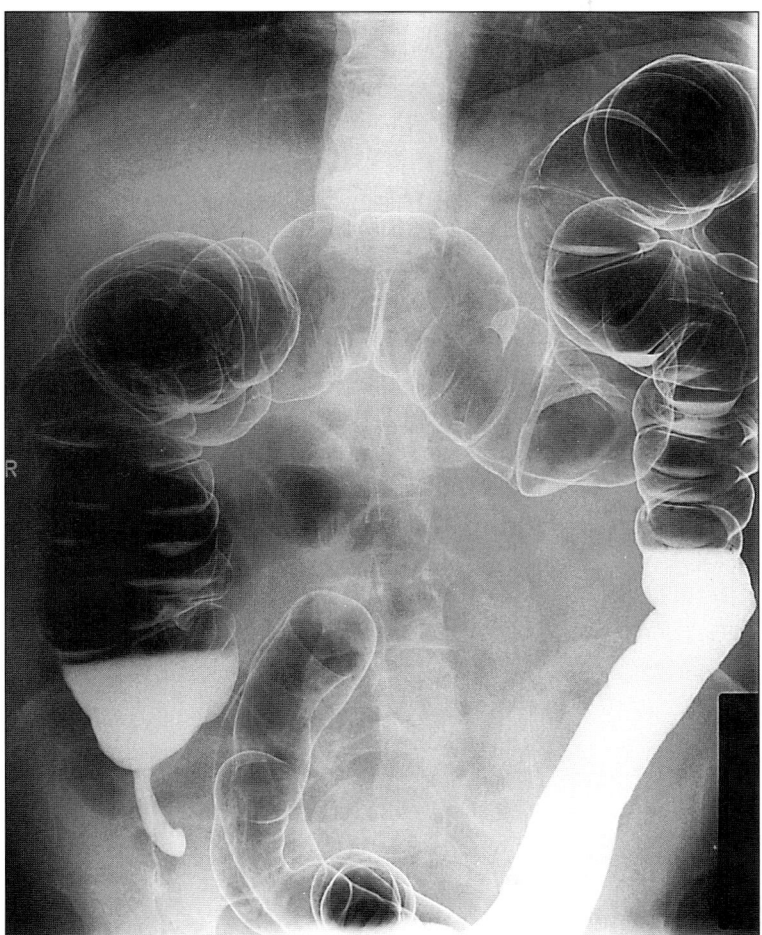

Abb. 13: Und so sollte er aussehen: Die Lage des Dickdarms ist regelrecht, seine Größe und Funktion sind normal.

Darmträgheit macht unansehnlich –
die Bauchformen nach Mayr

Der Arzt Franz Xaver Mayr (1875–1965) hat in seinen langjährigen Forschungen folgendes festgestellt: Wenn nicht tiefgreifende Krankheiten oder Veränderungen wie Geschwülste, Verletzungen oder eine Schwangerschaft vorliegen, wird eine abnorme Körperhaltung immer zum Schutz geschädigter Verdauungsorgane eingenommen. Schon in seiner Kindheit lernte Mayr auf dem Viehmarkt, wie äußere Formen auf den Gesundheitszustand der Tiere hinwiesen: Gebiß, Zunge, Schleimhäute, Fell und vor allem die Bäuche. So merkwürdig es für Sie klingen mag: Würde heute jeder Therapeut beim Menschen die diagnostischen Kriterien beachten, die beim Viehkauf wichtig sind und diese Fakten sogar noch in Bezug zueinander setzen, hätten wir weniger Apparate nötig, und es gäbe weniger Fehldiagnosen. Mayr hat, als untrügliche Zeichen von Krankheit und Gesundheit, sechs Typen fehlerhafter Haltung gekennzeichnet, die darüber hinaus in Teilen untereinander kombiniert werden können.

Die Statik der Wirbelsäule wird – entgegen orthopädischer Meinung – oft vom Darm bestimmt (Abb. 14). Die Gedärme erzwingen sich in der Bauchhöhle, in die sie eingebettet sind, den Platz, der ihrem veränderten Erkrankungszustand entspricht. Ist er z. B. stark geschwollen, schiebt sich der Darm nach vorn und zieht die Wirbelsäule mit. Jedem Orthopäden und Gynäkologen kann das Studium der Körperformen nach Mayr nur dringend empfohlen werden.

Ein kranker Darm trifft auch die Wirbelsäule

Bei richtiger Betrachtung des Darms erfährt der Behandelnde schon früh auch von leichten Störungen im Darm, lange bevor ein Röntgenbild oder eine akute Schmerzreaktion des Patienten den Nachweis bringt. Dies betrifft vor allem entzündliche Reaktionen des Dünn- und Dickdarms.

Zu veränderten Spannungszuständen im Bauchraum

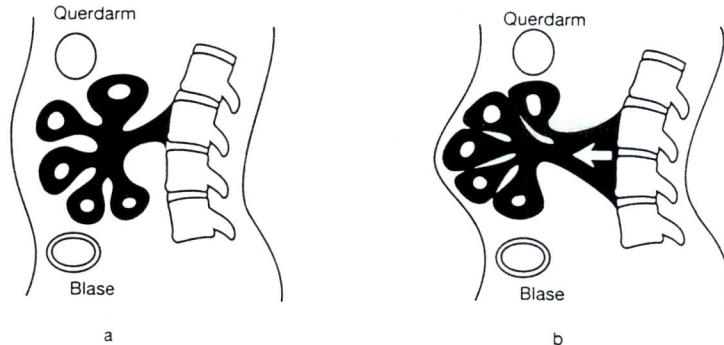

Abb. 14: Die Statik der Wirbelsäule wird oft vom Darm bestimmt.
a) Normale Position des Darms und Köperhaltung; b) Ein stark geschwollener Darm schiebt sich nach vorn und zieht die Wirbelsäule mit.

äußert sich Mayr wie folgt: Es sind vor allem die im kranken Verdauungsapparat entstehenden Gifte, die den Tonus (die Spannung) verändern, die Gesundheit untergraben und den Menschen krank, vorzeitig alt und häßlich machen.

Als Folge der veränderten Ernährungsgewohnheiten (»Eat and go – go and eat«, Fast food, 5-Minuten-Suppen und extrem viel weiche Kost) sehen wir kaum noch normal im Bauchraum verteilt liegende Därme. Fast ist die Normalhaltung nach Mayr zur Seltenheit geworden. Tritt innerhalb unseres Bauchraums und damit des Brustkorbs eine Gleichgewichtsverlagerung ein, ändert sich gezwungenermaßen auch unsere gesamte Körperhaltung, und zwar von Kopf bis Fuß.

Die Normalhaltung (Abb. 15)

Zur Selbstdiagnose sollten Sie sich unbekleidet seitlich vor einen großen Spiegel stellen und eine entspannte Haltung einnehmen. Atmen Sie einmal tief ein, lassen dann langsam die Luft wieder aus den Lungenflügeln und enspannen dabei die Bauchmuskulatur. Nicht einziehen, sondern rauslassen, denn dadurch lernt man sich selbst und seine Figur sehen.

Haltung mit Seltenheitswert

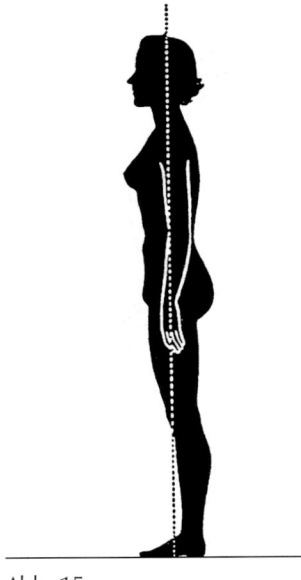

Auch bei Ihren Mitmenschen können Sie abnorme Bauchformen erkennen. Bei Spaziergängen an der holländischen Nordseeküste z. B. entdeckte einer der Autoren während eines ganzen Tages lediglich zwei gesunde, flache Bäuche! Ist das bei Hunderten von Badegästen nicht erschreckend?

Erkennen Sie sich selbst in den folgenden Beschreibungen, und lesen Sie, welche Symptome eigentlich vom Darm herrühren. Finden Sie auch Ihren Partner bzw. Ihre Partnerin, Ihre Eltern und Freunde wieder?

Abb. 15:
Die Normalhaltung nach Mayr

Die Anlaufhaltung (Abb. 16)

Der ganze Mensch ist in seiner Achse nach vorn gebeugt, als wolle er Anlauf nehmen. Seine Gedärme sind erschlafft und drücken mit ihrem Gewicht nach unten. Der Körper krümmt sich zusammen wie bei Bauchschmerzen, der Oberkörper ist nach vorn geneigt. Dieser Zustand zieht eine Streckung der normalen Krümmung der Lendenwirbelsäule bei gleichzeitiger Streckung der Halswirbelsäule nach sich. Der Rücken erscheint gerade wie ein Besenstiel. Oft finden wir einen Nabelbruch.

Der Dünndarm ist oft erweitert und nach oben unter das Zwerchfell gepreßt, es kommt zu Magenbeschwerden wie Sodbrennen und Übersäuerung. Abgefallen in den Unterbauch ist der Dickdarm, es finden sich oft Unterleibsbeschwerden und Krampfadern. Weitere Symptome sind z. B. Nackensteife, Bandscheibenschäden an der Hals- und Lendenwirbelsäule, Kniegelenks- und Hüftschmerzen, Meniskus- schäden, ein Tennisarm, aber auch Zellulitis, vermehrtes Was- serlassen und Herzdruck bis zu Angina-pectoris-Anfällen.

Durch gezielte Kolonmassage während der Dickdarmspülthera- pie kräftigt sich der schwache Darmmuskel. Nach etwa fünf Spülungen bemerkt der Patient mit Anlaufhaltung einen leichten Muskelkater: Der Dickdarm rich- tet sich auf! Durch begleitende Kalt-Warm-Wechselbäder streckt sich der Darm, die Muskulatur wird stärker. Sauerstoff oder Ozon-Sauerstoff-Gemische sor-

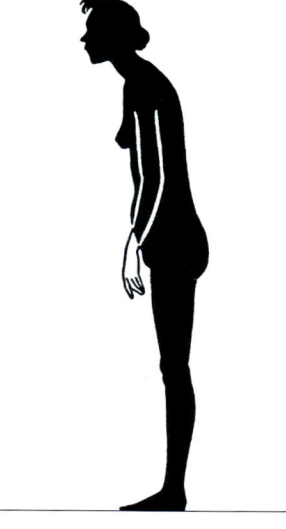

Abb. 16:
Die Anlaufhaltung nach Mayr

Nebenbei Wechsel- bäder und Ozon

gen zusätzlich für eine bessere Durchblutung.

Während der Therapiepausen ist es wichtig, viel grobes Gemüse, Rohkost, Körner, rohes Sauerkraut vor dem Frühstück (3–5 Eßlöffel) und vor dem Schlafengehen (1–3 Eßlöffel) gut gekaut zu sich zu nehmen. Die Körperhaltung verändert sich: Nach dem Darm richtet sich auch der Oberkörper wieder auf.

Die Habachthaltung (Abb. 17)

Unter der Habachthaltung versteht man eine überstreckte, forciert stramme Haltung (Brust raus, Bauch rein) mit deutli- cher Hohlkreuzbildung. Der durch chronischen Verdauungs- schaden stärker gefüllte Magen-Darm-Trakt braucht mehr Platz als vorgesehen. Aus diesem Grund ist bei muskelkräfti- gen Menschen die Brustkorbwölbung verstärkt, das Zwerch- fell hochgestellt, der Unterleib rückwärts geneigt, und der Beckenboden steht tief. Zwischen Brustkorb und Magenzone des Oberbauches wölbt sich der hochstehende Magen deutlich vor.

Das wußten besonders Frauen mit dieser Körperhaltung gut zu verstecken, sie trugen einen nach unten verlängerten Büstenhalter, um den hochstehenden Magen zu halten. Patienten mit Habachthaltung haben meist eine Vielzahl von Mitteln gegen Magensäure, Blähbauch und Blähungen geschluckt, oft aber mit nur kurzfristigem Erfolg. Nicht selten liegt der Dickdarm insgesamt, muskelschwach zusammengefaltet, im Unterbauch.

Verhängnisvoll: Büstenhalter anstatt Darmsanierung

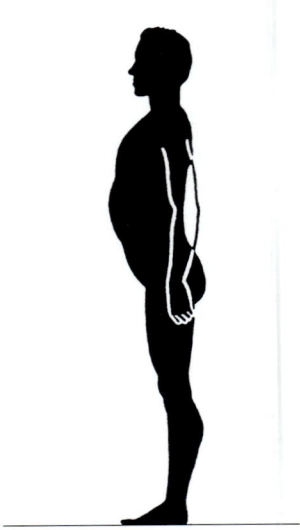

Abb. 17:
Die Habachthaltung nach Mayr

Als typische Symptome finden wir:
- Nacken- und Kreuzschmerzen,
- Angina pectoris (der Patient kann nach dem Essen nicht auf der linken Seite liegen),
- Bluthochdruck,
- Luftnot, Asthma und Kurzatmigkeit,
- oft einen Druck »unter dem Herzen«.

Das vermehrte Auftreten von Magengeschwüren ist kennzeichnend, ebenso die immer wiederkehrenden Schulter-Arm-Schmerzen oder Knie-Kreuzband-Beschwerden. Auch Leistenbrüche finden sich bei der Habachthaltung oft.

Bei langjähriger Habachthaltung und einem ausgeprägten Roemheld-Syndrom (Druck- und Engegefühl in der Herzgegend, Herzangst und Herzjagen, vor allem nach den Mahlzeiten) sind meist 15 Darmspülungen einer Colon-Hydro-Therapie notwendig. Der hochgepreßte Oberbauch lockert sich,

Bauchumfang und Übergewicht verringern sich meßbar. Die verkrampfte Haltung wird weicher, Blähungen entweichen. Während der Behandlung sollte möglichst wenig gegessen werden, eventuell kann ein Saftfasten oder die auf der S. 192 beschriebene Joghurt-Quark-Diät durchgeführt werden. Vor allem Blähendes, z. B. Kohlsorten, und Süßes sollten vermieden werden.

Die Entenhaltung (Abb. 18)

Die Entenhaltung wird besonders bei Frauen beobachtet. Der Po steht ab wie ein Entenschwanz, der Gang ist entsprechend watschelnd. Der Oberkörper wird in den Hüften nach vorn geneigt und weiter oben wieder zurückgebogen. Erschlaffte Darmschlingen belasten die weiblichen Unterleibsorgane und deren Blutgefäße, so daß der Körper durch die beschriebene Haltung die Organe schützt. Der Rücken ist durch ein extremes Hohlkreuz gekennzeichnet, die armen Bandscheiben müssen Maximalarbeit leisten und verschleißen schneller.

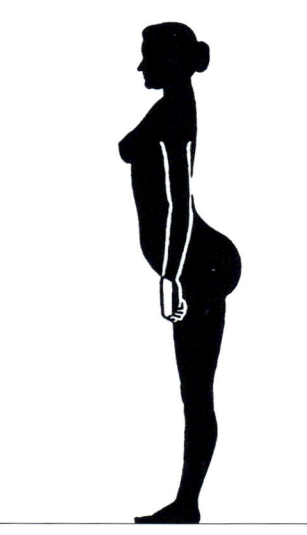

Vor allem Frauen leiden darunter

Diese Haltung füllt dem Frauenarzt die Wartezimmer. Regelschmerzen, Ablehnung des Geschlechtsverkehrs aufgrund von Schmerzen und Krämpfen, Entzündungen und Krämpfe der Unterleibsorgane, Scheidenausfluß, Blasensenkung und Harninkontinenz, häufige Blaseninfekte und Menstruationsstörungen sind typische Beschwerden. Und nur die Haltung ist schuld!

Ebenso häufig finden sich aber auch ständige Kreuzschmerzen,

Abb. 18:
Die Entenhaltung nach Mayr

93

Bandscheibenschäden sowie durch die ausgleichende Haltung bedingte Hals- und Schulter-Nacken-Beschwerden sowie eine Knie- und Hüftgelenksarthrose. Als typische internistische Erkrankungen herrschen Verstopfung, ein übersäuerter Magen, Hämorrhoiden und Krampfadern vor.

Auch die »Ente« kann sich durch die Colon-Hydro-Therapie wieder strecken, sogar ihr Gang wird anders! Das gleichzeitige übertriebene Herausstrecken von Bauch und Gesäß wird beendet. Gynäkologische Beschwerden, Rücken- und Blasenleiden lassen nach.

Hierzu werden Behandlungszyklen über vier Monate gewählt, dann erfolgt im halbjährlichen Rhythmus das »Bodybuilding« für den Darm. So wird der Darmmuskel derart gestärkt, daß ein weiteres Absinken in den Unterleib unterbleibt. Per Röntgenbild kann dieser Prozeß kontrolliert werden.

Unterstützend muß hier auf grobe Kost geachtet werden, viele Körner (gut gekaut!), Gemüse, Obst und Ballaststoffe. Gemüse sollte – mit einigen Ausnahmen wie z. B. Bohnen – immer mit 30 Prozent Rohkost versetzt sein. Diese mechanische Ernährungshilfe ist zwingend notwendig, um dem Darmmuskel inneres Muskeltraining zu geben. Fast food, Designer food, Suppen und Breie sorgen nur für ein erneutes Erschlaffen des Dickdarms mit all seinen fatalen orthopädischen und gynäkologischen Folgen.

Die lässige Haltung (Abb. 19)

Wir sehen eine zusammengesackte, kraftlose Haltung mit vorgestrecktem Bauch. Eine vermehrte Darmfüllung bei schlaffer Bauchdecke führt zu dieser Zwangshaltung in seitlicher S-Form. Die untere Lendenwirbelsäule ist stark eingeknickt, im Brustwirbelsäulenbereich bildet sich ein deutlicher, fast buckelartiger Rundrücken. Es ist eine deutliche Aufblähung des unteren Bauchraums erkennbar, der Brustraum fällt ein (Hohl- oder Trichterbrust).

Diese Patienten klagen häufig über niedrigen Blutdruck – verständlich, denn das Blut »parkt« im Bauch. Morgens haben sie Anlaufprobleme; in Ehe und Familie sowie im Beruf müssen sie viele Dinge vom Kopf her bewältigen. Der schlaffe Körper kann nur vom Verstand angetrieben werden, das kostet viel Substanz. Manche gefallen sich sogar in ihrem Beschwerdebild und kommen mit einigen Badekuren gut durchs Leben.

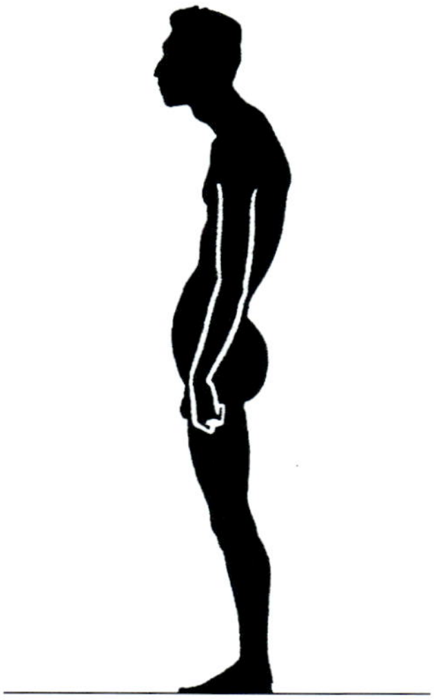

Das Blut »parkt« im Bauch

Der Dickdarm liegt bei diesen Patienten tief im Becken, ist in Teilen oft erheblich erweitert und muskelschwach. In solch einen

Abb. 19:
Die lässige Haltung nach Mayr

Dickdarm passen enorm große Stuhlmengen. Bei alten Patienten kann es passieren, daß der ausgetrocknete Kot mit der Hand ausgeräumt werden muß. Der Magen ist oft seltsam lang und als »Angelmagen« oder »Kaskadenmagen« abgesackt und durchhängend.

In der Praxis finden wir dann Patienten mit chronischer Verstopfung, Hämorrhoiden, Hauterkrankungen und Selbstvergiftung über den Darm (Autointoxikation). Die Folgen sind Migräne, allergische Reaktionen, Hautpilze, Herzrhythmusstörungen, rheumatische Erkankungen oder ein ständig empfindlicher Magen.

Die Colon-Hydro-Therapie bringt natürlich auch hier den schlaffen, spannungsarmen Darm nach oben. Es gehört aber seitens des Patienten und des Therapeuten viel Geduld zu der langwierigen Therapie. Wichtig ist, gleichzeitig eine Saftfastenkur nach Buchinger oder eine Mayr-Kur durchzuführen. Die Ernährung sollte kräftigend, energiefördernd und durchblutungsanregend sein. Nicht zu vergessen ist körperliches Training, um die Muskulatur auch äußerlich zu stärken: Wirbelsäulengymnastik, Krafttraining, Schwimmen und Turnen sind die optimalen Sportarten.

Die Sämannshaltung (Abb. 20)

Darmerschlaffung und große Kotmengen führen zu einem sackartig erweiterten Kotbauch. Der Betroffene wirkt wie ein Sämann, der das Saattuch vor dem Leib trägt. Der Oberkörper wird stark nach hinten gebogen, um ein Gegengewicht zur Last des Bauches zu bilden. Sack- oder schürzenförmig hängt das Dünndarmpaket in Richtung Genitalien, oft finden sich Pilzinfektionen!

Im Röntgenbild sehen wir stellenweise einen deutlich erweiterten, manchmal spastischen Dickdarm, der komplett ins Becken abgesunken und verlängert ist und nur eine geringe Fältelung zeigt.

Typische Beschwerden bestehen in unzureichendem Stuhlgang. Selbst nach dem Toilettengang hat der Betroffene das Gefühl, es wäre noch eine ganze Menge Kot im Bauch. Potenzstörungen, Harninkontinenz, Unterleibsbeschwerden oder Bandscheibenschäden sind weitere Beschwerden.

Mittels der Colon-Hydro-Therapie kann die gesamte Körperhaltung verändert werden. Erstes Ziel sollte die Entfernung der Kotreste sein, direkt gefolgt von muskelanregender Aufbautherapie. Nach der vierten bis sech-

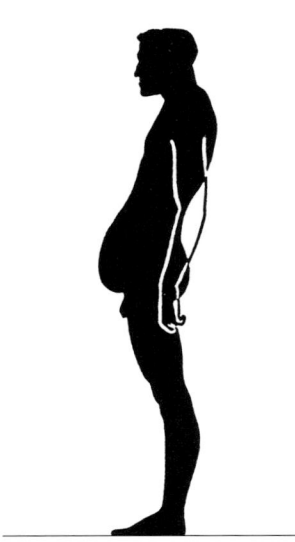

Abb. 20:
Die Sämannshaltung nach Mayr

sten Behandlung verspürt der Patient, für ihn völlig ungewohnt, die natürliche Peitschenbewegung des Darms wieder.

Unterstützend wirkt auch hier energie- und muskelfördernde Kost: grobes Gemüse, Rohkost, vor allem aber Verzicht auf weißes Brot, Süßigkeiten, Suppen, Hamburger etc. Dies ist unbedingt notwendig.

Die Großtrommelträgerhaltung (Abb. 21)

Im rheinischen Köln sieht man sie jedes Jahr zu Karneval wieder: Männer mit der »Trumm« (Trommel), zu lustigen Gesängen rhythmisch darauf einschlagend. Und man sieht sie auch in den Kneipen, in Köln, in Bayern und am Urlaubsstrand, die wohl bekannteste Mayr-Form, oft entschuldigt mit den Worten: »Der (Bauch) hat mich viel Geld gekostet!«

Unmäßige Vermehrung des Darminhaltes – der äußere Fettanteil ist gar nicht so gewaltig –, vereint mit starker Gasbildung, führt zu dieser unästhetischen Auftreibung des Leibes. Der Brustkorb wird hochgedrückt und sitzt wie eine Glocke auf dem nach oben gepreßten Zwerchfell. Der Hals wirkt verkürzt und steckt quasi zwischen den Schultern, die Arme hängen meist hinter dem Körper. Das Kreuz ist stark eingeknickt.

Bauchdecken- und Nabelbrüche sind an der Tagesordnung. Stinkende Gase, entzündlich veränderte Darmwände und

Wer anderen die Butter vom Brot nimmt, tut etwas für deren Gesundheit

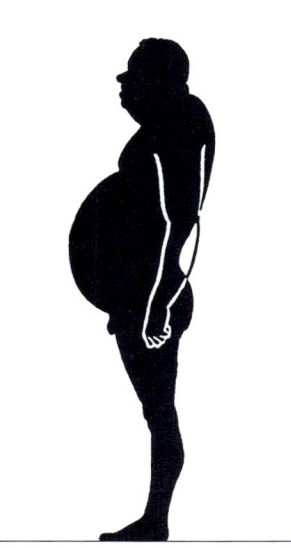

Abb. 21:
Die Großtrommelträgerhaltung nach Mayr

ein massiv erweiterter Darm pressen den Bauch nach vorn, bis die Bauchdecke reißt.

Bei diesen Patienten finden wir fast regelmäßig einen Bluthochdruck, der nur schwer therapeutisch eingestellt werden kann, Herzinfarkt und Schlaganfall, Luftnot, übermäßiges Schwitzen und Wirbelsäulenschmerzen in unterschiedlichen Regionen. Allein durch das Übergewicht werden alle tragenden Gelenke überstrapaziert. Gleichzeitig wird die Leber gestaut, durch die Genußsucht kommt es zur Fettleber. Blähungen sind an der Tagesordnung, Durchfall und Verstopfung wechseln sich ab. Die Lust auf Bewegung (und Sex) läßt nach, und damit sinkt die Fließgeschwindigkeit des Blutes in den Gefäßen. Fußpilz und Infektionen der Bauch- und Brustfalten sind lästige äußerliche Begleiterscheinungen.

Auch der Sex läßt nach

Diese Genießer, die so gern ihren Bauch gepflegt haben, sind oft die dankbarsten Patienten. Befreit man sie einmal durch mehrere Darmspülungen von dem Druck, der sie jahrelang geplagt hat, geraten sie ins Schwärmen. Dabei ist es zu Anfang so schwergefallen, eine Woche die Joghurt-Quark-Diät (s. S. 192) durchzuhalten. Wir Behandelnde müssen in der ersten Woche mindestens dreimal die Frage beantworten, ob nicht doch ein kleines Schweinelendchen, ein saftiges T-Bone-Steak oder wenigstens einmal eine leckere Sahnesauce erlaubt sei.

Doch kaum sind die ersten größeren Schlacken aus den Gedärmen herausgespült, beginnt der Blutdruck zu sinken, die Lunge faßt wieder Luft, und die quälenden Blähungen lassen auch deutlich nach. Nicht das Gefühl, einmal wieder richtig durchzuatmen, sondern viel »kleinere« Dinge gewinnen an Bedeutung. Folgenden bemerkenswerten Satz hörten wir von einem Hobbygolfer: »Es ist unglaublich, ich kann den Ball wieder aufheben.« Was muß der arme Kerl für Geld ausgegeben haben, weil er alle Bälle liegenließ, die nicht mehr spielbar waren!

Sein Gewicht gleich halten heißt im Gleichgewicht bleiben

Wichtig sind bei dieser Form der Mayr-Haltungen Wiederholungen der Colon-Hydro-Therapie nach spätestens einem halben Jahr, da sich der Darm nur langsam von den Strapazen eines langen Luxuslebens erholt.

Anleitung zur Selbstdiagnose des Stuhls

Wenn etwas nicht stimmt

Bei dieser Überschrift geht wahrscheinlich auch Ihnen durch den Kopf: Igittigitt!! Schon unsere Eltern haben uns so erzogen, daß »Aa pfui« ist, wir darin mit den Fingern nicht herumstochern durften und daß man stank, wenn die Windel wieder einmal voll war. Auch heute bedeutet es für die meisten von uns noch eine große Überwindung, für eine Pilzuntersuchung »25mal im Kot zu stochern, um eine gleichmäßige Verteilung zu erreichen«. Dabei hätte uns das als neugieriges, unbelastetes Kind viel Freude bereitet. *Trau, schau wem!*

Fast Normalität sind Toiletten, in denen der Stuhl sofort im Wasser und damit aus Auge und Nase verschwindet. Uns wird der ureigene Instinkt verwehrt, einen letzten Blick auf die Exkremente zu werfen. Oft findet man diese Angewohnheit bei unseren geliebten Haustieren: Jede nicht überzüchtete Katze und jeder Hund dreht sich noch einmal um, schnuppert und verscharrt es eventuell anschließend. Zugegeben, Hunde in der Großstadt haben für letzteres auch keinen Sinn mehr.

> **Ein Tip für den Gang zur Toilette:** Kauern Sie sich hin; entweder den Oberkörper nach vorn lehnen oder eine Fußbank unter die Füße stellen.

Dabei läßt sich aus dem Stuhl einiges ablesen: Im Optimalzustand ist er fest, wie eine lange Wurst, und leicht glänzend. Seine Farbe variiert je nach Ernährung zwischen Dunkelbraun und Gelbbraun. Der Geruch ist natürlich unangenehm (für einen selbst am wenigsten), es handelt sich schließlich um ein Gemisch aus etwa 70 Prozent Abfall und 30 Prozent Bakterien. Der Gesunde braucht nicht zu pressen, das erledigen die autonomen Nerven, und nachher hat er das Gefühl, richtig gut entleert zu sein. Es wird kaum Toilettenpapier benutzt, auch die Klobürste kann sauber stehenbleiben.

Sie verschenken wertvolle Informationen!

Die Ernährung hat natürlich Einfluß auf Verdauung und Stuhl. Knoblauch und Zwiebeln machen ihn lockerer, weil mehr Gase ausgeschieden werden, Fisch verliert auch in der Toilette nicht seinen eigenen Geruch, rote Beete färbt ihn dunkelrot, Tomaten leicht hellrot. Körner und Ballaststoffe durchsetzen ihn.

Jede Abweichung von dieser Norm ist also eine Abweichung vom Originalzustand. Kein Wunder, daß wahrscheinlich die wenigsten von uns regelmäßig den oben beschriebenen »Superstuhl« produzieren. Vor allem Ernährung, Trinkmenge, Bewegung und die diversen Darminfektionen verändern die Stuhlbeschaffenheit.

Ein gesunder Mechanismus wird überzogen

Zwei Extreme wird jeder von uns, hoffentlich immer nur für kurze Zeit, kennen: Da ist zum einen die Verstopfung (Obstipation). Durch Verkrampfung der Eingeweide, Muskelträgheit, Ekel oder Ernährungsumstellung verweilt der Verdauungsbrei zu lange im Dickdarm. Er staut sich in der Ampulle des Rektums und im s-förmigen Darm (Sigmoid), manchmal tagelang. Nun hat unser Schöpfer aber genau an diese Stelle des Darms die intelligente Wasserrückgewinnung gelegt: Der fast bis zum Ende des Dickdarms sehr weiche Stuhl wird im Sigmoid von Wasser und Mineralien »befreit«, die der Körper an anderer Stelle wieder benötigt. Dieses System spart ungeheure Mengen an sonst benötigter Trinkflüssigkeit ein.

Je länger der Stuhl jedoch bei Verstopfung an diesem Ort verbleibt, desto mehr Wasser wird ihm entzogen. Dann wird, oft nur unter starkem Pressen, sehr harter, knötchenförmiger Stuhl produziert. Die kleine Form nennen wir »Hasenköttel«, die etwas größere »Schafsköttel«. Beide sind weder normal noch zufriedenstellend! Und trotzdem ist dies ein heute leider häufiger Befund.

Das andere Extrem ist ebenso belastend. Meist ausgelöst durch Infektionen, saust der Verdauungsbrei durch Magen und Darm, um am Ende wäßrig und stinkend den Körper wieder zu verlassen – übrigens ein Wunschtraum chronisch Verstopfter! Die Betroffenen sind nicht nur genervt, sondern auch schnell schwach auf den Beinen. Dies ist verständlich, da dem Körper eine große Menge Wasser und Mineralien entzogen wird. Daher ist ein akuter, schwerer Durchfall (Diarrhö) ein Krankheitsbild, das in baldige ärztliche Behandlung gehört.

So ist erklärlich, daß immer wiederkehrender Durchfall dem Körper Nährstoffe entzieht und damit einen Gewichtsverlust hervorruft. Das heißt aber auch, daß chronische Verstopfung dem Körper Nährstoffe gibt und eine Gewichtszunahme fördert. Durch langes Verweilen des Nahrungsbreis im Dickdarm ist auch die Passagezeit im Dünndarm und damit der Kontakt der Nährstoffe mit der aufnehmenden Darmwand verlängert. Also nimmt der Körper mehr auf, als er benötigt, und legt diesen Überschuß an geeigneter oder äußerlich sichtbar ungeeigneter Stelle ab. Es könnten ja auch schlechtere Zeiten kommen.

Verstopfung kann dick machen

Und was ist normal?

Nun sollten wir erklären, was normal ist: Einmal am Tag, normalerweise morgens, sollten Sie Verdauung haben. Danach dürfen Sie keinen »Restdrang« mehr verspüren, da der Enddarm sich vollständig entleert haben sollte. Arbeitet Ihr Verdauungsapparat optimal, setzt abends gegen 18 Uhr nochmals Stuhldrang ein, dem Sie ruhig nachgeben sollten. Mit ein wenig Gewöhnung an diese neue Zeit auf dem stillen Örtchen wird Ihnen auch dieser Gang zur Normalität.

Freiheit für den Darm heißt Freiheit für die Seele

Aber auch wenn Sie nicht mehr als dreimal am Tag oder spätestens alle zwei Tage Verdauung haben, kann dies noch völlig normal sein, vorausgesetzt, es entwickeln sich aus diesem leicht abweichenden Stuhlgangverhalten keine Beschwerden.

Psychische Einflüsse auf die Darmfunktion

Vorbemerkung

Die neurale Steuerung der Magen-Darm-Funktionen verläuft autonom, das heißt willentlich nicht beeinflußbar. Dies weiß jeder, der vor Prüfungen dem Drang zur Toilette kaum standhalten konnte oder im Urlaub aus scheinbar unerfindlichen Gründen nichts oder nur unter großer Anstrengung etwas zustande brachte.

Die gesamte Darmtätigkeit ist gewissen Rhythmen unterworfen, die, unbeobachtet und unbeeinflußt von unserer »inneren Zentrale«, automatisch ablaufen. Der Darm hat sein eigenes Nervenzentrum und enthält die größte Ansammlung von Nervenzellen außerhalb des Gehirns. Beeinflußt durch den Darm, kann es während einer Therapie über den Magen-Darm-Trakt zu Problemverschiebungen in den psychischen Bereich oder umgekehrt kommen. Diese vermeintlich neuen Beschwerden sind aus Abbildung 22 ersichtlich, die die Wechselwirkungen zwischen organischen Darmerkrankungen und der Psyche zeigt.

Der Darm hat sein eigenes Nervensystem

Bei diesen Wechselwirkungen muß der Patient eventuell erkennen, daß sich durch eine Besserung seiner Beschwerden auch die Zuwendung ändert, die er durch seine Umgebung erfährt. Die Aufmerksamkeit der Angehörigen wendet sich plötzlich anderen Dingen als seiner Krankheit zu. Gewisse Rücksichtnahmen wegen der Erkrankung fallen plötzlich weg. Manchmal kann der Patient deshalb die plötzliche Besserung der Beschwerden nicht annehmen, und es bilden sich neue, oder es kommt zu Rückfällen. Über diese Veränderungen muß der Therapeut mit dem Patienten sprechen.

Besserung bedeutet Verlust an Zuwendung

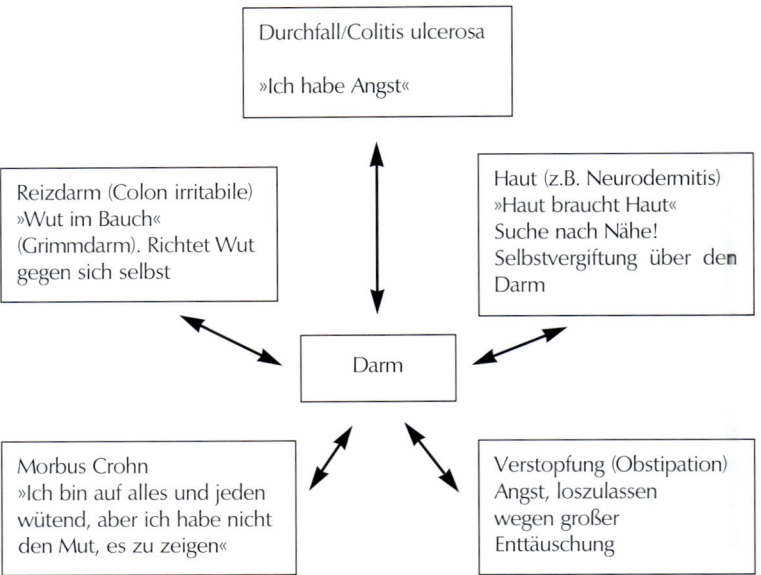

Abb. 22: Wechselwirkungen zwischen organischen Darmerkrankungen und Psyche

Blähungen

Blähsucht und Flatulenz (gesteigerter Abgang von Winden) gehören zu den häufigsten Beschwerden überhaupt. Nahezu jeder zweite Bundesbürger klagt darüber. Vielen Menschen ist gar nicht bewußt, daß Gase im Magen-Darm-Trakt etwas völlig Normales sind. Zwischen einem halben und eineinviertel Liter Gas geben auch Gesunde täglich ab. Die Passagezeit ist sehr kurz: Eine Luftblase wandert in 30 Minuten vom Magen bis zum Enddarm. Erst wenn die Betroffenen die Gase nicht abgeben können oder zuviel produzieren, kommt es zu Beschwerden. Diese Gase entstehen durch Luftschlucken und die Aufnahme kohlensäurehaltiger Getränke. Durch den eigenen Stoffwechsel entstehen ebenfalls große Mengen an Gasen, deren Volumen durch bakterielle Abbau-

50 % der Bundesbürger leiden unter Blähsucht

prozesse, Gärung und Fäulnis noch erheblich zunehmen kann.

Im Darm entstehen unter anderem Methan, Ammoniak und Kohlendioxyd, die dem Betroffenen große Schmerzen und Probleme bereiten können. Wenn er sie nicht abläßt, drohen sie ihn schier zu zerreißen; wenn er sie gewähren läßt, macht er sich in seiner Umgebung unbeliebt. Dann »stinkt« er anderen und oft auch sich selbst. Im Mittelalter dagegen war das Ablassen von Luft ein Zeichen von Wohlbefinden – Martin Luther: »Warum rülpset und furzet ihr nicht, hat es euch nicht geschmecket?« – und ist es im Orient bis heute noch.

Die Qualität der Gase kann, abhängig von unserer Verdauungsleistung, sehr unterschiedlich sein. Da viele von uns immer noch nicht begriffen haben, daß die Verdauung im Mund mit dem Kauen und Einspeicheln beginnt, gelangen *Noch ein-* manche Speisen, wie zum Beispiel Vollkornmüsli, mecha- *mal: Ver-* nisch unverändert und deshalb von Verdauungsenzymen un- *dauung* behelligt bis in den Dickdarm, um hier Gärungs- (Kohlenhy- *beginnt im* drate) oder Fäulnisprozessen (Eiweiß) ausgesetzt zu sein. Die *Mund* Gärung von Kohlenhydraten vollzieht sich recht spektakulär unter geräuschvollem Abgang der Gase, während sich Eiweißfäulnis durch schleichend entweichende, übelriechende Flatulenz Geltung verschafft.

Tiefenpsychologisch können Blähungen als Aggressionshemmung gedeutet werden. Die therapeutische Konsequenz wäre, aggressiver zu kauen, mehr zu »stänkern«, alles herauszulassen und nicht ungekaut und unverdaut herunterzuschlucken.

Durchfall

Durchfall, dieses dramatische Ereignis, kann »von ganz oben«, in großen Mengen und direkt in schweren Fällen vom Dünndarm ausgehen oder, in leichteren Fällen, seinen Ur-

sprung im Dickdarm haben. Einige leiden nur ganz selten an-
fallartig darunter, für andere ist die Situation bereits chronisch geworden. Gleich ob akut oder chronisch, wenn's einen erwischt hat, wünscht man sich nichts sehnlicher als ein
stilles Örtchen. In dieser Situation verliert man selbst über
den letzten Teil des Darms, den Schließmuskel, noch die
Kontrolle und muß zwangsläufig »loslassen«. Man fällt zurück
in die frühe Kindheit und wird zum »kleinen Scheißer«, der
nicht erst die Hosen runterlassen muß, um ehrlich und offen
zu sein, weil er eine Windel anhat.

*Durchfall –
eine Form
von Offen-
heit*

Für den Erwachsenen hat dieses Verhalten entscheidende
Nachteile. Das vermeintlich Aufgenommene wird nicht verdaut und damit auch nicht integriert. Wichtige Vitalstoffe
und Mineralien (Elektrolyte) gehen verloren. Das Krankheitszeichen »Durchfall« zwingt uns, »die Hosen runterzulassen«
und ehrlich zu sein. Wir müssen wirklich erleben, unter welchem Druck wir stehen, um endlich loslassen zu können.
Die Konsequenz ist klar: Wir müssen ab- und loslassen von
überhöhten Ansprüchen, Bewährungs- und Mutproben. Im
Volksmund heißt es, man »scheißt drauf«, wenn einem etwas
völlig egal ist oder man zumindest den Eindruck erwecken
will, als wenn es so wäre. Wer »Schiß« oder »die Hosen voll
hat«, hat Angst. Durchfall verursacht den Verlust lebenswichtiger Substanzen, ist aber gleichzeitig eine innere Reinigung,
die schädliche Stoffe und Gifte schnellstens wieder aus dem
Körper herausbefördert.

Darmreinigungsverfahren haben also nicht nur einen körperlich reinigenden, sondern auch einen seelisch läuternden
Effekt. Auch die Colon-Hydro-Therapie ist demnach eine
Entschlackung von Körper und Geist. Die Patienten nutzen
ausgiebig die Möglichkeit, 45 Minuten lang Ballast abzuwer-
fen, und verlassen die Praxis seelisch und körperlich erleichtert. Sie haben in entspannter Atmosphäre losgelassen.

*45 Minuten
Ballast
abwerfen*

Verstopfung

Durch seine Verstopfung dokumentiert der Betroffene, daß er alles, was er hat, behalten will und Änderungen in seinem Umfeld starr seinen Widerstand entgegensetzt. Er hängt an alten, längst überlebten Strukturen und Vorstellungen und ist unfähig loszulassen. Neben Sparsamkeit bis zum Geiz finden sich weitere zwanghafte seelische Strukturen. Menschen mit Verstopfung neigen dazu, nicht nur dem Kot, sondern auch ihrem Leben das Wasser und den Lebenssaft zu entziehen. Sie lassen dem Stuhl durch stockenden Transport und Wasserentzug eine Art Trockenkonservierung angedeihen. Ihr Leben ist von engen, konservativen Grenzen geprägt.

Stuhlgang stellt eine Form des Gebens dar, und schon das Kleinkind ist stolz auf seine eigenen Produkte. Es wird von der Mutter gelobt, die ganz unruhig ist, wenn es mal nicht geklappt hat. Von ähnlichem Stolz sind die Patienten nach der Colon-Hydro-Therapie erfüllt, wenn es eine »erfolgreiche Sitzung« war, in der sie seelischen und körperlichen Ballast haben zurücklassen können. *Schätze des Unterbewußtseins*

Im Volksmund werden Zusammenhänge zwischen Geld und Kot gesehen, die den Geiz und die zwanghafte Einbehaltung der Verdauungsreste verständlich machen. So »scheißt der Teufel immer auf den dicksten Haufen«, und manche Leute »haben Geld wie Dreck«. In einem Märchen gibt es einen Esel, der »scheißt« Geld.

Der »Verstopfte« hütet ängstlich seine »Schätze« und versucht zu verhindern, daß sie ans Tageslicht kommen. Diese Schätze sind Inhalte seines Unterbewußtseins, die er unter keinen Umständen preisgeben möchte. Patienten, die abwechselnd unter Verstopfung und Durchfall leiden, müssen sich fragen, ob sie sich nicht gerade in einer Situation befinden, in der sie nicht wissen, was sie »machen« sollen. Verstopfte können auf dem Weg über ihre Erkrankung eine gewisse Macht ausüben, wie sie es als Kleinkind erfahren haben, andererseits haben sie Angst, sich zu verausgaben oder bei Anforderungen zu versagen.

Wer tiefer in diese Materie einsteigen möchte, dem sei das Buch »Verdauungsprobleme« von R. Dahlke und R. Hößl (Knaur Taschenbuch Verlag, München) empfohlen.

Das Immunsystem des Darms

Antibiotika oder Therapie mit lebenden Darmkeimen?

Noch bevor die Existenz von Mikroorganismen in Form von Bakterien, Viren oder Pilzen bekannt war, wurde die positive Wirkung mancher Lebensmittel auf den menschlichen Organismus erkannt. Schon der russische Biologe Ilja Metschnikow (1845–1916) hat darauf hingewiesen, daß der Mensch seit Urzeiten viele Nahrungsmittel aufgenommen hat, die einen Gärungsprozeß durchlaufen hatten, wie saure Milch, Kefir, Sauerkraut oder Salzgurken. Erst zum Ende des letzten Jahrhunderts wurde den Wissenschaftlern bewußt, daß ein Zusammenhang zwischen diesen positiven Wirkungen und den in diesen Speisen lebenden Bakterien bestand. Der französische Biologe Louis Pasteur (1822–1895) setzte 1885 erstmals bakterielle Substanzen zu therapeutischen Zwecken ein. Er entwickelte die Tollwutimpfung, die noch nach der Infektion angewandt werden konnte, und erfand die nach ihm benannte Pasteurisation, eine Methode zur Haltbarmachung von Milch. Auch der Bakteriologe Robert Koch (1843–1910) unternahm Versuche mit Substanzen aus Tuberkelbazillen. Ein Mitarbeiter Robert Kochs, Carl Spengler, entwickelte Bakterienantigene, die heute noch zur Steigerung der Immunabwehr über Einreibung in die Haut (perkutan) angewandt werden. Es wurden eine Reihe von Impfstoffen (Vakzine) und Impfstoffe aus körpereigenen Erregern oder Geweben (Autovakzine) hergestellt und bis zum Beginn der Antibiotika-Ära sehr erfolgreich eingesetzt.

Therapie mit lebenden Darmkeimen: durch Antibiotika verdrängt

Durch den Routineeinsatz hochwirksamer Antibiotika und

deren exzellente Wirkung auf eine große Anzahl verschiedener Bakterien wurde die Behandlung mit Bakterienstoffwechselprodukten und Impfstoffen fast völlig zurückgedrängt. Erst

in den letzten Jahren ist deutlich geworden, daß Antibiotika zwischen »guten« und »schlechten« Bakterien nicht unterscheiden können. Sie töten oder beseitigen ohne Unterschied jeden Mikroorganismus, der durch ihre Wirksubstanz in seinem Stoffwechsel beeinträchtigt wird. So werden vor allem auch Bakterien mit Schutzfunktion abgetötet, und damit wird krankmachenden Keimen der Weg gebahnt. Die bereits von Louis Pasteur angeregte sterile Aufzucht von Tieren zeigte, daß die Darmbakterienflora für das Leben höherer Organismen von entscheidender Bedeutung ist. Die völlig steril aufgezogenen Tiere wären in der freien Natur nicht lebensfähig. Die bakterientötende (bakterizide) Kraft der Seren, das heißt der aus dem Blut gewonnenen Abwehrstoffe, keimfrei aufgezogener Tiere ist am schwächsten, die artgerecht aufgezogener Tiere ist am höchsten.

Der Hygieniker Alfred Nissle (1874–1965), Erfinder des Präparates Mutaflor®, hatte bereits während des Ersten Weltkrieges beobachtet, daß manche Frontsoldaten von infektiösen Darmprozessen verschont blieben, andere dagegen schwer erkrankten. Er führte diese Widerstandsfähigkeit auf besonders starke Kolistämme (*Escherichia coli*) zurück, die sich offenbar im Dickdarm dieser Soldaten angesiedelt hatten. 1917 konnte Nissle aus dem Stuhl eines Pionieroffiziers, der im Balkanfeldzug in der damals stark verseuchten Dobrudscha im Gegensatz zu seinen Kameraden völlig darmgesund geblieben war, einen besonders hochwertigen Kolistamm isolieren. Diesen 1917 isolierten Stamm enthält Mutaflor® auch heute noch.

Im Jahre 1919 gründete Isaac Carasso in Spanien ein Unternehmen zur Produktion von Joghurt mit dem Ziel, Magen-Darm-Infektionen bei Kindern zu bekämpfen. Heute werden auf dem Markt verschiedene Produkte mit lebenden Bifidobakterien und Milchsäurebakterien angeboten. Die Therapie mit *Saccharomyces boulardii* – einem Hefepilz, der nicht mit Candida albicans verwechselt werden sollte – bei Durchfallerkrankungen, aber auch bei Akne und anderen Hauterkrankungen hat sich mittlerweile durchgesetzt und ist synthetischen Durchfallmitteln durchaus ebenbürtig.

Die Gesamtoberfläche des Darmsystems beträgt etwa 200–400 Quadratmeter und bietet damit von allen Organsystemen die größte Angriffsfläche für Mikroorganismen, Allergene und Schadstoffe aller Art. Laien mag es kaum verständlich erscheinen, daß der etwa sieben bis acht Meter lange Darm (Dünn- und Dickdarm zusammen) eine derartige Oberfläche hat. Denken Sie jedoch einfach an einen Vorhang, der zur Seite gezogen nur etwa 30 bis 50 Zentimeter ausmacht und doch ein fünf bis sechs Meter breites Fenster verdecken kann.

Ca. 400 m² Gesamtoberfläche im Darm

Entwicklungsgeschichtlich und von der Funktion her gehört der Magen-Darm-Trakt zur Außenhaut des Körpers.

Die Immunabwehr des Intestinaltraktes erfolgt hauptsächlich über:

- eine Bakterienbesiedelung der Haut und Schleimhaut (Säuerungsflora), Sekrete der Darmanhangsdrüsen, Transportmechanismus des Darms;
- die Zellschichten der Haut bzw. Schleimhaut als Abwehrfläche;
- eine durch Lymphknoten gebildete Abwehrzone und Abwehrzellen im Gewebe.

Normale und gestörte Besiedelung des Darms – Diagnostik und Behandlung

Normale Besiedelung

Die Bakterienbesiedelung der Darmschleimhaut (Mikroflora) erfaßt die gesamte Schleimhautoberfläche wie ein dünner Film. Die Anzahl der im Darm angesiedelten Mikroorganismen ist zehnmal größer als die Anzahl unserer eigenen Körperzellen, und die Stoffwechselkapazität dieser Mikroben ist größer als die der menschlichen Leber. Die im Magen-Darm-Trakt lebenden Keime bilden einen Schutzwall gegen krankmachende Erreger. Diese Schutzwallfunktion der normalen Darmflora beruht auf dem komplizierten Zusammenwirken sehr unterschiedlicher Mechanismen. Die normale Mikroflora verhindert die Ansiedelung krankmachender Fremdorganismen oder tötet sie ab und nimmt schädlichen Keimen die Nährstoffe, Vitamine und Wachstumsfaktoren. Das Zusammenwirken verschiedener normaler Keime im Darm dient der Erhaltung eines gesunden Gleichgewichts der Bakterienflora untereinander.

10mal mehr Mikroorganismen im Darm als Zellen im Körper

Gestörte Besiedelung (Dysbiose)

Die normale Darmflora kleidet die Darmwand aus und sitzt auch in der Schleimschicht. Wenn dieses System aus dem Gleichgewicht gerät, ist ein wesentlicher Teil des Immunsystems des Darms geschwächt oder lahmgelegt. Der Teufelskreis dieser als Fehlbesiedelung (Dysbiose) bezeichneten Situation ist in Abbildung 23 dargestellt.

Ursachen einer Dysbiose. Es gibt verschiedene Ursachen für die Fehlbesiedelung des menschlichen Verdauungstraktes. Einige dieser Ursachen sind:

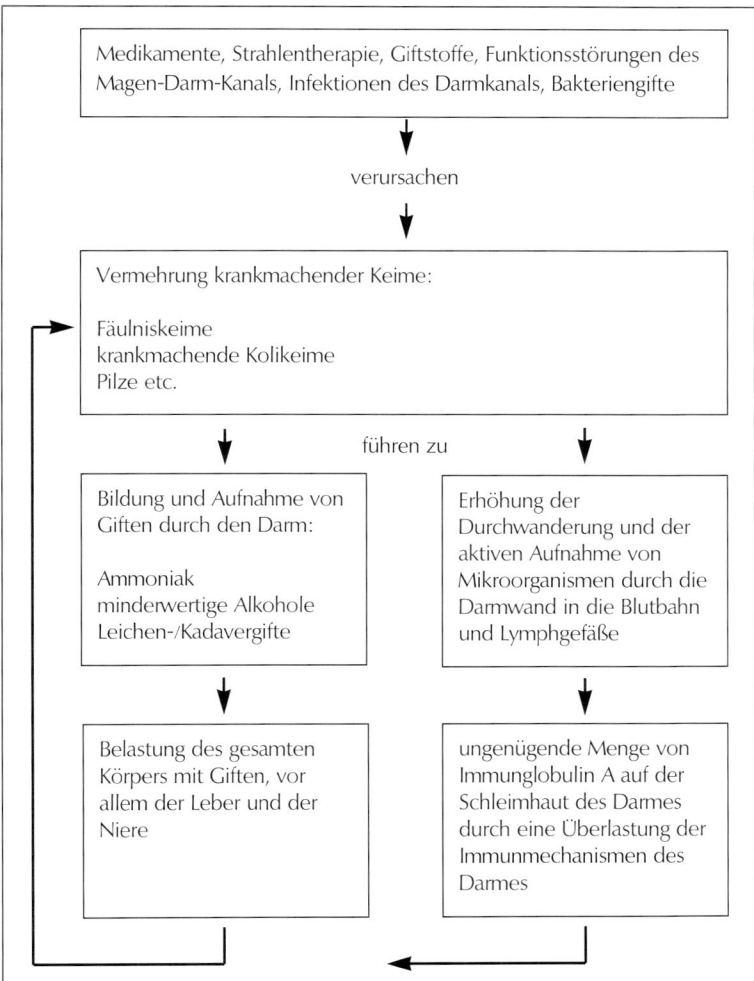

Abb. 23: Der Teufelskreis der Fehlbesiedelung des Darms (Dysbiose)

- Ärztliche Einflüsse:
  – Antibiotika,
  – Kortikosteroide, Immunsuppressiva,
  – hormonelle Kontrazeptiva (»Pille«),
  – Medikamente mit schädigender Wirkung auf die weißen
    Blutzellen,

- ionisierende Strahlen (z. B. Röntgenstrahlen),
- anhaltender Gebrauch von Abführmitteln.
- Funktionelle Störungen des Verdauungstraktes:
  - Sklerodermie
  - Hypazidität und Anazidität (Säuremangel)
  - Malabsorptionssyndrome (Aufnahmestörungen)
  - Bauchspeicheldrüsen- und Gallenwegserkrankungen
  - angeborene oder erworbene Störungen der Körperabwehr.
- Umweltgifte:
  - Blei, Cadmium, Quecksilber, auch in geringen Konzentrationen,
  - andere Giftstoffe.
- Strukturelle Gegebenheiten:
  - angeborene Stenosen (Verengungen),
  - Divertikel (Ausstülpungen) des Dickdarms,
  - Darmfisteln (röhrenförmige, unnormale Verbindungen zwischen einzelnen Darmanteilen),
  - nach bestimmten chirurgischen Eingriffen am Darm.
- Schwere Infektionen des Darms:
  - Amöbeninfektion,
  - Typhus und Paratyphus,
  - Streptokokken- und Staphylokokkeninfektionen,
  - Yersiniosen,
  - Darmpilzerkrankungen,
  - Lamblien,
  - Viruserkrankungen (Sommergrippe/Durchfall).
- Ernährung und Nahrungsgifte:
  - Nahrungsmittelallergien,
  - denaturierte Nahrungsmittel, z. B. weißer Zucker, Auszugsmehle,
  - Glutenunverträglichkeit, einheimische Sprue,
  - Farbstoffe und Konservierungsmittel,
  - Pilzgifte (Aflatoxine),
  - einseitige Ernährung.

Die bakteriell bedingten Ursachen von Beschwerden im Bauchraum sollen im folgenden eingehender betrachtet werden.

Eine in der Bakteriologie und der Antibiotikaforschung wichtige Unterscheidung ist die zwischen sauerstoffabhängigen und sauerstoffunabhängigen Keimen. Erreger, die entweder einfache Dysbiosen oder unterschiedlich kombinierte Mischdysbiosen verursachen können, werden – entsprechend unterteilt – in Tabelle 5 genannt.

Tab. 5: Erreger, die einfache Dysbiosen oder Mischdysbiosen verursachen können

Sauerstoffabhängige Erreger	Sauerstoffunabhängige Erreger	Weitere
Proteus-Gruppe	Propioni-Bakterien	Lamblien
Klebsiella-Arten	Clostridien	Pilze (bes. *Candida albicans*)
Staphylokokken	Fusobakterien	
Pathologische *E. coli*	Peptokokken	
Pseudomonas		

Durch veränderte Gallensäuren kommt es im Dünndarm zu einer Schädigung der Darmschleimhaut. Ein fehlender Transport der Nährstoffe in die Blutbahn ist die Folge. Beschwerden wie die Blähsucht sind hierauf zurückzuführen. Eine Fehlbesiedelung des Dickdarms durch eine bestimmte Bakterienart (Clostridien, Bakterien, die bei der Eiweißspaltung sehr viel Gas bilden, Fäulnisbakterien) kann ebenfalls zu starken Blähungen führen. Andere Bakterien (Laktobazillen, Bifidobakterien und Bacteroides-Arten) geben kurzkettige Fettsäuren ab, die den Transportmechanismus des Darms anregen und den Darminhalt ansäuern. Eine Verminderung dieser Säuerungsbakterien begünstigt Verstopfung.

Fäulniskeime bilden Gase und Gifte

Mögliche Folgen einer Dysbiose. Die Schutzfunktion der normalen Darmflora wird geschwächt. Träger dieser Schutzfunktion sind bestimmte Darmbakterien (Laktobazillen, Enterokokken, Bacteroides-Arten, Bifidobakterien und *E. coli*). Eine Verringerung der genannten Keime unter ihre normale Anzahl läßt auf eine verminderte Schutzfunktion schließen. Krankmachende Bakterien, Pilze oder Schmarotzer können sich dann unbehelligt ansiedeln, vermehren und zu Infektionen führen.

Falsche Darmflora schwächt Immunsystem

Die Körperabwehr wird beeinträchtigt. Eine übermäßige Vermehrung von Fäulniskeimen führt zur massiven Produktion giftiger und schädlicher Stoffwechselprodukte, die eine Schleimhautschädigung hervorrufen. Die Schleimhaut wird durchlässiger, und es kommt zu einer dauerhaften Überlastung des schleimhautassoziierten Immunsystems und der gesamten Körperabwehr. Banale Infekte können vom Körper nicht mehr ausreichend abgewehrt werden, so daß es zu immer wiederkehrenden Infekten (Entzündungen) kommt.

Der Organismus wird mit giftigen Stoffwechselprodukten belastet. Infolge des Abbaus von Eiweiß durch bestimmte Keime (Clostridien) entsteht eine Reihe giftiger Stoffwechselprodukte, die über die Leber entgiftet werden müssen. Bei einer vermehrten Produktion dieser Giftstoffe, wie Ammoniak und Schwefelwasserstoff (auch in Stinkbomben enthalten), wird die Entgiftungsfähigkeit der Leber überfordert. Außerdem gerät ein Teil dieser Stoffe durch Umgehung der Leber direkt in die Blutbahn. Die Folge ist eine Vergiftung aus dem eigenen Darm.

Stuhluntersuchung auf Fehlbesiedelung des Darms

Eine Fehlbesiedelung des Darms führt zu vielfachen Störungen. Der Nachweis dieser Dysbiosen ist jedoch nicht immer einfach. Die Untersuchung des Stuhls auf die Zusammensetzung der Darmflora gibt meist näheren Aufschluß und Hin-

Nutzen Sie die Stuhldiagnostik

weise auf die Möglichkeiten der Behandlung. Vor einer speziellen mikrobiologischen Therapie sollten die diagnostischen Möglichkeiten einer ausgefeilten Stuhluntersuchung genutzt werden. Die Aufschlüsselung der einzelnen Darmkeime nach ihrer Menge erlaubt Rückschlüsse auf den Zustand der Darmflora:

- Ein unauffälliger Befund deutet bei fehlenden Beschwerden auf intakte Besiedelungsverhältnisse hin.
- Bei einer Fehlbesiedelung des Dünndarms werden im Stuhl keine oder nur wenige Laktobazillen gefunden. Stuhlbefund und Beschwerden (chronischer Durchfall, vermehrte Fettausscheidung usw.) ermöglichen so die Verdachtsdiagnose »Überwucherung des Dünndarms mit Dickdarmkeimen« (Overgrowth-Syndrom).

Wenn durch eine Untersuchung der Stuhlflora Hinweise auf die Art der Fehlbesiedelung des Darms gewonnen wurden, kann ein Therapieplan entwickelt werden.

Behandlung von Fehlbesiedelungen des Darms

Bei der Behandlung einer Fehlbesiedelung des Darms unterscheiden wir grob die Behandlung durch eine Änderung der Nahrungszusammensetzung, die Behandlung mit natürlichen Darmkeimen und die Antipilzbehandlung bei schädlichem Pilzbefall.

Änderung der Nahrungszusammensetzung. Die Zusammensetzung der Nahrung und vor allem deren Änderung in den letzten 100 Jahren hat erheblichen Einfluß auf das Keimspektrum des Verdauungstraktes. Alkohol, raffinierte Fabrikzucker und süßes Obst fördern im Zusammenhang mit verminderter Ballaststoffzufuhr eine Pilzbesiedelung. Schlecht gekaute und hastig geschlungene tierische Eiweißprodukte fördern Fäulnis. Entsprechend muß die Ernährung des Patienten angepaßt werden. Während der Ernährungsumstellung

Richtige Ernährung fördert richtige Darmflora

kann es zu Unverträglichkeiten durch die »neue«, ungewohnte Nahrung kommen.

Behandlung mit natürlichen Darmkeimen. Während in verschiedenen gewachsenen Kulturen, zum Beispiel auf dem Balkan und in Tibet, die Therapie mit Joghurt, Kefir und Sauermilch mehr auf Erfahrungen aufbauten, versucht man heute gezielt, die positiven Auswirkungen verschiedener Keime auf den menschlichen Organismus auszunutzen. Man ist allerdings von der Vorstellung abgekommen, Keime gezielt an bestimmten Stellen des Darms anzusiedeln, da neuere Untersuchungen zeigen, daß dies nicht möglich ist. Trotzdem haben die Stoffwechselprodukte von Bakterien und lebenden Keimen positive Effekte auf viele Erkrankungen und besonders auf das Milieu und die Floraentwicklung im Magen-Darm-Trakt. In den letzten Jahren wurden verschiedene Therapiepläne entwickelt, die noch individuell auf den Patienten abgestimmt werden können. Diese Therapieschemata sind von den meisten Ärzten unter dem Druck der Gesundheitsreform immer wieder geändert worden, mit dem Ziel, die Kosten für den Patienten zu senken. Dies war erforderlich, da die Präparate aus der generellen Ersatzpflicht herausgenommen wurden und bei einigen Ärzten zu Regressen seitens der Krankenkassen geführt hatten.

Schaffen Sie ein Naturschutzgebiet »Darm«

Jeder Therapie mit natürlichen Darmkeimen sollte eine Darmreinigung vorausgehen, die mit Glaubersalz, Einläufen oder – besser, gründlicher und angenehmer – mit Hilfe der Colon-Hydro-Therapie durchgeführt wird. Nach der Darmreinigung beginnt die eigentliche mikrobiologische Therapie. Sie kann schon parallel zur Colon-Hydro-Therapie nach den ersten beiden Spülungen begonnen werden. Das Grundschema der mikrobiologischen Therapie besteht aus drei Phasen:

Mikrobiologische Therapie

- Vorphase: abgetötete symbiotische Mikroorganismen, z. B. Rephalysin N®, Hylak forte®, Colibiogen®, Prosymbioflor®, Biocult®, Imbak®.

- Phase 1: Präparate lebender Enterokokken, Laktobazillen und Bifidobakterien, evtl. kombiniert mit einer Autovaccine-Therapie, z. B. Symbioflor 1®, Acidophilus Jura®, Eugalan Töpfer®, Omniflora®, Actimell-Joghurt®.
- Phase 2: Präparate lebender Kolibakterien und parallel Präparate lebender Enterokokken, z. B. Mutaflor®, Symbioflor 2® + Symbioflor 1®.

Je nach Krankheitszeichen, persönlicher Belastbarkeit, dem Auftreten von Nebenwirkungen, wie z. B. Blähungen, muß der Therapieplan individuell angepaßt werden.

Jeder Darmabschnitt hat eine spezifische Flora, offenbar in der Entwicklung des Menschen genau auf den Bedarf der jeweiligen Aufgaben des Systems abgestimmt. Die vorgenannten Therapiepläne haben sich bei naturheilkundlich tätigen Ärzten und Heilpraktikern bestens bewährt und nichtorganisch bedingte Fehlbesiedelungen des Darms geheilt oder gebessert.

Antipilzbehandlung bei Pilzbesiedelung. An erster Stelle der Therapie muß eine Änderung der Lebensgewohnheiten stehen. Für etwa vier bis sechs Wochen muß, abhängig von der Schwere des Befundes, konsequent eine Pilzdiät eingehalten werden. Pilze finden sich zwar überall und sind auch in geringem Maße im menschlichen Darmtrakt anzutreffen, müssen jedoch bei Überschreiten von 1000 Keimen pro Gramm Stuhl als pathologisch angesehen werden. Die Tatsache, daß nahezu 30 Prozent unserer Mitmenschen mehr als diese 1000 Keime pro Gramm Stuhl mit sich herumtragen, beweist noch nicht, daß dies normal ist. Die Tatsache, daß in Zentralafrika in manchen Gegenden 80 Prozent aller Einwohner Spul- oder Madenwürmer haben, verleitet keinen Mediziner, zu glauben oder zu behaupten, dies sei normal. Dies wird aber derzeit in der Fachpresse verbreitet. Andererseits ist eine übertriebene Panikmache ebenso fehl am Platze.

Pilze gehören nicht in den Darm

Als Anhaltspunkt für eine Antipilzdiät seien nachfolgend die modifizierten Ernährungsempfehlungen nach Prof. Dr. med. Rieth für Patienten mit Pilzinfektionen der Haut und des Verdauungstraktes wiedergegeben.

Der Zeitraum der diätetischen Maßnahmen hängt vom Ausmaß der Besiedelung ab, sollte aber vier Wochen nicht unterschreiten – während einer begleitenden antimykotischen Therapie. In der Folgezeit sollten die Ernährungsempfehlungen sechs Monate in abgemilderter Form mit einer mikrobiologischen Therapie des Darms kombiniert werden.

Hefen brauchen wie alle Pilze zum Existieren eine organische Kohlenstoffquelle, da sie nicht in der Lage sind, aus Kohlendioxid und Wasser Kohlenhydrate aufzubauen. Am leichtesten zugänglich ist ihnen dabei der organische Kohlenstoff in Form von Einfachzuckern wie Trauben- und Fruchtzucker. Je mehr Zucker den Hefepilzen zur Verfügung steht, um so besser gedeihen sie. In einer einzigen Nacht können sie ihre Zahl mehrmals verdoppeln; entscheidend dafür ist das Nahrungsangebot, vor allem, wenn es reich an verwertbaren Kohlenhydraten ist, wie z. B. Trauben-, Frucht-, Rohr-, Rüben- und Malzzucker, Honig, Süßigkeiten aller Art, Schokolade, rohes und gekochtes süßes Obst, Obstsäfte, gesüßte Getränke, Mehlspeisen, Reis, Pudding, Pralinen, Bonbons, Gelee und Marmelade.

Zucker und Alkohol: Futter für Ihre Pilze

> Bei einer Antipilzdiät sind zu vermeiden: Traubenzucker, Konfitüren, Schokolade, Konfekt, zuckerhaltige Speisen wie z. B. Kuchen, Torten, Kekse, Toastbrot und Teigwaren, Hefen, Hefegebäck, süße Obst- und Traubensäfte, Limonade, Cola, rohes, süßes Obst, Weintrauben, Orangen. Brot stark reduzieren, vor allem Erzeugnisse aus weißem Mehl!

Wichtig ist das Ausräumen der Hefenester mit Pflanzenfasern. Dem dient die reichliche Zufuhr von Ballaststoffen, um die Hefenester im Dünndarm und Dickdarm auf mechanische Art zu beseitigen. Dabei können Gemüse und Salate auch in stark zerkleinerter Form gegeben werden. Mehrmals täglich zugeführt, ist die ausräumende Wirkung von Pflanzenfasern am wirksamsten. Hier wirkt Sauerkraut roh und gekocht besonders günstig.

Achtung! Alle Mühe, den Darm durch Diät und Arzneimittel von Pilzen zu befreien, ist vergebens, wenn die Mundhöhle, kariesbefallene Zähne, Zahnstein, Zahnfleischtaschen und Zahnprothesen als Pilzreservoir vergessen oder ignoriert werden. Daher vor der Therapie die Zahnbürste wechseln, eine mundhygienische Sanierung durch den Zahnarzt vornehmen lassen und die Zahnprothese von Pilzen befreien. Hierfür sind fungizide und pilzhemmende Mundwässer geeignet.

Erlaubt sind: Lamm- und Rindfleisch, Huhn, Fisch, Kartoffeln, Vollkornbrot, Knäckebrot, in mäßigem Umfang; klare Brühe und Bratensaft, uneingedickt; Eier, roh, gekocht und gebraten; Käse; alle Fette einschließlich Butter; Wurzelgemüse, roh und gekocht; Salate von Spinat und Mangold; Sauerkraut, roh und aus dem Glas, auch als Salat; Zwiebeln; Knoblauch; Gartenkräuter; Zitronen; Grapefruit (1 pro Tag); höchstens zwei saure Äpfel am Tag; Kaffee und Tee ohne Zucker; Mineralwasser; trockene Weine und trockener Sekt; Reis in geringem Umfang; Kompott von sauren Früchten ohne Zucker; Salz; alle Gewürze, soweit verträglich.

Essigsäure ist eine wichtige organische Säure, die imstande ist, ihre CH_3-Gruppe, die Methylgruppe, abzuspalten, die in der Leber für eine Reihe von Stoffwechselvorgängen gebraucht wird. Tafelessig enthält fünf Prozent Essigsäure, Weinessig etwas mehr. Salat mit Essig zu würzen ist im Rahmen der Pilzdiät durchaus erwünscht. Ein Schwamm oder auch ein Tuch, mit Essig getränkt und vor die Nase gepreßt, erleichtert das Durchatmen und ist eine gute Einleitung für die Speisen der Antipilzdiät.

An zweiter Stelle steht die medikamentöse Therapie, die entweder parallel zur Pilzdiät durchgeführt oder eingesetzt wird, wenn die Diät allein nicht reicht. Hier kommen sowohl schulmedizinische als auch natürliche Medikamente zum Einsatz.

An dritter Stelle oder parallel zu den beiden vorgenannten Schritten sollte eine Colon-Hydro-Therapie mit anschließender Ozon- oder Sauerstoffeinleitung in den Darm durchgeführt werden. Statt Sauerstoff oder Ozon kann auch in Wasser gelöstes Wasserstoffperoxid verwandt werden.

Die Abwehrfläche der Schleimhaut

Die Schleimhäute des Körpers bilden unabhängig von den darauf befindlichen Bakterien und Pilzen an sich schon einen rein mechanischen Schutz vor äußeren Einflüssen. Sie tragen auf ihrer Oberfläche, wie der Name schon sagt, zusätzlich zum mechanischen Schutz auch noch eine Schleimschicht, die eine weitere Schutzschicht gegen Eindringlinge oder Schadstoffe von außen darstellt. Die Darmschleimhaut gehört entwicklungsgeschichtlich zur äußeren Hülle des Organismus.

Die Abwehrzellen im Gewebe

Die Abwehr von Erregern im Gewebe geschieht durch das Zusammenspiel von Thymus, Lymphknoten, sekundären Lymphzentren, Knochenmark, Leber und Milz. Der Anteil dieses Systems, der auf der Darmschleimhaut lokalisiert ist, wird auch als Mukosa-Immunsystem bezeichnet. Diese Abwehrzonen finden sich auf allen Schleimhäuten. Dabei gibt es im Organismus eine Art inneren Austausch zwischen den verschiedenen Schleimhautarealen. So wandern Immunzellen aus dem Darm zu den Schleimhäuten der Lunge und der Nase und umgekehrt. Die Zellen tauschen untereinander Informationen über die Beschaffenheit bestimmter schädlicher Stoffe und Erreger aus und wandern mit dem gesammelten Wissen zum großen Teil wieder an den Ursprungsort zurück. Dort sind sie in der Lage, Eindringlinge und Schadstoffe schnell zu erkennen und unschädlich zu machen oder deren Zerstörung einzuleiten.

Abwehrsystem perfekt, aber nicht unüberwindlich

Wie Sie sehen, hat der Körper sich ein fast unüberwindliches System von Abwehrmechanismen geschaffen, um sich gegen Schäden von außen zu schützen. Krankmachende Faktoren bedürfen deshalb immer der Hilfe schwächender Umweltbedingungen, um in einem durch andere Krankheiten und eventuell durch Unterernährung geschwächten Organismus Fuß zu fassen.

Das Nervensystem des Darms

Aufbau und Funktionsweise

Die Steuerung und Funktion des Magen-Darm-Traktes ist unserer willentlichen Beeinflussung entzogen. Nur die Blasenentleerung, die Funktion des äußeren Schließmuskels des Enddarms und die Muskulatur der Bauchpresse können willkürlich gesteuert werden. Die Steuerung und Koordination des Darms übernimmt das unwillkürliche (autonome) oder vegetative Nervensystem, das sich in den Sympathikus und den Parasympathikus gliedert.

In den muskulären Anteilen des Darms befinden sich zwei Ansammlungen von Nervenzellen:

- der Plexus myentericus, nach seinem Entdecker, dem Physiologen Leopold Auerbach (1828–1897) auch Auerbach-Plexus genannt, und
- der Plexus submucosus, nach dem Anatomen und Physiologen Georg Meissner (1829–1905) auch Meissner-Plexus genannt.

Die meisten Nervenzellen außerhalb des Gehirns Diese Nervenzellansammlungen werden auch enterisches Nervensystem genannt und stellen die größte Ansammlung von Nervenzellen außerhalb des Gehirns dar. In England spricht man deshalb auch vom »kleinen Gehirn« (little brain) des Darms. Der Plexus myentericus liegt zwischen der Längs- und der Ringmuskelschicht des Darms. Er ist sehr spezialisiert und scheint ähnliche Funktionen wie das menschliche Gehirn zu übernehmen. Er arbeitet mit den gleichen Steuerungssubstanzen wie das Gehirn, produziert Eiweißkörper und ein körpereigenes Schmerzmittel, das Enzephalin, eine opiumähnliche Substanz. Das enterische Nervensystem verfügt über eine Stoffwechselbarriere, die der Blut-Hirn-Schranke vergleichbar ist und das Eindringen bestimmter Substanzen in den Nervenplexus verhindert. Sensoren können die Zusammensetzung der Nahrung analysieren und deren Aufspaltung überwachen. Man nimmt heute an, daß psychische Vorgänge nicht nur bestimmte Wirkungen im Magen-Darm-Trakt auslösen, sondern dort auch ihren Ursprung haben. Sympathikus und Parasympathikus sind Gegenspieler, deren Funktionen in Tabelle 6 auszugsweise dargestellt werden.

Tabelle 6: Einfluß des Sympathikus und des Parasympathikus auf einzelne Organe

Organ(e)	Sympathikus	Parasympathikus
Darm, Blase, Mastdarm	hemmend	anregend auf Darmbewegungen
Verdauungsdrüsen	hemmend	sekretionsfördernd
sonstige Organe	erregend	hemmend auf die Herzaktion, blutdrucksenkend

Formen der Darmbewegung

Bei den Darmbewegungen läßt sich unterscheiden zwischen:
- Vorwärtsbewegungen (propulsive Bewegungen),
- Rückwärtsbewegungen (retropulsive Bewegungen) und
- einschnürenden (segmentierenden) Bewegungen.

Die Rückwärtsbewegungen dienen wahrscheinlich der Durchmischung des Speisebreis. Durch die Einschnürungen kann es innerhalb der einzelnen Darmabschnitte zur Bildung abgeschlossener Kompartimente kommen.

Die Steuerung der Darmmotorik erfolgt über Impulse aus

der Darmwand, die über den Dehnungszustand unterrichten und bis ins Sakralmark, das heißt in den tiefen Teil des Rückenmarks, weitergeleitet werden. Die Darmbewegung im Enddarm wird durch den Parasympathikus angeregt, der innere Schließmuskel des Afters wird durch ihn entspannt. Der äußere Schließmuskel des Afters besteht aus quergestreifter Muskulatur und wird in der Regel willkürlich kontrolliert.

Der Sympathikus hemmt die Darmbewegungen. Die Darmentleerung wird willkürlich durch Betätigen der Bauchpresse herbeigeführt.

Die komplizierten funktionellen Verflechtungen des Gehirns als übergeordnete Steuerzentrale mit den zum Teil selbständig (autonom) arbeitenden Nervenzellansammlungen in der Darmwand sind noch nicht völlig geklärt.

Projektion von Organschmerzen auf die Körperoberfläche

Viele Darmstörungen noch ungeklärt

Viele Beschwerden im Bereich des Magen-Darm-Traktes sind funktioneller Natur. Es ist aber bis heute nicht möglich, die Diagnose anhand spezieller Beschwerden zu stellen. Weder beim Reizdarm noch beim Reizmagen (funktionelle Dyspepsie) gibt es sichtbare strukturelle Veränderungen, anhand derer die Diagnose gesichert werden könnte. Ein großer Teil der Funktionsabläufe im Darm wird durch komplizierte Regelkreise der Eingeweidenerven selbständig kontrolliert und gelangt nicht ins Bewußtsein.

Ein Teil der Nervenimpulse, der über den Füllungszustand der Organe in Form von Druck oder Spannung Auskunft gibt, wird bewußt wahrgenommen. Diese Reizungen verursachen Anspannungen der glatten Muskulatur, die als Schmerz empfunden werden können, etwa bei einer Nieren- oder Gallenkolik. Auch entzündliche Schwellungen verursachen Schmerzen. Diese von den inneren Organen ausgehenden Schmerzen sind unscharf, schwer zu lokalisieren und werden häufig auf der Körperoberfläche in je nach Organ umschriebenen Bereichen, den Headschen Zonen, wahrgenommen (Abb. 24). So ist heute allgemein bekannt, daß in den linken Arm ausstrahlende Schmerzen Zeichen einer Herzerkrankung sein können.

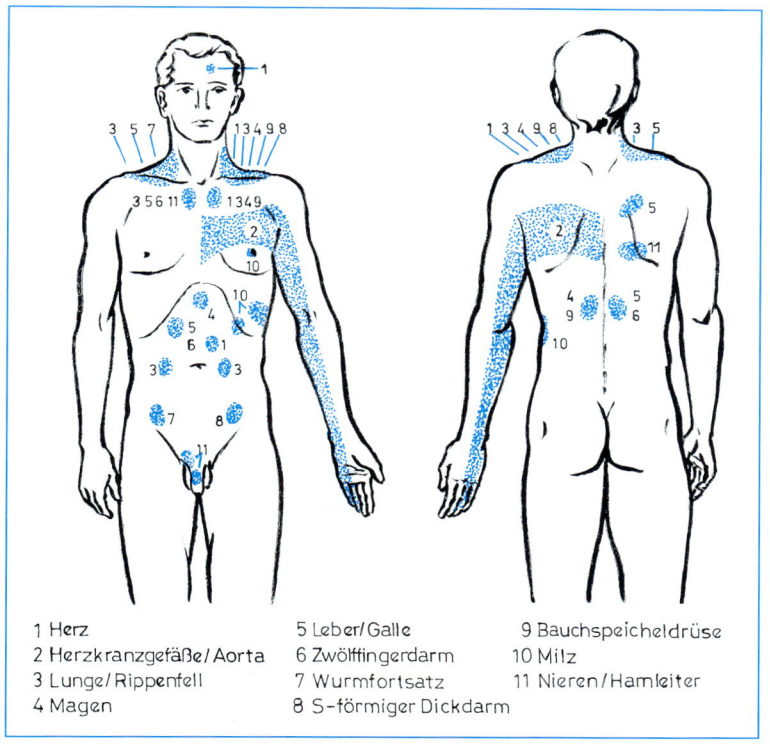

1 Herz
2 Herzkranzgefäße/Aorta
3 Lunge/Rippenfell
4 Magen
5 Leber/Galle
6 Zwölffingerdarm
7 Wurmfortsatz
8 S-förmiger Dickdarm
9 Bauchspeicheldrüse
10 Milz
11 Nieren/Harnleiter

Abb. 24: Schmerzprojektion innerer Organe auf die Körperoberfläche (Headsche Zonen)

Reflexzonen des Dickdarms

So wie es Reflexzonen im Ohr, an der Hand, auf der Fußsohle (inzwischen sehr bekannt geworden ist ja die Fußreflexzonenmassage) und auf der übrigen Körperoberfläche gibt, werden solche spezifischen Zonen auch im Dickdarm vermutet. Die Abbildung 25 zeigt aus Erfahrungen zusammengestellte Lokalisationen dieser Reflexzonen.

Durch Massage der jeweiligen Dickdarmbereiche läßt sich Einfluß auf die entsprechenden Organe nehmen. Andererseits kommt es zu Störungen dieser Organe, wenn diese Dickdarmabschnitte in ihrer Funktion beeinträchtigt sind oder hier Giftstoffe aufgenommen werden.

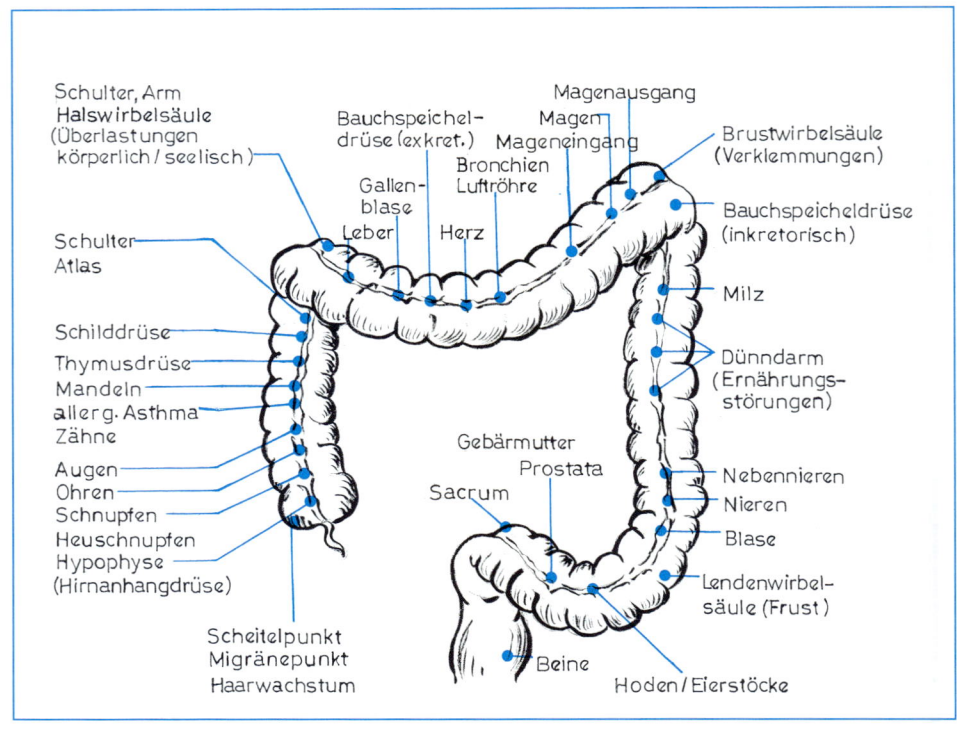

Abb. 25: Reflexzonen im Dickdarm und ihre Organentsprechung (Aus: Ullrich, M. A., Colon-Hydro-Therapie. Dr. Werner Jopp Verlag, Wiesbaden, 1996)

Funktionelle Störungen im Bereich des Magen-Darm-Traktes können nur durch Ausschlußdiagnosen gesichert werden. Das heißt, es müssen erst alle anderen Erkrankungen durch Röntgenuntersuchungen, Endoskopien (Magen-Darm-Spiegelungen), Labordiagnostik, Allergietestungen und andere Untersuchungen ausgeschlossen werden, bevor man beispielsweise einen Reizdarm diagnostiziert. Man vermutet heute auch, daß mögliche Schleimhautgifte solche Störungen hervorrufen können. Damit würde sich der Kreis schließen, und wir wären wieder bei der Selbstvergiftung über den Darm (autointestinale Intoxikation). Im Grunde genommen können somit alle im Darm entstehenden Giftstoffe Irritationen von Nervenzellen in der Darmwand hervorrufen und zu Erkrankungen führen.

Der Reizdarm

Der Reizdarm, auch irritables Kolon oder Reizkolon genannt, bildet eine Kombination von Stuhlregulationsstörungen infolge einer gestörten Darmbeweglichkeit und Sekretionsstörungen. Kriterien für die Diagnose eines Reizdarms sind:

Verlegenheitsdiagnose »Reizdarm« oder »Reizmagen«

- seit mindestens drei Monaten fortdauernde oder immer wiederkehrende Bauchschmerzen oder Unwohlsein, die bei Stuhlgang abnehmen oder mit einer veränderten Häufigkeit oder Beschaffenheit des Stuhls einhergehen und
- eine sich unregelmäßig verändernde Art des Stuhlgangs während mindestens einem Viertel der Zeit.

Darüber hinaus sprechen drei oder mehr der nachfolgenden Zeichen für einen Reizdarm:
- veränderte Häufigkeit des Stuhlgangs,
- veränderte Beschaffenheit des Stuhls (fester oder dünner Stuhl),
- Verstopfung im Wechsel mit Durchfall,

- veränderter Stuhlgang (starkes Pressen beim Stuhlgang, plötzlicher Stuhldrang),
- Gefühl der unvollständigen Entleerung,
- Schleimabsonderung infolge vermehrter Schleimproduktion im Darm,
- Blähungen oder Trommelbauch.

Die Schul- Für diese Symptome gibt es derzeit noch keine wirksame
medizin schulmedizinische Behandlung. Die Umstellung der Lebens-
weiß meist weise, eine mikrobiologische Diagnostik und Therapie in
keinen Rat Kombination mit einer Colon-Hydro-Therapie sind hier die erfolgreichsten Methoden.

Der Reizmagen

Dem Reizdarm vergleichbare Störungen finden sich beim Reizmagen, auch funktionelle Dyspepsie genannt. Unter Dyspepsie versteht man Beschwerden, die im Oberbauch empfunden und vom Arzt auf diesen bezogen werden. Dazu gehören:
- Schmerzen oberhalb des Nabels,
- Völlegefühl,
- Appetitlosigkeit,
- vorzeitiges Sättigungsgefühl,
- Übelkeit,
- Erbrechen,
- Blähungen im Oberbauch und
- vermehrtes Aufstoßen.

Die Symptome bestehen entweder länger als vier Wochen oder treten immer wiederkehrend auf.

Zur Diagnose ist der Ausschluß einer organischen Erkrankung des oberen Verdauungstraktes unter Einschluß von Speiseröhre, Gallenwegen, Leber und Bauchspeicheldrüse notwendig.

Hinsichtlich der Behandlung weiß die Schulmedizin auch

hier meist keinen Rat. Medikamente helfen nur vorüberge-
hend und haben oft erhebliche Nebenwirkungen. Wenn die
Patienten mitarbeiten, lassen sich auch hier mit einer Ernährungsumstellung, mikrobiologischer Therapie und einer
Colon-Hydro-Therapie schlagartig und dauerhaft Erfolge erzielen.

Die Colon-Hydro-Therapie – Darmpflege für alle

Bodybuilding für den Darm

Stellen Sie sich vor, ein Hochleistungssportler, zum Beispiel ein Fußballer, sitzt Monate oder Jahre untätig in seinen vier Wänden, ohne seine Muskulatur, seine Reflexe und Spieltechniken zu trainieren. Was passiert? Richtig: Er wird beim nächsten Spiel die von ihm geforderten Leistungen nicht erbringen können, sondern nach wenigen Einsatzversuchen gegen einen gut trainierten Spieler ausgetauscht werden müssen.

Mit unserem Darm geht das nicht so einfach. Wenn Ihr Darm Monate oder Jahre fast untätig in Ihrem Bauch »herumgehangen« hat, ist seine Muskulatur erschlafft, seine Wände sind wegen der Überfüllung mit altem, stagnierendem Kot überdehnt, und die Giftstoffe aus seinem Inhalt lähmen seine Tätigkeit zusätzlich. Dieser Darm muß als erstes von seinem unnötigen Ballast, seinen Schlacken und dem eingedickten »Sondermüll« befreit werden. Dies geschieht am besten mit einer Colon-Hydro-Therapie, in deren Verlauf der alte Dreck mit klarem Wasser sanft herausgewaschen wird. Während der Therapie werden die Darmwände vorsichtig gedehnt, bis der Darm selbst wieder den Reiz verspürt, sich zusammenzuziehen, und seine lange brachliegenden Muskeln in Tätigkeit setzt. Er unterstützt so während jeder Sitzung tatkräftig den Entgiftungsvorgang. Der erfahrene Therapeut wechselt die Temperatur des Spülwassers, um zusätzlich eine Kneippkur für den Darm durchzuführen.

So wie Sie Ihren Körper im Fitneßstudio trainieren, können Sie Ihren Darm durch die Colon-Hydro-Therapie üben und auf seine täglichen Aufgaben vorbereiten. Mit jedem Reiz, sich zusammenzuziehen, wird die Muskulatur gekräftigt. So können Sie tatsächlich Muskelkater im Darm bekommen, wie viele Patienten nach den ersten Sitzungen berichten, wenn der Darm lange untätig gewesen ist. Muskelkater tritt ja auch bei ungewohnten Belastungen anderer Muskelpartien auf. Es sind hauptsächlich drei Faktoren, die die Darmtätigkeit wieder anregen:

- die Dehnung der Darmwände,
- der Wechsel zwischen warmem und kaltem Wasser und
- die Entgiftung, bei der die Darmmuskulatur lähmende Stoffe ausgeschwemmt werden.

Entgegen der Behauptung der meisten Schulmediziner ist die Colon-Hydro-Therapie nicht nur für die Dauer der Maßnahme wirksam, sondern lange Zeit darüber hinaus, weil die Muskulatur ihre normalen Aufgaben wieder erfüllen kann. Viele Patienten sind nach einer Therapieserie von zehn bis 20 Sitzungen dauerhaft beschwerdefrei. Sie kommen erst nach Jahren wieder, um den Therapieerfolg zu sichern oder ihren Körper noch einmal zu entschlacken und das damit verbundene Wohlbefinden erneut kennenzulernen. Die Colon-Hydro-Therapie beseitigt die Ursache vieler Erkrankungen und ist deshalb so erfolgreich.

Eine ausführliche Beschreibung des Muskeltrainings von innen – Bodybuilding für den Darm – findet sich ab S. 199.

Kurzer historischer Rückblick

In den vorangegangenen Kapiteln wurden vor allem die Veränderungen der Lebensweise und der Nahrungszusammensetzung in den letzten 100 Jahren für Magen-Darm-Probleme verantwortlich gemacht. Das soll jedoch nicht heißen, daß es Magen-Darm-Probleme vor dieser Zeit nicht gegeben hätte. In der frühen Menschheitsgeschichte waren die Ursachen für

Magen-Darm-Probleme wahrscheinlich eher durch Parasiten, Wassermangel und Mangelernährung bedingt. Und wenn das Nahrungsangebot dann zwischenzeitlich reichlich war, wurde oft zuviel gegessen. Die Folgen kennt jeder von uns: Völlegefühl, Unwohlsein, Blähsucht, Alpdrücken und ähnliches. Im allgemeinen erfuhren die Menschen nach einer Darmentleerung eine wesentliche Erleichterung ihrer Beschwerden.

Darmreigung gab es schon im alten Ägypten So sind Methoden der Darmreinigung in vielen Kulturen bekannt und wurden bereits im Papyrus Ebers, einer Schriftrolle aus dem alten Ägypten (1650–1552 v. Chr.), erstmals erwähnt. Abbildung 26 zeigt eine antike Klistierszene aus dem alten Ägypten. Es ist jedoch anzunehmen, daß Einläufe bereits wesentlich früher angewandt wurden. Einer Legence zufolge haben Naturvölker das Klistier einem Vogel, dem

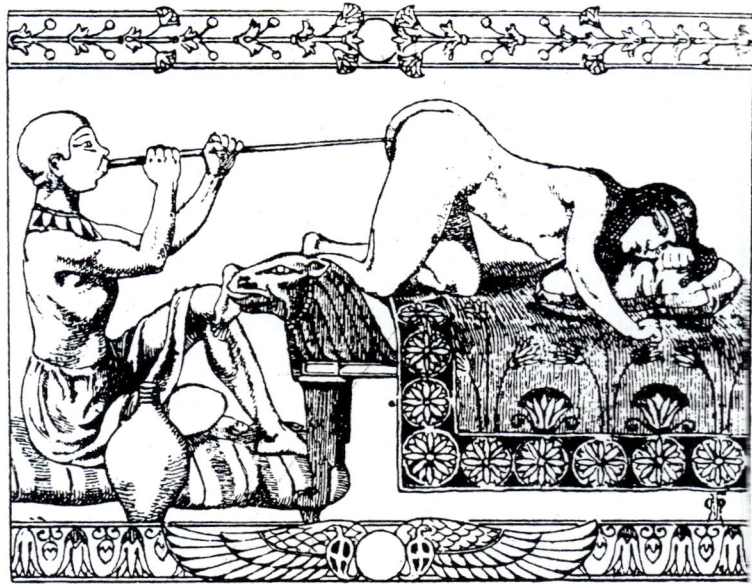

Abb. 26: Als »Urform des Klistiers« kann man die Methode früherer Kulturen bezeichnen, ein Medikament direkt mit dem Mund in den After zu blasen. Meist benutzte man ein Blasrohr. Die Abbildung zeigt ein altes ägyptisches Motiv eines Blasrohrklistiers. (Mémoires de l'Academie de la Ville de Nancy, 1757).

Ibis, abgeschaut, der sich bei Unwohlsein mit seinem langen Schnabel selbst Klistiere verabreicht haben soll. In einfachen Kulturen wurden Tierhörner am spitzen Ende abgeschnitten, abgerundet und mit der kleinen Öffnung in den After eingeführt. Mit der breiten Öffnung setzten die Menschen sich gegen den Strom in fließende Gewässer und ließen das kalte Wasser auf natürlichem Wege in den Darm einströmen. Wenn der Druck im Darm sich verstärkte, wurde das Kuhhorn entfernt und der Darminhalt in den strömenden Fluß entleert. Es wurden Trichter-, Blasrohr- sowie Tierblasen- und Lederbeutelklistiere verwendet. Noch heute wird an der Westküste Afrikas die wahrscheinlich älteste Klistierpraxis geübt, indem nämlich die Mutter einen Schluck Wasser in den Mund nimmt und dieses dann ihrem Kind direkt in den Enddarm bläst. Tabelle 7 zeigt die geschichtliche Entwicklung der Einlauftherapie.

Tabelle 7: Geschichtliche Entwicklung der Einlauftherapie

Zeitraum/Jahr	Entwicklungsstand
1650–1552 v. Chr.	Erwähnung von Einläufen im Papyrus Ebers
um 980–1037 n. Chr.	Erfindung der Klistierspritze durch den persisch-arabischen Arzt Avicenna (Ibn Sina)
um 1900	Hohe Schwenkeinläufe, Einläufe in Knie-Ellenbogen-Lage, Benutzung doppelläufiger Katheter bzw. Darmrohre, Einführung von Mikroklistieren mit Glycerin, Atropin, Öl- u. Tropfklistier, Kautschukbälle als Hilfsmittel
1910	Einlauf (Irrigation) in einer Stehbadezelle. Eine solche Stehbadezelle hatte König Ludwig II. von Bayern in seinem Prunkschloß auf Herrenchiemsee.
1912	Erstes Unterwasser- (subaquales) Innenbad (Brosch, v. Aufschnaiter)
1923	Technische Verbesserung des subaqualen Darmbades durch Olpp und Huppenbauer
1929	Erste Trockenstuhlbäder (Gymnacolon; A. v. Borosini)

Zeitraum/Jahr	Entwicklungsstand
1930	Wasserbett-Darmbad, Trockendarmbad (Urbach)
1985	Erste Colon-Hydro-Geräte aus amerikanischer Produktion in Deutschland

Klistier-
spritzen mit
Edelsteinen
besetzt

Ein Pariser Zinngießer verbesserte die Form der Klistierspritze, die später in luxuriöser Ausführung mit Gold- und Edelsteinbesatz zu haben war. Ludwig XIII., König von Frankreich (1610–1643), hat sich in einem Jahr 202, der französische Kaiser Napoleon I. (1769–1821) gar 300 Klistiere verabreichen lassen.

Als Entdecker und Pionier des Einlaufs in der Badewanne (subaquales Darmbad) ist der Wiener Arzt und Privatdozent Dr. Anton Brosch zu bezeichnen. Er untersuchte und obduzierte Tausende von Verstorbenen, bei denen er als Todesursache meist einen überfüllten Darm feststellte. Aufgrund dieser Befunde sah er die dauerhafte Verstopfung als wesentliche Ursache für schwere Erkrankungen bis hin zum Tod an. Dabei konnten Patienten jedoch selbst bei schwerster Verstopfung und bei mit Kotsteinen angefüllten Darmschlingen flüssige Stühle, also Durchfall, haben. Außerdem wurde Brosch durch die Aussage des russischen Biologen Ilja
Noch ein-
mal: Der Tod
sitzt im
Darm
Metschnikow (1845–1916), »Der Tod sitzt im Darm«, in seiner Vermutung bestärkt. Nach Ansicht von Brosch mußte die chronische Verstopfung gerade bei älteren Menschen einen wesentlichen Anteil an der Todesursache haben. Diese Ansicht wurde auch durch die bereits 1887 von dem französischen Pathologen Ch. Bouchard (1837–1915) aufgestellte Hypothese von der inneren Selbstvergiftung (intestinale Autointoxikation) genährt.

Anton Brosch hat seine Idee einer technisch unterstützten, gründlichen Darmreinigung gegen erhebliche Widerstände und Anfeindungen aus dem Kollegenkreis verwirklicht. Er fing 1910 ganz schlicht mit einer tonnenförmigen Stehbadezelle an, aus der das hindurchströmende Wasser den mittels eines Einlaufschlauchs entleerten Kot ausschwemmte. Später baute er diese Badezelle in einen Flußlauf ein, der die Fäkalien mitnahm. Damit hat Brosch ein Verfahren entwickelt, das an die Anwendung des Kuhhorns durch Naturvölker erinnert.

Im Jahre 1912 entwickelte Brosch mit seinem Kollegen Otto v. Aufschnaiter den ersten Darmbadeapparat, den er später »subaquales Innenbad«, anschließend »subaquales Darmbad« und zuletzt – um der Krankenkassen willen – »Darmbad« nannte. 1922 behandelte der Tropenarzt Prof. Dr. Gottfried Olpp (1872–1950) eine Krankenschwester, die sich bei ihrem Einsatz in der Südsee eine Amöbenruhr zugezogen, zwei Jahre unter Durchfällen gelitten hatte und von Brosch durch eine Darmbadbehandlung geheilt worden war. Dadurch neugierig geworden, erlernte Olpp die Methode bei Brosch in Wien, baute mit seinen beiden Mitarbeitern, Johannes Baumann und Carl Huppenbauer, die hygienisch unbefriedigende Apparatur von Brosch um und nannte sie Su-Da-Bad (subaquales Darmbad). Bei seiner Entwicklungsarbeit erhielt Olpp finanzielle Unterstützung von dem Deutschamerikaner Albert Klaiber, der in Amerika als Installateur reich geworden war. Dieser erwarb das Darmbadpatent für Deutschland, Amerika und andere Länder und erhielt auf das Su-Da-Bad ein deutsches Reichspatent, weil Olpp es ablehnte, aus Patenten finanzielle Vorteile zu ziehen. Bereits 1929 gab es ein sogenanntes Trockendarmbad, das vom Prinzip her den heutigen Colon-Hydro-Therapie-Geräten ähnelte.

Ende der zwanziger Jahre brachte eine Pforzheimer Firma das »Stuhl-Darm-Bad« (Stu-Da-Bad), ebenfalls ein Trockendarmbad, heraus. Dieses, das von Dr. August v. Borosini entwickelte »Gymnacolon«, und das Wiener Modell »Colonlaxa« sind die ersten echten Vorläufer der heutigen Colon-Hydro-Therapie-Geräte.

1922: Heilung nach zwei Jahren Amöbenruhr

Brosch hat in den letzten 28 Jahren seines Lebens in seinem Institut etwa 50 000 Darmbäder verabreicht. Ein Schüler von Brosch, Medizinalrat Dr. Karl Lobenwein, führte bis Ende 1943 insgesamt 41 689 Enterocleaner-Bäder an 10 732 Patienten durch. Oskar Väth in München meldete bis zum gleichen Jahr 25 000 Darmspülungen. In der Leipziger chirurgischen Klinik wurden bis 1932 insgesamt 5000 Spülungen vorgenommen. In Karlsbad wurden pro Saison 5000 Darmspülungen durchgeführt. Von 1910 bis 1954 sind in Deutschland insgesamt etwa 700 000 Darmspülungen mit dem subaqualen Darmbad und den Trockenbädern dokumentiert. Die Gesamtzahl dürfte noch wesentlich höher liegen, da viele Kliniken keine Statistiken geführt haben.

Die Technik der subaqualen Darmbäder hat sich über die ganze Welt verbreitet und fand in den USA Hunderttausende von Anwendern. Dort wurden auch das subaquale Darmbad und das Trockendarmbad zur heutigen Colon-Hydro-Therapie weiterentwickelt. Im Jahre 1985 wurden in Deutschland die ersten drei Geräte aus amerikanischer Produktion zur Durchführung der Colon-Hydro-Therapie eingesetzt.

Colon-Hydro-Therapie ist keine exotische Behandlung

Einläufe sind an sich also kein exotisches Therapieprinzip, sondern tägliche Praxis in Kliniken, Altenheimen, Sanatorien und Arztpraxen. Dies ist der beste Beweis für ihren Nutzen und die Wirksamkeit. Fragen Sie eine erfahrene Krankenschwester oder Altenpflegerin.

Derzeit gibt es etwa 600 Therapeuten, die in Deutschland apparativ unterstützte Darmspülungen durchführen. Bei geschätzten 27 Millionen Patienten mit chronischer Verstopfung gleicht dies jedoch dem berühmten Tropfen auf dem heißen Stein.

Aktuelle Darmreinigungsmethoden

Um den Zeitaufwand und den Personalbedarf zu reduzieren, werden in Kliniken und Altenheimen für die Darmreinigung bereits vorbereitete Einmalmaterialien und chemische Substanzen verwendet. Für den klassischen hohen Schwenkeinlauf bedarf es auch im Krankenhaus und Altenheim noch einer intensiven Vorbereitung. Zu den heute noch angewandten Darmreinigungsmethoden zählen:

Darmreinigung in der Klinik

- Reinigungseinlauf,
- Practo-Clyss-Klistier,
- Hoher Einlauf,
- Klistier oder Klysma,
- Mikroklist,
- Rektal-Instillation und
- Darmspülung.

Von diesen Eingriffen am Enddarm ist lediglich die zuletzt genannte Darmspülung annähernd mit der Wirkung einer Colon-Hydro-Therapie zu vergleichen. Darmspülungen sind für den Patienten, der sich in Knie-Ellenbogen-Lage oder Seitenlage befinden muß, sehr unangenehm und führen zu einer erheblichen Geruchsbelästigung für alle Beteiligten.

Dies trifft für die Colon-Hydro-Therapie nicht zu, die auch bei vielen Erkrankungen eingesetzt werden kann, die nicht unmittelbar mit dem Magen-Darm-Trakt zu tun haben. Bei der Colon-Hydro-Therapie handelt es sich um eine Weiterentwicklung von Einlauf und Darmspülung, wie sie heute noch angewandt werden.

Colon-Hydro-Therapie: sicherer und angenehmer als Einläufe

In Kliniken und Praxen werden unter anderem bei folgenden Erkrankungen oder zur Vorbereitung auf Untersuchungen und Operationen Darmspülungen vorgenommen:

- Entleerung des Enddarms,
- Verstopfung und Kotstau,
- Vorbereitung zur Darmspiegelung und zum Dickdarm-Röntgenkontrasteinlauf,

- Operationsvorbereitung bei Eingriffen im Bauchraum,
- Darmentzündungen und
- Vergiftungen.

Anzeigen und Gegenanzeigen der Colon-Hydro-Therapie

Anzeigen

Bei folgenden Erkrankungen kann eine Colon-Hydro-Therapie sehr erfolgreich sein:
- Erkrankungen im Darm:
  – chronische Verstopfung (chronische Obstipation),
  – Blähsucht (Meteorismus),
  – chronischer Durchfall (chronische Diarrhö),
  – atonisches Kolon,
  – Reizdarm,
  – Hämorrhoiden,
  – spastisches Kolon,
  – Darmausstülpungen ohne Entzündung (Divertikulose),
  – Morbus Crohn (im schubfreien Intervall),
  – Colitis ulcerosa (im schubfreien Intervall),
  – Parasiteninfektionen (Würmer),
  – Darmpilze (Intestinalmykosen).
- Auswirkungen einer Selbstvergiftung durch den Darm:
  – chronische Polyarthritis (Rheuma),
  – allergische Erkrankungen,
  – Hauterkrankungen wie chronischer Juckreiz, Akne, Nesselsucht, Allergien (Dermatosen),
  – Migräne bzw. Kopfschmerzen,
  – hartnäckige Prostataentzündung (chronische Prostatitis),
  – Asthma bronchiale,
  – Hypo- und Hypertonie,
  – allgemeine Entgiftung,

- Nieren- und Harnleitersteine (Nephrolithiasis).
- Als Vorbereitung für Untersuchungen des Dickdarms:
  - Darmspiegelung (Koloskopie),
  - Kontrasteinlauf,
  - Spiegelung des Enddarms (Rektoskopie),
  - Spiegelung des s-förmigen Darms (Sigmoidoskopie).
- Zur Vorbereitung von Operationen im Bauchraum.
- Als Vorbereitung einer Fastentherapie:
  - modifiziertes Saftfasten nach Buchinger,
  - Mayr-Kur,
  - kalorienreduzierte Diät zur Gewichtsabnahme,
  - Felke-Heilfasten.

Gegenanzeigen

Bei folgenden Erkrankungen sollte keine Colon-Hydro-Therapie durchgeführt werden:
- Aussackungen (Aneurhysmen) der Baucharterien,
- Blutarmut (Anämie),
- akute Darmentzündungen,
- große Bauchwandbrüche (Hernien),
- nach frischen Dickdarmoperationen,
- nach frischen Enddarmoperationen,
- Fissuren und Fisteln,
- Magen-Darm-Blutungen (gastrointestinale Blutungen),
- entzündete Hämorrhoiden,
- Magen- oder Darmdurchbruch (Perforation),
- Schwangerschaft ab dem dritten Monat (in Einzelfällen bis zum fünften Monat),
- schwere Herzschwäche (Herzinsuffizienz) und
- Schrumpfleber (Leberzirrhose).

Colon-Hydro-Therapie zur Vorbereitung, Vorbeugung und Unterstützung

Die soeben genannte Auflistung von Krankheiten, die durch eine Colon-Hydro-Therapie verhindert, gebessert oder geheilt werden können, erweckt den Eindruck, als sei dieses Behandlungsverfahren ein Allheilmittel. Dies ist natürlich nicht der Fall. Außerdem muß berücksichtigt werden, daß ein großer Teil der genannten Erkrankungen oder Beschwerden meist kombiniert auftritt oder als Folge einer anderen Erkrankung zu sehen ist.

Zu Beginn einer Colon-Hydro-Therapie muß als erstes geklärt werden, aus welchen Gründen sie eingesetzt werden soll:

- zur Vorbereitung auf eine Untersuchung oder Operation,
- zur Vorbeugung von Krankheiten,
- zur Unterstützung einer Fastentherapie oder
- zur Behandlung bestehender Erkrankungen?
  Denn danach richtet sich der Behandlungsplan.

Zur Vorbereitung einer Untersuchung oder Operation

Zur Vorbereitung einer Untersuchung (Darmspiegelung) oder Operation im Bereich des Magen-Darm-Traktes reichen in der Regel ein bis zwei Spülungen. Vor Darmspiegelungen oder Magen-Darm-Passagen mit Kontrastmitteln ist dann keine so große Menge an Reinigungsflüssigkeit zu trinken. Dies ist vor allem für ältere Menschen eine Erleichterung. Bei Eingriffen am Dünn- oder Dickdarm werden durch eine vorherige Colon-Hydro-Therapie Infektionen verhindert. Damit der Dickdarm nicht durch Nahrungsreste aus dem Dünndarm wieder verunreinigt wird, sollten Sie zwei Tage vor der Darmspiegelung nichts Festes mehr essen.

Zur Vorbeugung von Krankheiten

Zur Vorbeugung von Krankheiten sollten Sie ein- bis zweimal im Jahr fünf bis sechs Behandlungen durchführen lassen. Dadurch entschlacken Sie Ihren Körper und entgiften ihn. Sorgen Sie dafür, daß Ihr Inneres nicht zu einer »Sondermülldeponie« wird, z. B. nach Amalgamsanierungen. Amalgam gehört zwar nicht ins Trinkwasser, aber Sie haben es im Mund.

Zur Unterstützung einer Fastentherapie

Zur Unterstützung einer Fastentherapie nach Buchinger, einer Mayr-Kur oder eines Felke-Heilfastens genügen eine Behandlung vor Beginn des Fastens, eine in der Mitte und eine zum Ende der Fastentherapie. Nur in seltenen Fällen sind mehr Behandlungen erforderlich. Dies hängt auch von der Zielsetzung der Fastentherapie ab.

Auch Gesunden nützt eine Entgiftung des Darms

Colon-Hydro-Therapie zur Behandlung bestehender Erkrankungen

Zur Behandlung bestehender Erkrankungen ist ein auf Sie zugeschnittener Behandlungsplan erforderlich, bei dem die Colon-Hydro-Therapie Teil eines ganzheitlichen Konzeptes ist. Dieses Konzept hängt von der jeweils zu behandelnden Erkrankung, Ihrer Verfassung und leider auch von Ihrem Geldbeutel ab. Verständlicherweise können nicht alle genannten Erkrankungen im einzelnen erörtert werden. Trotzdem möchten wir auf häufig vorkommende und unerwartete Erfolge bei einigen Erkrankungen eingehen.

Hartnäckige Verstopfung (chronische Obstipation)

Jeder von uns kennt jemanden, der seit Jahren oder Jahrzehnten unter hartnäckiger Verstopfung leidet. Etwa 25 bis 30 Prozent unserer Mitbürger, das heißt rund 27 Millionen Menschen in ganz Deutschland, haben mit ihrer Darmträgheit zu kämpfen. Die akute Verstopfung ist meist mit organischen Erkrankungen verbunden, während die chronische Verstopfung – von Ausnahmen abgesehen – eher eine Funktionsstörung darstellt. Ihre Ursachen sind vielfältig und reichen von falscher Lebensweise bis zu Nebenwirkungen von Medikamenten.

Zu den Medikamenten, die Verstopfung hervorrufen oder begünstigen können, zählen unter anderem:
- starke Schmerzmittel,
- codeinhaltige Hustenmittel,
- Kortisonpräparate (Kortikoide),
- Psychopharmaka,
- Beruhigungsmittel,
- Schlafmittel,
- Kohletabletten.

Unter den Nahrungsmitteln wirken vor allem kakaohaltige Getränke und Genußmittel, ballaststoffarme Ernährung, zu geringe Trinkmengen und mangelnde Bewegung verstopfend. In allen Fällen von chronischer Verstopfung ist die Wirkung der Colon-Hydro-Therapie unwiderlegbar. Während der Behandlung entleert sich häufig Kot über 45 Minuten und länger. Die erschlafften Darmwände werden durch Dehnung und Entleerung trainiert und erhalten wieder eine natürliche Spannkraft, die die Entleerung auf natürlichem Wege dauerhaft unterstützt.

Verschlackte Darmwände nehmen vermehrt Giftstoffe auf, die der Organismus eigentlich ausscheiden möchte. Nach der intensiven Reinigung mit klarem Wasser können alle Organe des Körpers wieder optimal versorgt werden. Da die hartnäckige Verstopfung Ursache verschiedener anderer Erkrankungen sein kann, ergeben sich oft nach wenigen Sitzungen Therapieerfolge, die weder für Laien noch für die heutigen Schulmediziner nachvollziehbar sind. Anton Brosch berichtet über eine 90jährige Patientin, die nach einer einzigen Spülung riesige Mengen von Kot entleert und danach wieder Appetit und Lebensfreude entwickelt hat. Eine unserer ältesten Patientinnen ist 89 Jahre alt und litt seit ihrer Pubertät unter chronischer Verstopfung. Sie entleerte nur alle zehn Tage ihren Darm und war bereits mehrfach wegen ihres Leidens operiert worden. Die letzten sieben Jahre vor der Behandlung waren jährlich Darmspiegelungen zum Ausschluß bösartiger Erkrankungen gemacht worden. Nach zehn Behandlungen war sie beschwerdefrei und wiederholt die Therapie jetzt einmal pro Jahr. Die älteste Patientin, die wir bisher erfolgreich behandelt haben, ist 92 Jahre alt.

Verschlackte Darmwände nehmen mehr Giftstoffe auf

Blähsucht (Meteorismus)

Bei der Blähsucht bzw. beim Meteorismus handelt es sich eigentlich um ein Krankheitszeichen, dessen Ursache häufig in einer Pilzerkrankung, falscher Ernährung und Lebensweise (Hektik, Unruhe, Streß) oder einer Fehlbesiedelung des Darms zu suchen ist. In vielen Fällen sind auch Medikamente, Zucker, Zuckeraustauschstoffe oder schlechtes Kauen schuld. Zusatzstoffe in der Nahrung sind ebenfalls eine häufige Ursache. Erhebliche Mengen an Gas werden mit der Nahrung, insbesondere durch Getränke aufgenommen (Sprudel, Sekt, Bier). Außerdem werden mit jedem Schluckakt zwei Milliliter Luft geschluckt. Die chemische Neutralisation der Magensäure läßt durch den Saft der Bauchspeicheldrüse bei

Viele Faktoren führen zur Gasproduktion

großen Mahlzeiten bis zu 1250 Milliliter Gas entstehen. Der bakterielle Abbau nicht aufgenommener Nahrung verursacht ebenfalls eine erhebliche Gasbildung. Hierbei werden übelriechender Schwefelwasserstoff und Methan gebildet. Dies wird durch schlecht gekaute Vollwertprodukte, Zucker- und Zuckeraustauschstoffe sowie Süßigkeiten allgemein gefördert. Der Körper kann sich der Gase auf verschiedenem Wege entledigen:

- Aufstoßen,
- Windabgang über den Enddarm oder
- Aufnahme des wasserlöslichen Kohlendioxids durch die Darmwand.

Die Colon-Hydro-Therapie schafft durch eine »Grundreinigung« die Voraussetzungen für einen Neubeginn. Pilzen und Fäulnisbakterien wird die Lebensgrundlage entzogen, und im Zuge einer Lebens- und Ernährungsumstellung stellt sich meist schnell wieder Wohlbefinden ein. Selbst Herzbeschwerden, die durch einen Zwerchfellhochstand und Druck auf das Herz durch den geblähten Magen oder Dickdarm entstanden sind, verschwinden nach der Therapie. Manche Patienten mit Blähsucht werden wegen des Verdachts auf einen Herzinfarkt oder eine Gallenkolik ins Krankenhaus eingewiesen. Dort erfahren sie dann, daß sie »nur Luft« im Bauch haben.

Blähsucht ist in der Mehrzahl der Fälle lästig und kann sehr schmerzhaft sein. Sie ist aber meist harmlos. Trotzdem sollten Sie bei entsprechenden Beschwerden um eine Beratung bei Ihrem Hausarzt bitten.

Maßnahmen gegen Blähsucht. Mehrere Faktoren beeinflussen die Blähsucht. Im folgenden werden besprochen:

- das Eßverhalten,
- die Nahrungszusammensetzung und
- eventuell eingenommene Medikamente.

Geringe Mengen Luft werden beim Essen geschluckt.

Krankhaft ist jedoch vermehrtes Luftschlucken, das durch zuviel Reden beim Essen begünstigt wird. Sie sollten während des Essens nicht sprechen, fernsehen oder arbeiten. Essen Sie in Ruhe, und kauen Sie ausgiebig (30- bis 40mal pro Bissen), da im Darm sonst Gärungs- und Fäulnisprozesse entstehen. *Beim Essen nicht sprechen*

Blähend wirken außer kohlensäurehaltigen Getränken auch Ballaststoffe und schlecht gekaute Vollwertkost, aber auch Kohl, Hülsenfrüchte, Zwiebeln, Knoblauch, Nüsse und Honig. Laktose, enthalten in Milch- und vielen Fertigprodukten, bewirkt ebenfalls Blähsucht.

Zu den Medikamenten, die Blähsucht fördern, gehören:

- Beruhigungsmittel,
- fettsenkende Präparate,
- Lactulose (Abführmittel),
- Kalziumantagonisten,
- Antibiotika,
- Kalziumsalze,
- Mittel gegen Magenschmerzen,
- Betablocker,
- Anitdepressiva sowie
- verschiedene Antidiabetika (Guarmehl und Acarbose).

Fragen Sie Ihren Hausarzt, ob die Medikamente, die Ihnen eventuell verordnet wurden, Blähsucht verursachen können, und lesen Sie den Beipackzettel aufmerksam auf entsprechende Angaben durch.

Reizdarm (Colon irritabile)

Das Reizdarmsyndrom ist kein einheitliches Krankheitsbild. Die Betroffenen klagen über Verstopfung im Wechsel mit Durchfall, leichte bis starke Bauchschmerzen, harten, knolligen Stuhl oder Durchfall, Druck- und Völlegefühl mit Blähungen. Gelegentlich bestehen kolikartige Bauchschmerzen, oft im rechten oder linken Oberbauch, ohne daß sich für all diese Beschwerden irgendeine organische Ursache finden ließe. Die Erkrankung ist häufig bei seelisch belasteten Patienten und tritt meist im mittleren Lebensalter auf, nach dem 60. Lebensjahr fast nie. Frauen sind wesentlich häufiger betroffen als Männer. Bei Kindern ist die Erkrankung eher selten. Sie tritt oft nach akuten Infektionskrankheiten des Darms, vor allem nach Salmonellosen oder den sogenannten Sommediarrhöen auf. Auch der langjährige Gebrauch von Abführmitteln oder eine Abmagerungskur kann zu dieser Erkrankung führen. Die Stühle sind oft dunkel gefärbt, mit hasen- oder schafskotartigen Formen. Oft besteht die Stuhlsäule aus zwei verschiedenen Konsistenzen und hellem und dunklem Stuhl. In Einzelfällen kommt es zu bleistiftdünnen Kotformen, die den Hausarzt an eine Verengung des Darms denken lassen.

Reizdarm durch Abmagerungskur

Neben den Darmbeschwerden leiden diese Patienten häufig unter Kopfschmerzen, Abgeschlagenheit, Depressionen, Herzbeschwerden (bedingt durch Druck der Magenblase oder des luftgefüllten Dickdarms auf das Herz), schmerzhaften Regelblutungen und Blasenfunktionsstörungen.

Das Reizdarmsyndrom kann von Verstopfung über Blähsucht und Durchfall bis hin zu kolikartigen Schmerzen alle Krankheitszeichen hervorrufen. Wenn Sie nach umfangreichen Untersuchungen ohne krankhaften Befund und nach vielen erfolglosen Therapieversuchen mit verschiedenen Medikamenten immer noch unter Ihren Beschwerden leiden, handelt es sich wahrscheinlich um ein Reizdarmsyndrom. Bevor Sie dann zum Psychiater gehen, versuchen Sie es mit einer Colon-Hydro-Therapie.

Chronisch-entzündliche Darmerkrankungen

Zu den chronisch-entzündlichen Darmerkrankungen gehören vor allem folgende:
- Morbus Crohn (Entzündung des Dünndarms),

- Colitis ulcerosa (Entzündung des Dickdarms),
- chronische Sigmoiditis (Entzündung des s-förmigen Darms) und
- chronische Proktitis (Enddarmentzündung).

Während für die vorgenannten Erkrankungen die Ursache nicht bekannt ist, kommen Infektionskrankheiten des Darms vor, z. B. Salmonellose, Amöbenruhr und Yersiniose, die die genannten Krankheitsbilder imitieren können. Bei den oben genannten chronisch-entzündlichen Darmerkrankungen kann die Colon-Hydro-Therapie im schubfreien Intervall wertvolle Dienste leisten.

Colon-Hydro-Therapie im schubfreien Intervall

Bei chronischer Enddarmentzündung ist das Einführen des Darmrohrs in den entzündeten Enddarm sehr schmerzhaft und deshalb meist nicht möglich und nicht empfehlenswert, obwohl erfolgreiche Behandlungen auch bei diesem Krankheitsbild bekannt sind. In jedem Fall muß vor der Behandlung eine akute Entzündung ausgeschlossen werden.

Divertikulose

Die Divertikulose ist eine Folgeerkrankung der chronischen Verstopfung, begünstigt durch schwaches Bindegewebe, schlackenarme Kost, die wiederum die Verstopfung begünstigt, ferner durch infektiöse Darmerkrankungen und Reizzustände im Bauchraum. Der Dickdarm stülpt sich wie ein alter Fahrradschlauch an den Schwachstellen zwischen der Muskulatur nach außen. In diesen Aussackungen sammeln sich alte Kotreste, Fäulniskeime und Pilze. Hierdurch kommt es zur Entzündung der Ausstülpungen (Divertikel, Abb. 27), die im Extremfall durchbrechen und eine Bauchfellentzündung mit Darmlähmung bewirken können.

Durch die Colon-Hydro-Therapie werden die mit gärenden und faulenden Kotresten angefüllten Divertikel ausgespült und gereinigt. Den krankmachenden Keimen wird der

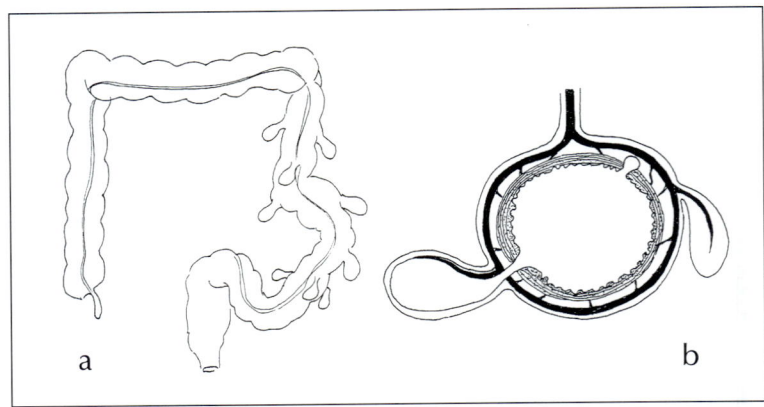

Abb. 27: Divertikel im Dickdarm. In den Aussackungen sammeln sich Kot-reste, Fäulniskeime und Pilze und führen zu innerer Selbstvergiftung.
a) Längsschnitt; b) Querschnitt

Nährboden entzogen, und die Divertikulitis, die Entzündung dieser Ausstülpungen, wird verhindert.

Giftstoffe, die im Darm entstehen

Wie bereits ausführlich beschrieben, entstehen im Darm ei-ne große Anzahl von Giftstoffen und zwar unter anderem:

Gifte aus dem Darm

- Ammoniak,
- Methan,
- Skatol,
- Putrescin,
- Kadaverin,
- Fuselalkohole und
- Indol.

Je länger der Kot sich im Dickdarm staut, desto mehr dieser einmal ausgeschiedenen Stoffe wird von den Darmwänden wieder aufgenommen und in den Blutkreislauf eingeschleust. Einerseits werden große Mengen dieser Stoffe in der Leber entgiftet, belasten diese aber auch. Die Leber kann dann einen Teil ihrer anderen Aufgaben nicht durchführen. Andererseits gelangt ein Teil dieser Stoffe durch Umgehung des Leberkreislaufs direkt in den großen Kreislauf und kann so ohne Entgiftung in allen Organen, den Gelenken und im Immunsystem Schaden anrichten. Ein großer Teil der eingenommenen Medikamente und giftige Eiweißprodukte aus dem Eiweißstoffwechsel gelangen ebenfalls in die Blutbahn. Die Medikamente können dann zu einer Überdosierung führen, und die Eiweißstoffwechselprodukte können sich als Schlacken im Gewebe sowie in den Gelenken oder der Haut ablagern. Es kann zu rheumatischen Erkrankungen, Allergien, Neurodermitis, Migräne, Kopfschmerzen und allergischem Asthma bronchiale kommen.

Diese Erscheinungen können auch dann auftreten, wenn der Betroffene selbst seinen Stuhlgang für normal hält. Wie bereits erwähnt, haben Naturvölker bis zu dreimal täglich Stuhlgang, in unseren Breitengraden dagegen schätzen sich viele glücklich, wenn sie einmal in der Woche Erfolg haben.

Bei diesen Erkrankungen bringt eine Colon-Hydro-Therapie, zusammen mit einer Anleitung zur Umstellung der Lebensweise, dauerhaft spürbare Erleichterung oder Heilung. Allerdings sind bei diesen Erkrankungen meist 20 und mehr Spülungen erforderlich und müssen nach Abschluß der Therapie häufig einmal monatlich weitergeführt werden. Parallel zur Colon-Hydro-Therapie muß über verschiedene Organe eine Ausleitung der Giftstoffe vorgenommen, und die betroffenen Organe müssen durch homöopathische oder pflanzliche Mittel in ihrer Funktion unterstützt werden. Grundsätzlich sollten Ausleitungen über Leber, Darm, Niere und Haut erfolgen. Diese Ausleitung muß jedoch mit Fingerspitzengefühl geschehen, um nicht durch Überlastung des Körpers ganze »Stoffwechsellawinen loszutreten«.

Manche haben nur alle 10 Tage Stuhlgang

151

Maßnahmen vor und während der Behandlung

Vor der Behandlung

In aller Regel sind vor der Durchführung der ersten Colon-Hydro-Therapie einige Vorbereitungen zu treffen, um sicherzustellen, daß diese Therapieform hilfreich sein kann und – wesentlich wichtiger – keinen Schaden anrichtet. In jedem Fall muß vor der Therapie die Einnahme lebenswichtiger Medikamente individuell abgestimmt werden. Besondere Vorsicht ist bei Medikamenten geboten, die die Blutgerinnung beeinflussen (Marcumar®, Acetylsalicylsäure, Heparin). Weitere Vorbereitungsmaßnahmen bestehen in:

Vor der Therapie gründlich untersuchen lassen

- Voruntersuchungen: Herz, Lunge, Blutdruck, Puls, Körpertemperatur, Bauch, Beine (Wassereinlagerungen?), Enddarmregion.
- Grobe Beurteilung des Stuhls nach Ihren Angaben: Beschaffenheit, Farbe, Form, Würmer, Fremdkörper, unverdaute Nahrungsreste, Schleimabsonderung.
- Hämoccult®-Test vor der ersten Colon-Hydro-Therapie zum Ausschluß von Blutungen im Magen oder Darm.
- Laboruntersuchungen: Blutbild, Blutkörperchensenkungsgeschwindigkeit, evtl. CEA (karzinoembryonales Antigen, ein Tumormarker). Hierdurch können Entzündungen, größere Blutverluste und Tumoren im Dickdarm weitgehend ausgeschlossen werden.

Zusammenstellung von Vorbefunden. Bringen Sie Ihrem Colon-Hydro-Therapeuten alle vorhandenen Untersuchungsbefunde mit, damit er unter Berücksichtigung dieser Voruntersuchungen und seiner körperlichen Untersuchung Herz- und Lungenerkrankungen, eine Blutungsneigung und einen Bluthochdruck ausschließen oder sich bei der Therapie darauf einstellen kann.

Besonders aufschlußreiche Voruntersuchungen oder Krankenberichte sind: Enddarmspiegelung (Rektoskopie), Spiegelung des s-förmigen Dickdarms (Sigmoidoskopie), Spiegelung des gesamten Dickdarms (hohe Koloskopie), Röntgenuntersuchungen des Dickdarms sowie Berichte über Operationen im Bauchbereich.

Wenn Sie Ihren Therapeuten derart unterstützen, kann er sich auf Ihr Krankheitsbild einstellen und Ihre Beschwerden in den meisten Fällen lindern oder dauerhaft heilen.

Patienteninformation. Die Aufklärung des Patienten umfaßt folgendes:
- die Vorbereitungsmaßnahmen,
- die Erläuterung des Therapieablaufs und
- das Aushändigen einer schriftlichen Information.

Am Tag der Behandlung

Verhaltensmaßregeln. Folgende Verhaltensmaßregeln gelten am Tag der Behandlung:
- Entleeren Sie unmittelbar vor der Therapie Ihre Harnblase.
- Bei Behandlung am Morgen kommen Sie bitte nüchtern.
- Bei Behandlung am Nachmittag kommen Sie bitte ohne Mittagessen.

Ausnahmen stellen Zuckerkranke (Diabetiker) dar. Hier muß individuell über die Nahrungsaufnahme vor und nach der Therapie entschieden werden. Trinken Sie Fencheltee, Gemüsesaft, Mineralwasser oder eine Mischung aus drei Teilen Wasser und einem Teil Ahornsirup.

Besondere Bedingungen für Zuckerkranke

Meiden Sie bis zu 24 Stunden nach der Behandlung Milch, Früchte und rohes Gemüse. Nach der Behandlung erhalten Sie ferner Mineralstoffe, um den Verlust durch die Spülung auszugleichen.

Zur Wahrung der Intimsphäre. Damit Sie auf der Liege nicht unbekleidet sind, erhalten Sie einen Therapiemantel, eine spezielle Hose, oder Sie werden bis zur Brust zugedeckt. Dadurch bleibt Ihre Intimsphäre gewahrt.

Dokumentation der Therapie. Damit der Therapeut Ihre Reaktion auf die Maßnahmen einschätzen kann, notiert er sich einige Daten. Das können zum Beispiel folgende Punkte sein:
- laufende Nummer der Therapie,
- Datum und Uhrzeit der Therapie,
- Ihre persönlichen Daten,
- Anzahl der Spülungen,
- Ihr Blutdruck und Ihr Puls,
- Ihr Alter und Ihre Größe,
- Ihr Gewicht vor Beginn der ersten Spülung und/oder Ihr Gewicht nach der letzten Spülung.

Temperatur der Spülflüssigkeit. Im Sommer wird in der Regel nicht unter 36°, im Winter nicht unter 38° Celsius gespült. Bei warmen Wassertemperaturen entspannt sich der Darm, bei Temperaturen unterhalb der Körpertemperatur

Bauch- zieht er sich zusammen, was Ihnen Bauchzwicken verursa-
zwicken ist chen kann. In Einzelfällen kann der Therapeut niedrigere
möglich Temperaturen einsetzen. Die maximale Temperatur sollte nicht über 40° Celsius betragen.

Anzahl und Dauer der Anwendungen. Bei akuten Zuständen – Parasiten, akute Obstipation nach Opiaten oder Codein – reichen drei bis sechs Spülungen.

Bei chronischen Erkrankungen werden zehn bis 20 Spülungen, in Einzelfällen bis zu 40 Spülungen notwendig sein. In Ausnahmefällen sind regelmäßige Spülungen über lange Zeit empfehlenswert. Um einen Trainingseffekt für den Darm zu erreichen, sind mindestens zwei Spülungen pro Woche ratsam.

Bei bestimmten Erkrankungen des Nervensystems oder bei Querschnittsgelähmten können Spülungen in gewissen Abständen lebenslang notwendig werden.

Die Therapiedauer beträgt pro Sitzung:
- mindestens 30 Minuten,
- höchstens 45 bis 60 Minuten.

Begleitende Massage. Während der Dauer der Spülung soll eine sanfte, begleitende Dickdarmmassage zur Lösung alter Kotreste und Anregung der Darmbewegungen erfolgen.

Für Wißbegierige: Geräte, technische und räumliche Voraussetzungen

Technische und räumliche Voraussetzungen

Da es sich bei der Colon-Hydro-Therapie um einen Eingriff in Ihre Intimsphäre handelt, muß die Behandlung in einem speziell hierfür eingerichteten Raum stattfinden. Während der Therapie sollte der Therapeut sich ausschließlich um Sie kümmern. Nach der Therapie wird Ihnen ausreichend Zeit gegeben, sich in Ruhe frischzumachen. Die räumliche Atmosphäre muß Ihren Bedürfnissen entsprechen.

Die Atmosphäre muß stimmen

Ein für die Colon-Hydro-Therapie bestimmter Raum sollte folgende Voraussetzungen erfüllen:
- Steinfußboden oder Linoleum (aus hygienischen Gründen),
- Wände im Arbeitsbereich gefliest (aus hygienischen Gründen),
- Größe ca. 3,5 x 4,5 Meter,
- geschlossene Abwasserleitung,
- Verwendung von Einmalmaterial (es gibt seltene Ausnahmen),

- Desinfektion des Gerätes nach jeder Anwendung,
- Garderobenständer für Ihre Kleidung,
- Stuhl zum An- und Ausziehen,
- höhenverstellbare Liege,
- Hocker für den Therapeuten,
- Anzeige für den Innendruck des Dickdarms am Gerät,
- automatische Abschaltung der Wasserzufuhr bei 90 bis 100 Millibar und
- automatische Öffnung des Ablaßventils bei 120 Millibar.

Geräte und deren technische Unterschiede

Grundsätzlich sind alle am Markt befindlichen Geräte technisch ausgereift und sicher. Es gibt allerdings einige prinzipielle technische Unterschiede, die kurz erläutert werden sollen. Für Sie sollte jedoch im Prinzip der gute Kontakt und das Vertrauen zum Therapeuten im Vordergrund stehen.

Vertrauen zum Therapeuten ist wichtiger als Geräte

Mechanische Geräte. Wie im historischen Rückblick bereits erwähnt, kamen die ersten Colon-Hydro-Therapie-Geräte in der heutigen Ausführung aus den USA. Es handelt sich hierbei um Geräte mit Mischbatterien, die Sie aus Ihrem Badezimmer kennen und an denen die gewünschte Spültemperatur eingestellt werden kann. Ein Sicherheitsmechanismus verhindert, daß die Wassertemperatur 40° Celsius übersteigt. Über ein Reduzierventil werden die Fließgeschwindigkeit und der Druck, mit dem das Wasser in den Darm strömt, geregelt. Der Darminhalt wird durch eine beleuchtete Glasröhre durch das Gerät direkt in den Abfluß geleitet. Das Öffnen und Schließen des Abflußventils muß von Hand geregelt werden. Diese Geräte benötigen meistens einen Wasserdruckspeicher, in dem die erforderliche Wassermenge aufgeheizt und zur Mischung der gewünschten Temperatur abgerufen werden kann. Die meisten Geräte arbeiten nach diesem Prinzip.

Die in Deutschland nach diesem Prinzip arbeitenden Geräte sind entweder aus den USA importiert oder den amerikanischen Geräten nachgebaut. Die wesentliche Verbesserung der Einlauftherapie seit Erfindung der subaqualen Darmbäder war die Erfindung eines speziellen Darmrohrs. Hierdurch wurde die Therapie noch sicherer und hygienischer.

Der Zuflußschlauch für das Frischwasser, das Darmrohr und der Abflußschlauch für den Darminhalt werden nur einmal benutzt. Das Gerät wird nach jeder Therapie gereinigt und desinfiziert.

Elektronisch gesteuerte Geräte. Seit einigen Jahren befinden sich Geräte auf dem Markt, die das Wasser elektronisch gesteuert auf die gewünschte Temperatur bringen. Manche Geräte messen gleichzeitig den Darminnendruck und öffnen bei Erreichen eines bestimmten Druckes im Darminneren automatisch das Ablaßventil. So wird eine Überlastung des Darms verhindert. Bei manchen dieser Geräte ist die Wasserzufuhr sowie das Öffnen und Schließen des Ventils durch Fernsteuerung möglich, dadurch kann sich der Therapeut voll auf den Patienten konzentrieren. Bei anderen Geräten muß die Wasserzufuhr durch mechanisches Abklemmen des Abflußschlauches erfolgen. Abbildung 28 zeigt ein Spezialdarmrohr mit integriertem Abflußventil.

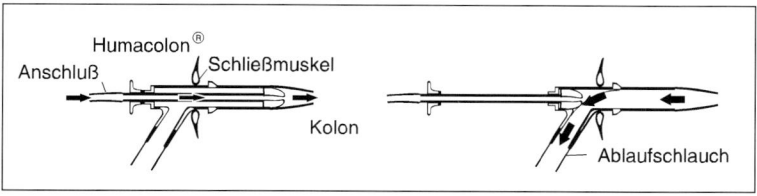

Abb. 28: Spezialdarmrohr mit integriertem Abflußventil

Wie wird die Colon-Hydro-Therapie durchgeführt?

Vorurteile

In unseren Breitengraden ist der Stuhlgang und alles, was mit menschlichen Ausscheidungen zu tun hat, ein Tabuthema, daher haben viele Patienten gegenüber der Colon-Hydro-Therapie verständlicherweise einige Vorbehalte, die zum Teil durch das Umfeld der Patienten genährt werden. Diese Vorbehalte sind jedoch völlig unbegründet. Der Therapeut gibt dem Patienten einige Tage vor der Therapie in einem persönlichen Gespräch oder durch schriftliche Information einige auf seine Krankheit bezogene Anweisungen, um den Erfolg der Therapie zu sichern.

Individuelle Anweisungen vor der Therapie

Vor der Therapie

Sie sollten sich für die Behandlung ausreichend Zeit nehmen. Wenn Sie gestreßt, ängstlich und unter Zeitdruck zur Therapie erscheinen, werden Sie sich dabei nicht entspannen können. Für eine Behandlung sollten Sie mindestens eineinhalb Stunden einplanen. Unmittelbar vor der Therapie müssen Sie Ihre Blase entleeren, da der Körper einen Teil des Spülwassers aufnimmt und die Therapie zusätzlich die Nierentätigkeit anregt. Wenn die Blase vor Beginn der Darmspülung gefüllt ist, entsteht während der Behandlung Harndrang (Druck auf die Blase). Vor Beginn der Therapie werden Sie gewogen, und Ihr Bauchumfang, Blutdruck und Puls werden registriert. Nach diesen Routinemaßnahmen können Sie sich entkleiden und eine speziell für die Colon-Hydro-Therapie angefertigte Hose oder einen Therapiemantel anziehen, wodurch Ihre Intimsphäre gewahrt bleibt. Anschließend legen Sie sich auf die Therapieliege, die mit einem frischen Laken, Kreppapier und sauberen Unterlagen abgedeckt ist. Kreppapier und Zellstoffunterlagen sind Einmalmaterialien und werden nach jeder Spülung erneuert, so daß Sie jedesmal äußerst hygienische Verhältnisse vorfinden.

Der Therapeut wird vor jeder Therapie kurz Ihren Enddarm untersuchen. Dabei liegen Sie in Seitenlage und beugen die Beine im Hüft- und Kniegelenk. Das zur Spülung verwendete Darmrohr ist doppelläufig. Es hat einen Wasserzulauf von etwa fünf Millimetern Durchmesser und einen Wasserablauf für den Darminhalt, der direkt oder nach Durchlaufen eines Schauglases in den Abfluß mündet.

Die Therapie selbst

Das Darmrohr wird mit Vaseline oder einem speziellen Gleitgel versehen und vorsichtig in Seitenlage bei angezogenen Beinen mit einer Einführhilfe in den Enddarm eingeführt. Die Einführhilfe wird entfernt, und das Darmrohr kann an den Abflußschlauch angeschlossen werden. Dann legen Sie sich vorsichtig auf den Rücken und entspannen sich. Auf Wunsch werden Sie mit einem weiteren Laken zugedeckt. Damit die im Darm befindliche Luft diesen durch den Abflußschlauch ohne jede Belästigung verlassen kann, wird die Liege auf ein Niveau unterhalb des Gerätes gefahren. Die Behandlung beginnt mit warmem Wasser von 40° Celsius. Im Sommer wird die Temperatur Ihrem Empfinden angepaßt. Fließgeschwindigkeit und Druck werden so reguliert, daß das Wasser langsam und stetig in Ihren Darm sickert und nur langsam ein Druckgefühl entsteht. Das Einströmen des Wassers kann durch leichte Massage des Bauches gegen den Uhrzeigersinn unterstützt werden. Hierdurch wird das Wasser in alle Problemzonen des Darms gelenkt. Der erfahrene Therapeut fühlt die Verhärtungen und Verkrampfungen des Darms, die er mit seiner speziellen Dickdarmmassage zu lösen versucht. Nach Öffnen des Ausflußventils erfolgt die Massage im Uhrzeigersinn, um die Entleerung des Darms zu

Druckgefühl entsteht nur langsam

unterstützen. Abhängig von Ihrer Reaktion bzw. der Ihres Darms wechselt der Therapeut während der Therapie die Wassertemperatur. Über eine Fernsteuerung oder ein Handventil können Zufluß, Abfluß und Wassertemperatur am Gerät eingestellt werden. Wenn der Darminnendruck zu stark steigt, wird die Wasserzufuhr gestoppt und das Abflußventil geöffnet. Die jeweiligen Behandlungsdaten wie Temperatur, Darminnendruck und Fließgeschwindigkeit sind direkt am Gerät ablesbar. Das Colon-Hydro-Therapie-Gerät ist so angebracht, daß auch Sie den abfließenden Darminhalt beobachten können.

Sie und Ihr Therapeut werden immer wieder überrascht sein, welche Mengen von Kot und Unrat selbst nach 35 bis 40 Minuten noch aus dem Darm abfließen. Viele Patienten sind häufig schockiert, wenn sich noch nach der fünften oder sechsten Sitzung tiefschwarze oder grüne Kotmassen in einer zähflüssigen Säule durch den Abflußschlauch und das *Über-* Schauglas schieben. In einigen Fällen muß der Patient mehr*raschende* fach auf die linke oder rechte Seite gelagert werden, so daß *Ergebnisse* Gase und festsitzende Stuhlreste entleert werden können.

Nach 30 bis 45 Minuten intensiver Darmreinigung wird die Liege auf ein Niveau über dem des Gerätes gefahren, damit alle Reste von Wasser aus dem Darm herauslaufen können. Der Therapeut entfernt vorsichtig das Darmrohr und läßt Sie allein, damit Sie noch einmal zur Toilette gehen und sich in Ruhe anziehen können.

Sie sollten die Therapie zeitlich so legen, daß Sie sich zu Hause eventuell noch eine halbe Stunde ausruhen können.

Das Darmrohr, der Zu- und Abflußschlauch, Kreppapier und Zellstoffvlies werden entsorgt, und das Colon-Hydro-Therapie-Gerät wird gereinigt, desinfiziert und für den nächsten Patienten vorbereitet.

Die Colon-Hydro-Therapie entschlackt nicht nur den Darm und den übrigen Organismus, sondern auch die Seele. Fast alle unsere Patienten nutzen die Therapiezeit für intensive Gespräche mit dem Therapeuten und lenken sich damit von der schmerzlosen, aber ungewohnten Situation ab. In der Regel kann der Patient während der Therapie entspannende Musik hören. Die Therapie läuft völlig geruchlos ab.

Manche Therapeuten verbinden die Colon-Hydro-Therapie mit einer Aromatherapie, die auf das Naturell, die Situation und die Stimmung des Patienten abgestimmt ist.

Nebenwirkungen

Es gibt keine Therapie ohne Nebenwirkungen. Auch bei der Colon-Hydro-Therapie kann es unerwünschte Begleiterscheinungen geben, die aber gut beherrschbar und nicht gefährlich sind.

Bei sachgemäßer Anwendung sind keine Komplikationen zu erwarten. In Einzelfällen kommt es während der Therapie zu Bauchzwicken, das durch die Gabe homöopathischer Medikamente oder pflanzlicher Arzneimittel vor der Therapie beherrscht werden kann. Außerdem wirkt eine Temperaturerhöhung des Spülwassers während der Therapie entspannend. Häufig treten derartige Beschwerden dann auf, wenn sich alte Kotreste von den Darmwänden lösen. Wenn diese Ablagerungen ausgeschwemmt sind, verschwinden auch die Beschwerden.

Noch einmal Bauchzwicken

Um schwerwiegende Komplikationen zu vermeiden, sollte der Patient lebenswichtige Medikamente mindestens zwei bis drei Stunden vor der Therapie eingenommen haben oder etwa eine Stunde nach der Therapie einnehmen. Dies ist eine Sicherheitsmaßnahme, denn die meisten Arzneimittel werden im Magen oder Dünndarm resorbiert. Da es aber häufig noch bis zu einer Stunde nach der Therapie zu Darmentleerungen kommt, könnte die Wirkung eingeschränkt werden, wenn die Medikamente zu früh nach der Therapie eingenommen werden. Dies gilt vor allem für Frauen im gebärfähigen Alter unter Kontrazeptiva (Pille), deren Wirkung durch Durchfälle und damit auch durch Darmspülungen beeinträchtigt werden kann.

Bei Patienten mit sehr hartem Stuhl kann das Darmrohr in Ausnahmefällen verstopfen. Es muß dann gezogen und gereinigt oder durch ein neues ersetzt werden.

Wenn der Patient vor der Therapie entgegen der Empfehlung gefrühstückt oder zu Mittag gegessen hat, kann es zu Übelkeit oder Brechreiz kommen. Ähnliche Probleme treten bei starker Blähung des Darms und zu hoher Fließgeschwindigkeit des einlaufenden Wassers auf. Bei Blähungen kann durch Umlagerung, durch Höhenverstellung der Liege oder beides ein Abgang der Gase erreicht werden.

Verdacht auf Verengung des Darms
Wenn das Spülwasser auch nach 30 bis 40 Minuten noch klar abfließt, ist an eine Verengung des Darms zu denken, die dann vor weiteren Spülungen sicher ausgeschlossen werden muß. Ist dies geschehen, kann die Spülung beim nächsten Mal fortgeführt werden.

Bei manchen Patienten liegt die Ursache für ein lange Zeit klar abfließendes Spülwasser auch in der dauerhaften Verkrampfung eines Dickdarmabschnitts, so daß die dahinter liegenden Kotmassen von der Spülflüssigkeit nicht erreicht werden. Die Verkrampfungen lösen sich meist, wenn der Patient sich an die Situation gewöhnt hat und sich entspannen kann.

Die Wirksamkeit der apparativ unterstützten Darmspülung ist durch mehr als 700 000 Anwendungen seit der Jahrhundertwende belegt.

Professor Olpp berichtet, daß ihm bis etwa 1942 sieben Darmdurchbrüche (Perforationen) durch unsachgemäße Behandlungen mit dem subaqualen Darmbad bekannt geworden sind.

Komplikationen dieser Art sind von der weiterentwickelten Colon-Hydro-Therapie nicht bekannt. Dies liegt daran, daß heute keine starren Metalldarmrohre mehr verwendet werden, sondern Kunststoffrohre mit Einführhilfe, die eine Verletzung des Darms unmöglich machen.

Vor jeder Therapie wird Ihr Therapeut sich intensiv mit Ihnen unterhalten und Sie möglicherweise bitten, einen Fragebogen auszufüllen, in dem alle wichtigen Punkte angesprochen werden und mit dem Sie sich zu Hause in Ruhe beschäftigen können.

Wie finde ich den richtigen Therapeuten?

Bevor Sie sich für einen Colon-Hydro-Therapeuten entscheiden, erkundigen Sie sich beim Bundesverband der Colon-Hydro-Therapeuten (s. Anhang, Verzeichnis der Selbsthilfegruppen und Fachverbände), ob der Betreffende diesem Verband angehört. Dessen Mitglieder haben sich schriftlich verpflichtet, die vom Verband erarbeiteten Therapierichtlinien einzuhalten. Dies gibt Ihnen ein Höchstmaß an Sicherheit. Lassen Sie sich eine Liste der Verbandsmitglieder zuschicken, und fügen Sie dazu einen adressierten und frankierten Rückumschlag bei.

Wie erhalte ich den Therapieerfolg?

Zusammen mit Ihrem Therapeuten haben Sie Ihre Lebensweise umgestellt und eine Colon-Hydro-Therapie zur Regeneration und Entschlackung sowie zum Training des Darms durchgeführt. Es geht Ihnen blendend. Jetzt fragen Sie sich, was Sie tun können, um diesen Zustand beizubehalten.

Wichtig ist vor allem, daß Sie alle Empfehlungen zur Ernährung beherzigen. Da wir alle nur Menschen sind, werden alte Gewohnheiten möglicherweise nach einem halben bis einem Jahr wieder einreißen, und der alte Zustand stellt sich wieder ein. Ihr Therapeut hat Verständnis dafür und wird Ihnen erneut zur Seite stehen, wenn Sie Hilfe benötigen. Grundsätzlich sollten Sie zweimal im Jahr jeweils fünf bis sechs Colon-Hydro-Therapien zur Entgiftung Ihres Körper durchführen lassen. Dies können Sie mit einer Fastenperiode oder einer erneuten Phase bewußterer Ernährung kombinieren. Sie werden sich während dieser Zeit alle Empfehlungen neu in Erinnerung rufen.

Für diejenigen, die geschäftlich und beruflich engagiert sind, ist es wichtig, die Termine für diese Zeit der Gesundheit ebenso sorgfältig zu planen wie Termine für Beruf und Geschäft. Zeit hat man nicht, man nimmt sie sich.

Für diejenigen, die vorbeugen wollen, sind das Frühjahr und der Herbst gute Zeiten für die Colon-Hydro-Therapie. Wenn Sie im Urlaub gut aussehen möchten und ihn auch genießen wollen, sollten Sie eine Woche vorher eine Colon-Hydro-Therapie von fünf Sitzungen abgeschlossen haben. In jedem Fall sollten Sie sofort mit einer erneuten Therapie beginnen, wenn sich die alten Beschwerden wieder einstellen und nicht nach wenigen Tagen wieder nachlassen. Zu Beginn der Beschwerden ist ein Therapieerfolg wesentlich leichter zu erreichen.

Bei den meisten Patienten hält der Therapieerfolg ein bis zwei Jahre an, und einige bleiben dauerhaft beschwerdefrei, wenn sie die Empfehlungen zur Lebensweise konsequent beachten.

In den USA gehen die Patienten zur Colon-Hydro-Therapie, wenn sie einige Wochen bewußt geschlemmt und ungesund gelebt haben. In solchen Fällen können zwei bis drei Behandlungen Wunder wirken.

Ratschläge für einen gesunden Darm

Essen Sie sich gesund!

Wie bereits ausführlich dargestellt, macht Zivilisationskost krank. Eine Betroffene prägte nach der Darmsanierung den schönen Satz: »In meinen sauberen Darm lasse ich doch so einen Müll nicht mehr hinein.«

Für viele Darmkranke ist eine Kostveränderung zwingend notwendig. Ohne sie ist an Genesung meist nicht zu denken. Dabei sollte eine mehrwöchige Ernährungsumstellung eingeplant werden, z. B. bei der Mayr- oder der Anti-Pilz-Kur. Allerdings ist die spontane Umstellung auf reine Vollwert-, Körner- oder Rohkost oft nicht möglich, da sie zu extremen Darmbeschwerden führen kann. Der Stoffwechsel stellt sich nicht von heute auf morgen auf eine neue Verdauungstätigkeit um. Aber auch hier hilft die Colon-Hydro-Therapie! Sie sorgt dafür, daß festgesetzte Altlasten rasch den Körper verlassen.

Den Kopf halt kühl, die Füße warm, und pfropfe nicht zu voll den Darm

Zwar kann kein Therapeut der Welt selbst mit den besten Methoden nicht Ihren Lebensrhythmus ändern, aber wir können Ihnen versprechen: Wenn Sie und Ihre Familie es geschafft haben, den inneren Schweinehund zu überwinden, sind Sie stolz auf sich. Und dieser Stolz ist die beste Grundlage, um nicht wieder in alte Gewohnheiten zu verfallen.

Lesen Sie in den folgenden Abschnitten, zu welchen Verbesserungen das gelungene Zusammenspiel zwischen Therapeut und Patient führen kann.

Die Mayr-Kur

Ein Vielfraß wird nicht geboren, sondern erzogen Grundlage der Mayr-Methode ist die 1957 erschienene und bis heute gültige Schrift »Darmreinigung nach F. X. Mayr«. Der berühmte Arzt ging davon aus, daß ein großer Teil des überschüssigen Körpergewichts in den Gedärmen zu finden sei. Ebenso beschrieb er erhebliche Ablagerungen von Stoffwechselprodukten in den übrigen Geweben (Tab. 8).

Tabelle 8: Beispiele für Giftstoff- und Schlackenablagerungen nach Mayr

Ort der Ablagerung	Folgen für den Organismus
Blut	Erhöhung der Cholesterin-, Fett- und Harnsäurewerte; Blutverdickung
Arterien	Cholesterin- und Kalkablagerungen
Haut	Mitesser, braune Flecken, Unreinheiten
Unterhautgewebe	Orangenhaut (Zellulitis)
Fett- und Muskelgewebe	Aufquellung, Weichteilrheumatismus
Gelenkkapseln und Gelenke	Versteifungen, Arthrosen, Gicht
Wirbelkörper	Randzackenbildungen, Einbrüche
Innere Organe	Organabbau (Herz, Nieren oder Leber)
Galle, Nieren	Gallen- oder Nierensteine
Augenlinsen	Grauer Star

Was Ihnen auf den Magen schlägt, sollten Sie sich aus dem Kopf schlagen

Allerdings muß ein System, das wie der Körper mit Speichern arbeitet, auch in Intervallen entleert werden. Daher entwickelte Mayr verschiedene Kuren, die im folgenden beschrieben werden.

Heil- oder Teefasten. Diese Formen werden nur stationär durchgeführt.

Milchdiät (Milch-Semmel-Kur). Diese bekannteste Kur sieht vor, daß vier Tage alte Brötchen bißweise mit einem Schluck Milch gegessen werden. Es genügt ein Brötchen pro Mahlzeit mit einem viertel Liter Milch. Jeder Bissen wird 50mal gekaut, um alle Inhaltsstoffe aufzuspalten. Bei Kuhmilchallergie wird Stuten- oder Mandelmilch empfohlen. Als zusätzliche Getränke dienen Wasser und Tee. Die Kur sollte mindestens zwei Wochen lang durchgeführt werden. Die ergänzende Einnahme salinischer Wässer wie Bitter- oder Glaubersalz dient der morgendlichen Durchspülungstherapie des Verdauungskanals. Mit der begleitenden manuellen Bauchbehandlung werden die Darmtätigkeit (Peristaltik), die Durchblutung und die Säuberung des gestauten Darms angeregt. Ferner lernt der Patient, durch spezielle, im Anhang beschriebene Atemübungen seinen Verdauungstrakt zu aktivieren.

Nicht Fett, sondern Dreck muß weg (F. X. Mayr)

Erweiterte Milchdiät. Die erweiterte Milchdiät enthält zusätzlich Eiweißzulagen in Form von Quark, Ei oder Rinderschinken.

Milde Ableitungsdiät. Bei der milden Ableitungsdiät handelt es sich um eine modernisierte Form der Mayr-Diät, die auf milder Schonkost mit verdauungsschonender Zubereitung beruht. Dabei wird der Säure-Basen-Haushalt besonders berücksichtigt.

Nicht die Jahre, sondern Lebensweise und Ernährung bestimmen das Alter

Die individuelle Verordnung und Durchführung dieser Kuren gehört in die Hand eines speziell ausgebildeten Mayr-Arztes. Sie finden eine Kontaktadresse im Anhang im Verzeichnis der Selbsthilfegruppen und Fachverbände.

Makrobiotisches und Fernöstliches

Auch die Makrobiotik ist eine ausgewogene Form der Diät, die Sie in entsprechenden Kochkursen erlernen können. Ohne intensive Hilfe und Schulung durch erfahrene Therapeuten kann das hobby- bzw. volkshochschulhafte Selbstbeibringen dieser wichtigen Diäten jedoch viel Schaden anrichten. Wir wollen hier auch davor warnen, diese Lehren verbissen zu sehen. Wie bei allen Ernährungsmethoden sollten Extreme vermieden werden. Jeder Mensch hat darüber hinaus einen individuellen Stoffwechsel, der ihm die Vorlieben für bestimmte Nahrungsmittel vorgibt. So können wir als Therapeuten nicht jedem unserer Patienten die gleiche Standardkost empfehlen. Variationen müssen Sie selbst entdecken und mit dem Behandler absprechen.

Makrobiotik, die Kunst der Langlebigkeit

Für die Freunde asiatischer Lebensformen wollen wir einen kleinen Exkurs machen. Begründer der Makrobiotik sind Michio Kushi und seine Ehefrau, in Europa hat die Lehre Steven Acuff verbreitet. Übersetzt bedeutet Makrobiotik »großes Leben«. Vereinfacht heißt dies: mit der Ernährung gesund werden durch spezielle, energiegezielte Kost. Lebensmittel werden nicht allein nach ihrem Gehalt an Vitaminen, Mineralien, Spurenelementen und Ballaststoffen bewertet, sondern nach der Energie, die sie geben oder nehmen können. Richtig betriebene Makrobiotik ist ein Segen für Gesunde und Kranke. Sie schafft eine Energiebalance für Körper und Geist und somit Frieden nach außen und innen. Falsch angewandte Makrobiotik kann dagegen vor allem durch Vitaminmangel zum Energiechaos führen.

Die Durchführung sieht wie folgt aus: Für einige Wochen wird makrobiotische Basiskost gegessen. Grundlage ist Naturreis, die darin enthaltenen Ballaststoffe (Reiskleie) und die Reisnährstoffe fördern das Gesunden, den energetischen Ausgleich des gesamten Darms. Mineralien, Eiweiß und Kohlenhydrate des Naturreises in seiner Urform, also ungemahlen und ungeschält, sind als Basiskost schmackhaft, außergewöhnlich gesund und senken nebenbei noch den Blutfettspiegel. Die Anwender verzichten auf Brot und Backwaren. Ergänzt werden Wurzeln (Kletten-, Lotuswurzeln, Rettich und Karotten), Lauch, Kohlarten, Algen, hochwertige Pflanzenöle sowie Kudzu (im Süden der USA häufig vorkommende Pflanze) als verdauungsförderndes Stärkepulver. Verboten sind u. a. grüne Blattsalate, Kaffee und schwarzer Tee, Südfrüchte, Milch, Schokolade und Kartoffeln.

Makrobiotisch haben Darm und Lunge Gemeinsamkeiten. Die Lunge ist mit einem dichten Netz von Blutgefäßen und winzigen Bläschen (Alveolen) durchzogen. Sie hat eine klar abgegrenzte, kompakte Struktur und liegt wie der Dickdarm auf beiden Seiten des Körpers. Demgegenüber ist der Dickdarm wie ein langer, lockerer, hohler Schlauch in den Bauchraum eingezwängt und kann die unterschiedlichsten Formen annehmen. Beide Organe dienen dem Stoffwechsel, jedes auf eine andere Weise, beide jedoch seltsam gleichartig. Energetisch stehen Lunge und Dickdarm für verdichtende, zusammenziehende, große Energie.

Kummer und Schmerz sind mit Lunge und Dickdarm verbunden

Energiewandel des Darms – das »Zuviel« an Energie

Hat der Darm zuviel Energie, sind Störungen und Krankheiten der Lunge, Bronchien, Nase und Nasennebenhöhlen die Folge. Ein krankhafter Energieüberschuß wird nach oben abgeleitet, bei dem »hektischen Vielfraß« entstehen Krankheiten der Darmfülle: hohe Cholesterinwerte, Bluthochdruck, Blähbauch, Hämorrhoiden, Kopfschmerzen, Luftnot oder Zahnfleischentzündungen (Parodontose).

Wie oft hören wir: »Herr Doktor, können Sie mir ein paar Massagen verschreiben, ich bin so schrecklich verspannt!« Schmerzhafte Steifigkeit im Hals-Schulter-Arm-Bereich ist die Folge eines Energiestaus im Dickdarm. Überschüssige Säure kann nicht ausgeschieden werden, sie staut zurück. Meist finden wir in der Vorgeschichte auch einen empfindlichen (übersäuerten!) Magen. Über das Blut gelangt die Säure in die Muskulatur und führt dort zu Beschwerden wie bei einem Muskelkater. Dieser wird bei übermäßiger Beanspruchung durch Milchsäure (Laktat) verursacht. Auch Beklemmungen der Brust sind Folge gestauter Darmenergien, die nach oben abgeleitet werden.

Bei Gallestau muß der Darm allein arbeiten

Nicht selten ist der Gallepunkt in der Mitte des rechten vorderen Rippenbogens druckschmerzhaft. Dies weist auf einen Gallestau hin. Somit fehlt dem Darm ein wichtiger Verdauungssaft, und er muß die Arbeit allein übernehmen.

Ungünstig für den Energieüberlasteten sind ein Zuviel an Fleisch, Eiern, Käse, Geflügel und anderen tierischen Produkten. Provokant sei hier angemerkt: Zum Glück gibt es BSE und die Schweinepest! In asiatischen, afrikanischen und teilweise in lateinamerikanischen Ländern ist der Verbrauch an tierischem Eiweiß viel geringer, es wird mehr faserreiche Kost verzehrt. In Industrieländern ist es üblich, mindestens einmal am Tag Fleisch zu servieren, es »gehört einfach dazu«. Mit dieser Entwicklung steigt aber auch die Rate an Dickdarmkrebs! Natürlich hat gesundes Fleisch auch seinen Stellenwert in der Vollwerternährung, aber bitte nicht öfter als ein- bis zweimal pro Woche. Übrigens: Auch Wurst und Schinken gehören zu Fleisch.

Energiewandel des Darms – das »Zuwenig« an Energie

Die »Krankheiten der Darmleere« finden wir bei depressiven, verzagten Patienten, die unentschlossen sind, in Abhängigkeiten fliehen, durch mangelnde Entschlußkraft sehr anlehnungsbedürftig, darüber hinaus aber auch oft innerlich verbittert sind. Die Folge sind Stauungen in der Nase und den Bronchien (einschließlich allergischer Reaktionen) und Verstopfung. Der Darm ist so energieschwach, daß er noch nicht einmal einen kräftigen Darmtransport gewährleisten kann.

Schwäche, Depression und Verbitterung

Die chronische Verstopfung fängt häufig schon im Kindes-alter an. Eine Kampfsituation zwischen Mutter und Kind: »Ich habe Macht über meine Ausscheidungen, wann ich loslasse, bestimme ich!« Eine Herausforderung, ein Kampf um die Fremdbestimmung – »Jetzt aufs Töpfchen!« – wird bei vielen chronisch verstopften Menschen nie zu Ende gekämpft. Sie leiden nicht selten unter der Vorstellung, nicht geliebt zu werden und »strafen« die anderen (ursprünglich die Mutter) durch Nichtherausgabe des wichtigen Eigentums. Lieber blei-ben sie stur darauf sitzen, als sich zu bewegen und etwas herzugeben. Die typischen Begleiterkrankungen sind Kreis-laufbeschwerden, niedriger Blutdruck, kalte Hände und Füße, ständige Müdigkeit und Migräne. So vertragen diese Men-schen keine Roh-, Körner- oder Pflanzenkost. Ungünstig, weil muskelschwächend, sind auch Zucker, Schokolade, Speise-eis, tropische Früchte (auch Apfelsinen und Zitronen), Toma-ten, Auberginen und Genußmittel.

Beiden Energieformen ist eines gemeinsam: Der Darmkranke hat viel Wut im Bauch, gelegentlich bis oft bläht er. Er stinkt gegen etwas an, aber klar und deutlich trifft er keine harte Entscheidung. Äußerlich ruhig und entspannt, neigt der Darmkranke zu plötzlichen Gefühlsausbrüchen. *Wut im Bauch*

Zusammenfassend deutet man die typischen Symptome so:

- Verstopfung – Ich gebe nichts her.
- Durchfall – Schnell weg mit dem Problem.
- Knoten, Schafskot – Alles wird verdichtet.
- Darmgeschwüre – Es bohrt sich durch.
- Appetitmangel – Ich mag nicht.
- Übelkeit – Es widert mich an.
- Erbrechen – Es kotzt mich an. Ich bin dagegen.
- Krämpfe – Sieh mich an, ich leide unter diesem Problem.

Das Einmaleins der Ernährung

Die Küche des Marktes. In alten Kulturen beispielsweise war es üblich, mindestens zweimal im Jahr eine Fastenwoche durchzuführen. Heute gibt es in den Industrieländern ausreichend Lebensmittel in allen Variationen, und es fällt schwer, sich von diesem Angebot nicht verlocken zu lassen.

Wie wär's mit einer Fasten- woche? Im Mittelmeerraum ist es üblich, nur die Waren einzukaufen und zu verarbeiten, die die Jahreszeiten hervorbringen. In seinem »Kochkunstbuch vom König der Köche« schreibt Paul Bocuse: »Jeden Morgen gehe ich auf den Markt und schlendere zwischen den Ständen und Auslagen umher – dies ist eine Tradition in Lyon, die ich schwerlich entbehren könnte. Nur wenn ich die Waren selbst aussuche, weiß ich, daß der eine Bauer hervorragende Kardonen anbietet, der andere den besten Spinat anbaut und jener heute morgen seinen vorzüglichen Ziegenkäse auf den Markt gebracht hat. Oft weiß ich nicht einmal, was ich zu Mittag kochen werde: Der Markt entscheidet – und dies, so glaube ich, macht die wirklich gute Küche aus.«

Man soll nicht von zu Hause weggehen mit der Absicht, beispielsweise Seezunge zu kaufen, und darauf beharren, obwohl die Goldbrassen gerade so frisch sind und so schön glänzen. Gesunde Ernährung beginnt schon dort, wo Sie zu Weihnachten auf Erdbeeren aus dem Supermarkt, zu Neujahr auf Wild und im Frühjahr auf Spargel verzichten und die meist schlaffen, überlagerten Pflaumen aus Südamerika liegenlassen. Sollen andere sich doch mit diesen unpassenden Gerichten herumärgern! Mit dem Einkauf nach Jahreszeit haben Sie immer geschmacksstarke Lebensmittel im Haus, deren Zubereitung keine Kunst mehr erfordert, denn sie haben bereits ihren Eigengeschmack.

Mediterrane Ernährung – Einkauf nach Jahreszeit

Und noch ein Tip: Kaufen Sie nicht nach dem Preis. Gute Produkte kosten gutes Geld! Ein Ei von freilaufenden Hühnern, die von Körnern anstelle von Trockenfutter leben, muß zwangsläufig mehr kosten als ein Ei aus der Legebatterie. Wir wissen aus medizinischen Statistiken, daß viele Zivilisationskrankheiten in unteren sozialen Schichten mit minderwertiger Nahrung auftreten. Kaufen Sie also lieber im Fachgeschäft *In Nahrungs-* frisch ein, und verzichten Sie statt dessen auf die neue Le- *mittel statt* dergarnitur für Ihr Wohnzimmer. Mit der Gesundheit und *Konsumgüter* Arbeitskraft, die Sie hierdurch erlangen, können Sie die gan- *investieren* ze Wohnung neu einrichten!

Das Zubereiten und die Kunst des Weglassens

Während es am Anfang dieses Jahrhunderts üblich war, mit Saucen eigene Geschmacksrichtungen an das Essen zu zaubern, sind heutzutage die Erkenntnisse weiterentwickelt worden. Durch allzu unterschiedliche Inhaltsstoffe weiß der Darm nicht, wo er mit dem Verdauen anfangen soll. Er ist überlastet. Dabei sollte nicht nur das Auge, sondern auch das Gehirn mitessen. Die Kunst des zeitgemäßen Kochens besteht darin, den ursprünglichen Geschmack der Gerichte vollendet zur Geltung zu bringen. Lachs beispielsweise benötigt keine aufwendige Champagner- oder Hummersauce auf Sahnebasis, es genügen ein paar Tropfen Zitrone. Gehen Sie auf Entdeckungsreise, und erschmecken Sie mit Ihren Sinnen, was Ihrem Körper guttut.

Gewürze – Balsam für Zunge und Darm

Schon Großmutter hatte ihre Tricks, um das Essen schmackhafter und verdaulicher zu machen. Köche und Köchinnen des Mittelalters wie auch die Äbtissin Hildegard von Bingen wußten um die Beeinflussung der Verdauung. Mit Kräutern aus der Küche kann die Verdauung bestens reguliert werden.

Scharfe Ge-
würze bei
Hitze: innen
heizen,
außen
kühlen
Das »Verfeinern« mit Gewürzen dient aber nicht nur der Geschmacksveränderung. In heißen Ländern werden z. B. Chili und Pfeffer als innere Klimaanlage verwendet, die die Wasserausscheidung über die Haut bremst. In unseren Breiten sollten folgende Gewürze und ihre Wirkungen beachtet werden:

- Verdauungsanregend wirken Pfeffer (grün, rot, weiß und schwarz), Chili als Pulver und Schote sowie Zwiebel (für Fleisch- und Fischgerichte).

Entblähende
Zutaten und
Anregung für
die Bauch-
speichel-
drüse
- Entblähend wirken Anis, Kümmel, Fenchel, Koriander, Lorbeerblätter, Muskatnuß, Wacholderbeeren oder Zimt. Wer einen empfindlichen Magen hat, sollte auf diese Gewürze vertrauen, denn die richtige Würze bedeutet weniger Gas. In Deutschland ist Koriander bei Salaten eher unüblich. In Chile gehört er als entblähender Verdauungsförderer in den Nationalsalat: kleingehackte Gurke, Tomate, Zwiebel und Koriander. Versuchen Sie es einmal!

- Anregend auf die Bauchspeicheldrüse, vor allem bei Eiweiß und Fett, wirken Bohnenkraut, Estragon und Basilikum.

- Kürbis hat eine beruhigende und entlastende Wirkung.

- Eine galle- und leberfördernde Wirkung schreibt man Minze, Melisse, Rosmarin, Oregano (wildem Majoran) und Dill (nicht kochen!) zu.

- Appetitanregend, durchblutungsfördernd und keimabtötend wirkt Knoblauch, der so frisch wie möglich verarbeitet werden sollte.

Zum Thema
Salz
Versuchen Sie, Salz weitestgehend durch ihre eigene Gewürzmischung zu ersetzen. Richtig gekocht, das heißt richtig gewürzt und kombiniert, bedarf es fast keines Salzes mehr. Wir benötigen zum Leben drei bis fünf Gramm Salz pro Tag,

meist werden in Europa jedoch täglich 13 bis 15 Gramm verzehrt! Dieses Zuviel wird im Körper abgelagert und macht
krank (Bluthochdruck, Erkrankungen der Nieren).

Die Mahlzeiten – Sinn oder Unsinn?

Stellen Sie sich vor, Sie wollen ein Haus bauen. Nachdem das
Fundament steht, läßt Ihr Architekt alle Baustoffe, die für das
restliche Haus einschließlich Dach und Inneneinrichtung *Die Organi-*
benötigt werden, an einem Tag liefern. Nicht nur, daß Sie *sation ist*
enormen Platz benötigen, um dies alles zu stapeln – auch *wichtig*
der Auf- und Einbau durch die Handwerker wird ein einziges
Chaos werden. Das Suchen nimmt kein Ende,
falsche Rohstoffe werden verarbeitet, und am
Ende bleiben einige Dinge übrig, ohne daß
irgend jemand weiß, wo sie fehlen. Genauso verhält es sich bei einer
zu reichhaltigen Mahlzeit.
Beim Verlassen des Tisches
sollte man immer noch ein
wenig Hunger haben. Dann
haben Sie Energie, Unter-
nehmungslust und Dyna-
mik genug, um nicht
gleich mit dem Wohnzim-
mersessel zu verschmelzen.
    Ein einziges Gericht kann
auch bei einem großen Essen mit
Gästen vollauf genügen. Im wahrsten Sinne des Wortes ist
ein Menü mit warmer Vorspeise, warmem Fischgericht, warmem Fleischgericht und warmer Nachspeise tödlich. Oder
finden Sie den Anblick einer erschöpften Gastgeberin schön,
die den ganzen Tag in der Küche verbracht hat, bei Tisch
kaum zu sehen ist und ständig den nächsten Gang überwachen muß?

*Lieber meh-
rere kleine
Mahlzeiten
am Tag* Essen Sie lieber mehrmals täglich – fünf- bis siebenmal
pro Tag können durchaus zur kulinarischen Entdeckungsreise
werden. Bei kleineren Portionen werden Sie auch dieses un-
glückliche Gefühl los, nach dem Essen träge, müde und fern-
sehsüchtig zu sein. Gönnen Sie Ihrem Darm Portionen, die
er verarbeiten kann, gönnen Sie Ihrem Stoffwechsel die
Möglichkeit, die aufgenommenen Bausteine auch geordnet
in das »Trägergerüst Körper« einzubauen. Und lassen Sie
Ihrem Organismus auch Zeit, um die Abbauprodukte geordnet auszuscheiden.

Die optimalen Getränke

Unser Organismus und damit unser Stoffwechsel ist von der
Programmierung her Millionen Jahre alt. Es benötigt Genera-
tionen, bis er sich auf veränderte Lebensmittel einstellt.

*Wasser, das
optimale
Grund-
getränk* In Urzeiten tranken unsere Vorfahren nur Wasser, und nach-
weislich ist es das optimale Grundgetränk. Nicht von ungefähr hat der Konsum an Mineralwasser dank breiter Öffent-
lichkeitsarbeit der verantwortlichen Stellen in den letzten
Jahren deutlich zugenommen und wird noch steigen.
Schließen Sie sich diesem Trend an! Energieschwäche und
Durchblutungsstörungen entstehen oft auch durch einen
Mangel an Flüssigkeit. Wenn Sie momentan nur wenig trinken, steigern Sie bewußt Ihre Flüssigkeitsaufnahme, indem
Sie täglich eine, zwei und dann drei Flaschen Mineralwasser,
möglichst kohlensäurefrei oder -arm, trinken. Dies mag für
einige Leser mühsam klingen, Ihr Körper wird sich allerdings
rasch daran gewöhnen und danach rufen. Vernachlässigen
Sie die Blumen in Ihrer Wohnung, so werden sie schlaff und
verwelken bald. Unserem Körper geht es nicht anders, denn
er verlangt nach »innerer Schmierung«.

Weinfreunde und -freundinnen unter uns wird die nächste Aussage freuen: Wein ist gesund, fördert die Verdauung und verhindert Krankheiten! Allerdings nur, wenn einige Grundregeln beachtet werden. Leber und Bauchspeicheldrüse können nur geringe Mengen verarbeiten. Das heißt, daß – leider diskriminierend geschlechts- und erbgutabhängig – der Mann 0,4 Liter, die Frau nur 0,2 Liter Wein pro Tag verarbeiten kann. Bei Überschreiten dieser Menge werden die beiden Organe überlastet und geschädigt. Trinken Sie außerdem mindestens die gleiche Menge Wasser wie Wein! In Frankreich und Italien steht grundsätzlich eine Fasche Wasser neben dem Wein, warum nicht bei uns?

In vino veritas . . .

. . . aber mit Wasser mischen!

Kräutertees sind beliebt und gesund, allerdings sollte auch hier der Grundsatz der Abwechslung gelten. Grüner Tee aus Blättern ohne Stiele wirkt entsäuernd, verdauungsfördernd und entgiftend. Lapacho-Tee liefert wertvolle Mineralstoffe und Spurenelemente und ist eines der besten »Desinfektionsmittel« für den Darm. Midrotee (aus der Apotheke), vor dem Schlafen getrunken, erleichtert die morgendliche Verdauung (nur kurzfristig anwenden!).

Kaffee und schwarzen Tee wollen wir nicht verdammen: Kürzlich ist für frisch aufgebrühten Kaffee eine vitaminähnliche Wirkung nachgewiesen worden. Außerdem wirkt er säureanregend für den Magen und ist damit wichtig für den untersäuerten Altersmagen. Die schädigenden Komponenten dürfen dabei jedoch nicht vergessen werden: Verengung der Blutgefäße, Beeinträchtigung der Eisenaufnahme etc. Und noch eins sollten Sie wissen: Kaffee und Tee entziehen dem Körper ungefähr die gleiche Menge Flüssigkeit, wie sie ihm zuführen. Darum dürfen sie zur Berechnung der täglichen Trinkmenge nicht hinzugezählt werden!

Grüner Tee und Kaffee

Eine Sonderrolle hat die Milch. Sie ist kein Getränk, sondern ein Nahrungsmittel. Für den, der Kuhmilch verträgt, kann sie sogar sehr wertvoll sein. Bis in das Mittelalter wurde trockenes Brot in Milch getunkt und konnte – ordentlich gekaut – ohne weiteres verdaut werden. Heute vertragen jedoch nur 70 Prozent der zivilisierten Bevölkerung Milch, in Dritte-Welt-Ländern sind es nur etwa 30 Prozent. Getrunkene Milch kann zur Anschwellung und Lockerung des Darms und damit zu Durchfall, Verstopfung, Entzündungen oder Darm- und Lungenverschleimungen führen. Besonders bei den 30 Prozent der Menschen, die Milch überhaupt nicht verarbeiten können, erzeugt sie allergische Reaktionen.

Milch: nicht unproblematisch!

Kuhmilchallergien treten schon in früher Kindheit auf und bleiben meist ein ganzes Leben bestehen. Die wesentliche Rolle von Unverträglichkeiten gegen Kuhmilcheiweiß wird in der täglichen Praxis oft übersehen. Asthma, Heuschnupfen, Neurodermitis, Ekzeme, chronische Bronchitis, ständig wiederkehrende Infektionen der Nasennebenhöhlen oder rheumatische Reaktionen können ihre Ursache in einer Darmallergie haben. Spezialisierte Therapeuten können Ihnen helfen, eine eventuell bestehende Milchunverträglichkeit durch Labortests herauszufinden.

Zauberformel Energie

Aus den oben genannten Erkenntnissen weiß jeder auf den Darm spezialisierte Therapeut: Nur wer gesund ißt und trinkt, kann gesund verstoffwechseln. Darüber hinaus sollte der moderne Mensch lernen, seiner eigenen Grundhaltung entsprechend energetisch zu essen. Sie brauchen nur zu beobachten, nach welchen Nahrungsmitteln Sie sich wohl und nach welchen Sie sich weniger wohl fühlen. Dabei gilt, wie für jede Art der Ernährungseinstellung und -umstellung: Nur in einen gesunden Darm gehört gesunde Kost!

Nur in den gesunden Darm gehört gesunde Kost!

Das Anti-Pilz-Programm

Candida – ein Pilz kommt selten allein

Pilze gehören zu den ältesten Lebensformen auf der Erde. Sie waren lange vor uns Menschen hier und zerfressen uns auch nach dem Tode wieder. Eine systemische Pilzerkrankung (Mykose) durch diverse Hefe- und Schimmelpilze war die Ursache für den Tod einiger Archäologen, die nach der Öffnung der Grabkammern des ägyptischen Pharaos Tutenchamun große Mengen an Pilzsporen in ihre Atemwege aufgenommen hatten. Auch in einem Frankfurter Krankenhaus wurden vor ein paar Jahren Schimmelpilze als Todesursache für Patienten auf der Intensivstation identifiziert. So gefährlich können Pilze sein, ebenso wie Bakterien, Viren und Parasiten. Diese Krankheitserreger dürfen also nicht einfach ignoriert werden, wie es heute einige unserer Fachkollegen tun. Fast jede bakterielle Infektion wird mit stark wirksamen Medikamenten (Antibiotika) behandelt. Gerade die in letzter Zeit entdeckten Magenbakterien *(Helicobacter pylori)* erfordern laut schulmedizinischen Erkenntnissen eine Dreifachkombination aus Säurehemmern und Antibiotika. So wird versucht, immer wiederkehrende Magengeschwüre zu behandeln und Magenkrebs einzudämmen. Ein richtiger Ansatz, aber was passiert bei der zwei- bis vierwöchigen Therapie sowohl mit der gesunden Darmflora als auch mit den Pilzen? Dies werden erst zukünftige Forschungen zeigen.

Ignoranz schafft Leiden

Pilze lauern überall: In der Dusche, auf Blumenerde, in Haustierkäfigen, Obstschalen und auf Nüssen finden wir sie. Im Darm produzieren sie Gas, Alkohol und giftige Stoffwechselprodukte. Pilzgifte (Mykotoxine) wie Aflatoxin sind durch die Weltgesundheitsorganisation anerkannte, starke Lebergifte und können sogar Krebs erregen.

Pilzgifte können Krebs erregen

Ist die körpereigene Abwehr geschädigt, können die Erreger angreifen. Bei allergischen Erkrankungen ist dies besonders häufig der Fall. Die Feststellung einer Pilzerkrankung (Mykose) ist für den Betroffenen oft hart, hat man doch schon von vielen Fällen gehört, bei denen sich die Therapie über Jahre erstreckte, ohne daß Erfolge sichtbar wurden. Die schlechte Nachricht vorab: Es kann auch bei Ihnen Jahre dauern. Die gute jedoch direkt hinterher: Wenn Sie die Anregungen in diesem Buch für sich anwenden, verkürzen Sie Ihren Leidensweg um ein vielfaches.

Ein wenig Hintergrundinformation

Bereits vor der Entdeckung der Bakterien sah Remark 1836 in den Krusten von einem Patienten mit einer Kopfhauterkrankung durch das Mikroskop Fäden, die allerdings erst drei Jahre später von Schönlein als Krankheitsursache erkannt wurden. Unter dem Pathologen Rudolf Virchow (1821–1902) entstand der Begriff »Dermatomykosen«, das bedeutet Erkrankungen durch Hautpilze. Noch heute denkt man bei Pilzerkrankungen in erster Linie an Fuß- und Nagelpilze. Von etwa 100 000 bis 500 000 Pilzarten sind für den Menschen allerdings nur etwa 100 als Krankheitserreger bedeutend.

Pilze sind Einzeller, die sich durch Zellteilung (Sprossung) vermehren und ihre Energie durch Ab- und Umbau organischer Verbindungen gewinnen. Sie sind bedeutend größer als Bakterien und wurden von Professor Rieth nach dem DHS-Schema klassifiziert:

Pilzreservoirs im Haus: Dusche, Zahnbürste, Fußboden, Blumenerde, Staub

- Dermatophyten (Hautpilze), z. B. Trichophyton,
- Hefepilze, z. B. *Candida albicans,*
- Schimmelpilze, z. B. Aspergillus.

Sie leben als Schmarotzer dort, wo ein entsprechendes Milieu herrscht, meist sind dies feuchtwarme Orte (Räume, Nahrungsmittel, Schwimmbäder) und der menschliche Körper vor allem der Darm, andere Schleimhäute und Hautfalten.

Pilze können über Jahre (fast) ohne Nahrungsangebot auskommen und leben dann in der sogenannten Ruhestellung.

den Sporen. Allerdings vermehren sie sich in Minutenschnelle, wenn z. B. Zucker oder andere leichtverdauliche Kohlenhydrate in ihren Lebensraum gelangen. Daher siedeln sich vor allem Hefepilze gern im Darm an, denn hier finden sie bei unserer heutigen Ernährungsweise ein großes Nahrungsangebot.

Über Candida ist in den letzten Jahren viel geschrieben worden. Ein Querschnitt durch Stuhluntersuchungen hat jedoch gezeigt, daß in fast gleichem Maße Schimmelpilze im Stuhl festgestellt werden. Diese lagern ebenso auf den Schleimhäuten der Nase, Luftröhre und Lunge, vor allem dann, wenn ihre Konzentration in der Raumluft zu hoch ist, etwa in Büros mit Klimaanlage oder in staubigen Wohnungen. Hautpilze siedeln zum einen auf geschädigter Haut (defekter Säureschutzmantel), zum anderen sind sie oft Zeichen einer inneren Überlastung mit Pilzen. Denn wenn sich Pilze, etwa im Darm, zu stark ausbreiten, finden sie ihren Weg über die Blutgefäße nach außen und sind z. B. am Milchschorf der Säuglinge mitbeteiligt.

Neben Hefe- auch Schimmelpilze im Darm

Beschwerden und Krankheitsbilder

Der Pilz an sich in seiner Form und Anwesenheit ist nur dann schädlich, wenn er durch intensives Wachstum Organstrukturen, z. B. Nierengewebe oder Gehirnsubstanz, zerstören kann. Dies ist jedoch nur bei stark Abwehrgeschwächten der Fall. Eine viel größere Bedeutung erlangen die Stoffwechselprodukte, also die Ausscheidungen dieser Mikroorganismen. Essen Sie beispielsweise viel Zucker oder süße Backwaren, so nutzt der Pilz die Kohlenhydrate für seine eigene Energiegewinnung. Dabei entstehen Enzyme, die zum Wachstum in das umgebende Gewebe oder auch zum eigenen Schutz benötigt werden – wobei die körpereigene Abwehr gelähmt wird. Ebenso produzieren vor allem Hefepilze Nervengifte, die u. a. für chronische Müdigkeit verantwortlich sind, sowie

Pilze produzieren auch Nervengifte und Fuselalkohol

neben vielen anderen schädigenden »Abfallprodukten« in größerer Menge auch Alkohol. Dieser Alkohol ist von schlechtester Qualität (Fuselalkohol) und muß vom Körper über die Leber schnellstmöglich entgiftet werden. Es ist nicht auszuschließen, daß auch das sogenannte Chronic fatigue syndrome (CFS), das chronische Müdigkeitssyndrom, ein pilzbedingtes Krankheitsbild ist.

Schimmelpilze produzieren zudem ihre leberschädigenden Gifte. Hat Ihr Therapeut Sie schon einmal ermahnt, Sie sollten weniger Alkohol trinken, da die Leberwerte so schlecht sind? Hat er Sie auch dahingehend untersucht, ob Sie in Ihren Gedärmen nicht eine eigene Alkoholdestillerie betreiben? Ist es Ihnen schon einmal passiert, daß Sie nach einem guten Abendessen, obwohl Sie nicht viel getrunken haben, am nächsten Tag einen Kater hatten? Vielleicht war daran die Eisbombe schuld, nach deren Genuß sich Pilze im Darm massiv vermehrt und ihre Gifte abgesondert haben. Die Vermutung liegt nahe, das Phlegma einiger Mitmenschen auf die ständige innere Alkoholvergiftung (Betrunkenheit ohne Trinken) zurückzuführen.

Betrunken sein, ohne getrunken zu haben   Buchtitel wie »Pilze im Körper – krank ohne Grund«, »Am schlimmsten war, daß mich alle für einen Spinner hielten« oder »Candida albicans – die maskierte Krankheit« verdeutlichen das große Problem der heutigen Zeit: Zwar findet ein versierter Therapeut bei allen chronischen Krankheiten Pilze, doch leider sind diese Spezialisten in Deutschland nur selten. Erst wenn Sie einen Arzt gefunden haben, der das Problem erkennt und eine entsprechende Therapie anbietet, haben Sie eine Chance auf dauerhafte Heilung. Und lassen Sie sich dabei nicht von der Meinung selbsternannter »Spezialisten« verunsichern, daß heute jeder Pilze hat. Als die Pest herrschte, haben die Ärzte ja auch nicht tatenlos zugesehen, nur weil der Erreger massenhaft verbreitet war. Professor Rieth, »Vater« der deutschen Mykologen, sagte: »Jeder Erreger hat seine Zeit. Heute ist es die der Pilze.«

Selbstverständlich muß nur dann gegen einen Erreger behandelt werden, wenn entsprechene Krankheitssymptome zu den festgestellten Erregern passen. Um herauszufinden, ob auch Sie zur Risikogruppe der Pilzerkrankten gehören, haben wir daher nachfolgend eine Liste zusammengestellt. Leiden Sie auch nur an einem der aufgeführten Symptome, sollte eine Abklärung erfolgen:

- Abgeschlagenheit,
- Allergien,
- Ausfluß,
- Blähungen bzw. Blähbauch,
- Darmentzündungen,
- Depressionen,
- Durchfall,
- Gedächtnisschwäche,
- Gelenkschmerzen,
- Hauterkrankungen, z. B. Akne, Ekzeme, trockene Haut,
- Hyperaktivität (übersteigerter Bewegungsdrang),
- Infekte, ständig wiederkehrend (Immunerkrankungen),
- Lustlosigkeit (»Keine Lust zur Lust«),
- Magenschmerzen, Übersäuerung,
- Migräne, Kopfschmerzen,
- Muskelschmerzen, z. B. Verspannungen im Schulterbereich,
- Mundgeruch,
- psychische und psychosomatische Erkrankungen
- Schlafstörungen,
- Übergewicht,
- Unterzuckerung (Muskelzittern mit starkem Verlangen nach Süßem),
- Verstopfung,
- Zahnfleischschwund (Parodontose),
- Zittern der Hände.

Selbsttest: Erkennen Sie sich wieder?

Sind Sie hohen Umweltbelastungen ausgesetzt, bewegen sich zuwenig, ernähren sich ungesund oder haben diverse Medikamente, wie z. B. Antibiotika oder Kortison, eingenommen, steigt die Gefahr einer Pilzansiedlung im Körper um ein vielfaches. Auch Vitamin- oder Enzymmangel können Ursachen sein, denn eine gesunde Abwehr hält die schädlichen Mikroorganismen in Schach.

Der Pilznachweis – die »Kultur«

Ihr Therapeut kann aus Hautschuppen, dem Schleim aus Rachen und Lunge (Sputum), aus Mundabstrichen und vor allem aus dem Stuhl eine gezielte Labordiagnostik veranlassen. Nach festgelegten Entnahmetechniken wird das Material zuerst mikroskopisch untersucht und dann auf einen speziellen Nährboden aufgebracht (Kultur). Unter strengen Bedingungen werden die Pilze darauf angezüchtet. Je nach Untersuchungsmethode liegt das Ergebnis mit Art und Mengenangaben nach etwa einem Tag bis einer Woche vor. Ein positives Ergebnis (Abb. 29 und 30) stellt bei vorhandenen Beschwerden die Indikation für eine gezielte Behandlung dar.

Viele Therapieansätze – welcher Weg?

Lange schon wird als einzig wirksame Therapie die Einnahme von »Mitteln gegen Pilze« (Antimykotika), z. B. Nystatin bei Darmpilzen, propagiert, gefolgt von Bakterienpräparaten zum Aufbau einer regelrechten Darmflora. Ebenso wie die wiederholte Gabe von Antibiotika (»Mitteln gegen das Leben«) sollten diese Therapien jedoch nur schweren Fällen vorbehalten sein, die mit naturheilkundlichen Maßnahmen nicht ausreichend behandelt werden können.

Gegen jede Krankheit wächst ein Kräutlein, so auch gegen Pilze. Wermut, Knoblauch, Pampelmuse, Myrrhe und Kaffeekohle sind unter einigen anderen wirkungsvolle Pflanzen und

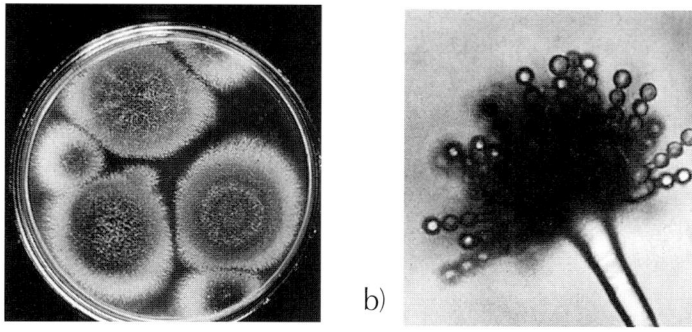

a) b)

Abb. 29: Pilzkultur – Aspergillus spezies
a) Makroskopisch: blaugrüne Kolonien, weißrandig, mit granulierter Oberfläche; b) mikroskopisch: Aspergillusköpfchen mit Konidien in Ketten ste-
hend

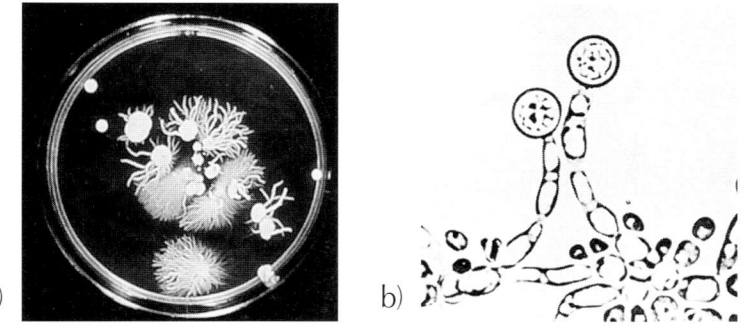

a) b)

Abb. 30: Pilzkultur – Candida albicans
a) Makroskopisch: cremefarbene Kolonien mit und ohne wurzelartige
Randausläufer, kein Luftmyzel; b) mikroskopisch: zwei charakteristische
granulierte, doppelt konturierte Chlamydosporen, Pseudomyzel und Bla-
stosporen

dienen der Verringerung der Keimkonzentration im Körper.
Folgen müssen der gezielte Aufbau der Darmflora, das heißt
der darmwandständigen körpereigenen Bakterien der
Schleimhäute, sowie eine homöopathische Therapie zur
Steigerung der Abwehr gegen Mikroorganismen. Ob zusätz-
liche Medikamente, eine Eigenblutbehandlung oder andere
Verfahren notwendig sind, entscheidet Ihr Therapeut nach
individuellen Gesichtspunkten.

Und bitte denken Sie daran, auch Ihren Partner bzw. Ihre Partnerin untersuchen und eventuell behandeln zu lassen! Da ernährungsbedingte Erkrankungen familiär gehäuft auftreten, ist dies ein oft notwendiger Schritt, um eine erneute Ansteckung wirkungsvoll zu verhindern.

Immuntrainingsernährung – die topaktuelle Antipilzdiät

Jahrzehntelang wurde von den Pilzforschern die Antipilzdiät nach Professor Rieth empfohlen. Diese beinhaltete vor allem den absoluten Verzicht auf Zucker in jeglicher Form. Tausende von Betroffenen mußten daraufhin monate- bis jahrelang eine Mangeldiät durchhalten, die die Pilze im Darm »aushungern« sollte. Wir haben in unseren Praxen genügend Patienten gesehen, die durch Verzicht auf Obst, aber auch auf die kleine, seelisch benötigte Leckerei mit magerem, blassem Gesicht vor uns saßen und trotzdem ihre Pilze nicht losgeworden sind. Geschweige denn, daß sie gesund waren!

Hungern, bis der Pilz und das Leben raus sind?

Die Medizin ist jedoch einem ständigen Wandel unterworfen. So wurde erst 1995 festgestellt, daß man Pilze im Darm nicht ausrotten kann und soll. Entzieht man ihnen die lebensnotwendigen Substanzen, kehren diese intelligenten Lebewesen entweder in ihr asketisches Schlafstadium zurück (s. o.) und warten, bis das notwendige Nahrungsangebot (z. B. bei Ende der Diät) wieder auftaucht, oder – und dieses Untersuchungsergebnis war viel alarmierender – sie bilden aggressive Zweige (Hyphen), mit denen sie durch die Darmwand ins Blut wandern. Mit dem Blutstrom lassen sie sich treiben und suchen in anderen Organen nach neuen Lebensräumen, abhängig vom dortigen Nahrungsangebot.

Wenn Pilze auf Nahrungssuche gehen

Pilze sind so weit verbreitet, daß der menschliche Organismus täglich mit Millionen neuer Sporen überflutet wird. Nur eine gesunde Immunabwehr kann die schädliche Wirkung dieser Keime in Schach halten. Es ist daher unbedingt notwendig, die Ernährung als Immuntrainingsdiät zu optimieren. Verzicht ist notwendig, aber das Weglassen lebensnotwendiger Substanzen ist der falsche Weg!

Die oft gestellte Frage, wie lange eine Diät durchgeführt werden soll, ist nur individuell je nach Befund und Befinden zu klären. Als grobe Grundregel gilt: mindestens eine Woche strikte Diät, über einen weiteren Monat an ein bis zwei Tagen in der Woche Wiederholung der Kur. Erinnern Sie sich noch an »früher«? Da gab's in vielen Familien einmal pro Woche einen Obsttag! Dieser diente der Entschlackung und Auffüllung wichtiger Vitaminreserven. *Wie wär's mit einem Obsttag?*

Die optimalen Getränke

Achten Sie darauf, ausreichend Flüssigkeit zu sich zu nehmen – mindestens zwei Liter am Tag. Hierdurch wird nicht nur der Stuhl weicher. Alle Körperzellen bestehen zum großen Teil aus Wasser. Ist zuwenig Flüssigkeit im Organismus vorhanden, »welken« die Zellen wie Blumen in der Vase. Am besten geeignet sind stilles oder kohlensäurereduziertes, natriumarmes Mineralwasser, Lapacho- und Kräutertees. Bitterstoffe (Tannine) in grünem Tee wirken immunanregend. Wenn Ihre Darmflora gestört ist, empfehlen wir zusätzlich einen viertel bis einen halben Liter Brottrunk, eventuell verdünnt mit Wasser. Dieser liefert eine Vielzahl essentieller Nährstoffe und Milchsäure. Kaffee, schwarzer Tee und Alkohol übersäuern den Darm und belasten die Leber, daher ist ein vorsichtiger Umgang damit zu empfehlen. Ein Glas guten Rotweins pro Tag ist durch die Anregung der Durchblutung und die antioxidative Wirkung manchmal gesundheitsfördernd.

Lassen Sie sich in der Apotheke einen Antipilztee aus folgenden Zutaten mischen, und trinken Sie davon ein bis zwei Tassen pro Tag. Rezept: *Der Antipilztee*
- Folia Betulae 15,0
- Herba equiseti 10,0
- Fructi Juniperi 15,0

- Flores Sambuci 10,0
- Herba Uricae 10,0
- Stipit. Cerusi 10,0
- Foliae Sennae ulix. 15,0
- Herba Bunsae past. 5,0
- Fructus vesicul. 5,0.

Unser Säure-Basen-Haushalt

Ein übersäuerter Magen-Darm-Trakt ist ein optimaler Nähr-boden für Pilze. Fernwirkungen dieser Überwucherung sind z. B. eine verspannte Muskulatur im Hals- und Schulterbe-reich oder migräneartige Kopfschmerzen. Die Mischung aus Säuren und Basen im Körper wird durch den pH-Wert, das Maß für die Wasserstoffionenkonzentration, ausgedrückt und *pH-Wert bei* beträgt bei Gesunden 7,4. Sie haben die Möglichkeit, vor al-*Gesunden:* lem über Ihre Ernährung dieses innere Gleichgewicht zu sta-*7,4* bilisieren. Die entsprechende Ernährungsempfehlung lautet: ein Drittel saure, zwei Drittel basische Ernährung. Tabelle 9 enthält die zugeordneten Nahrungsmittel in absteigender Reihenfolge ihrer pH-Wirkung.

Tabelle 9: Saure und basische Lebensmittel in absteigen-der Reihenfolge ihrer pH-Wirkung

Säurebildner	Basenbildner
Zucker aller Art	Grüner Tee
Backhefe	Alle Gemüse und Salate
Kaffee, schwarzer Tee	Kichererbsen
Fleischextrakt	Oliven
Eier	Schwarzer Rettich
Tierisches Eiweiß	Sprossen und Keimlinge
(Fisch, Fleisch, Meeresfrüchte)	

Säurebildner	Basenbildner
Getreide (Gerste, Hafer, Mais, Reis, Dinkel)	Kartoffeln
Früchte mit hohem Zuckergehalt (reife Bananen, Weintrauben, Mirabellen)	Algen, vor allem Spirulina
Margarine	Speisepilze
Käse	Buttermilch
	Obst, vor allem Ananas, Orangen, Zitronen
	Kohl
	Sahne

Zur Selbstkontrolle Ihres Säure-Basen-Haushalts sind in jeder Apotheke pH-Meßstreifen erhältlich, die Sie beim Wasserlassen oder auf der Zunge einfach benutzen können. Führen Sie vier Wochen lang ein Tagebuch, in dem Sie Ihre Werte morgens, mittags und abends notieren. Kaisernatron oder ähnliche alkalisierende Mischungen helfen Ihnen in der Anfangszeit der Therapie, überschüssige Säure zu binden.

Selbsttest für ein paar Pfennige

Achten Sie darauf, rohes Gemüse und Salate nicht nach 17 Uhr zu essen, da sie sonst im Darm gären. Und verwenden Sie bitte keine Mikrowelle – sie zerstört wichtige Inhaltsstoffe Ihrer Lebensmittel.

Rohes Gemüse nicht nach 17 Uhr!

Trennkost, auch zur Gewichtsreduktion

Die typische deutsche Ernährung – Fleisch, Kartoffeln und Gemüse – überfordert oft den Darm, vor allem, wenn er krank ist. Versuchen Sie daher, eiweiß- und kohlenhydratreiche Lebensmittel getrennt voneinander zu essen. Sie erleichtern damit Ihre Verdauung. Gerade wenn Sie überflüssiges Gewicht abbauen wollen, ist Trennkost angezeigt. Es dauert zwar einige Zeit, bis Sie leichter werden, dafür hält das neue

Medizinisches Abnehmen bedeutet 1 kg in 1 Monat

Gewicht aber auch länger an. Im Buchhandel sind einige gute Werke zu finden, mit denen Sie diese gesunde Eßkultur einfach erlernen können.

Hände weg vom Zucker!

Während unser Körper jahrtausendelang auf eine Zuckerzufuhr von etwa zehn Gramm pro Tag eingestellt war, überfluten wir ihn heutzutage mit durchschnittlich der zehnfachen (!) Menge. Vom überschüssigen Zucker leben dann die Pilze in den Geweben. Zucker ist leider auch häufig in Lebensmitteln versteckt, darum sollten Sie auf die Etiketten der eingekauften Waren achten. Pilze ernähren sich vor allem von leicht abspaltbaren Zuckern wie Glukose. Wenn Sie z. B. abends eine halbe Tafel Schokolade essen, vermehren sich im Darm vorhandene Pilze um ein vielfaches: Aus 1000 Pilzsporen werden in zwei Stunden 2000, in zehn Stunden 32 000 und in 20 Stunden über eine Million Sporen!

Süße aus Wasser und Milchzucker   Noch nicht klar empfehlenswert ist die Verwendung von Süßstoffen wie Aspartam, Saccharin, Cyclamat oder Acesulfam. Mannit, Sorbit und Xylit sollten in jedem Fall gemieden werden. Eine natürliche Alternative ist Milchzucker, der in Pulverform erhältlich ist. Für Hefen nicht verdaubar, fördert er die normale Darmflora und reguliert die Darmtätigkeit. Zum Süßen können Sie sich leicht einen haltbaren Sirup aus kochendem Wasser und Milchzucker herstellen. Aber Vorsicht bei Milchallergie! Hier sollte auf Honig ausgewichen werden. Honig ist eigentlich das optimale Süßungsmittel, wenn er sparsam verwendet wird. Natürlich belassener Honig ist reich an Nähr- und Vitalstoffen. Auch die enthaltenen Enzyme, bekannt aus dem Gelée royale der Bienenkönigin, besitzen abwehrsteigernde Eigenschaften. In südlichen Ländern wird Honig oft mit Erfolg zur äußerlichen Behandlung von Hautinfektionen angewandt.

Konsequenz zahlt sich aus

Gerade die ersten Tage der Pilzimmundiät sind anstrengend. Meist schon am zweiten Tag »schreien« die Hefen nach Zucker in jeglicher Form, so daß Ihr Heißhunger auf Süßes sehr stark wird. Gleichzeitig sterben die ersten Mikroorganismen ab, und Ihr Körper wird mit giftigen Zerfallsprodukten überlastet. Wenn Sie jetzt bereits mit der ersten Darmreinigung (Colon-Hydro-Therapie) beginnen, werden diese Schlacken schnell über den natürlichen Ausscheidungsweg beseitigt. Somit wird auch Ihre Leber nicht überbelastet, die ja alle Giftstoffe entsorgen muß.

Wenn das Verlangen nach Süßem kommt, bleiben Sie in jedem Fall standhaft, sonst werden Sie wieder an den Therapieanfang zurückgeworfen. Trinken Sie alternativ etwas Buttermilch oder Tee – besonders empfehlenswert sind die Basenbildner Mate- oder Lapacho-Tee. Oder essen Sie die auf Seite 192 beschriebene Joghurt-Quark-Zubereitung, sie stillt das Verlangen sofort.

Einen Keks in Ehren sollte jeder verwehren

Empfehlungen für die Jüngsten

Viele Kinder, besonders nicht oder nur kurze Zeit gestillte, verfügen leider nur über ein reduziertes Abwehrsystem und sind wegen ihrer schlechten Darmflora anfällig für Pilze und allergische Erkrankungen. Werden sie, vielleicht zur Beruhigung, mit Süßem verwöhnt, ist das Chaos perfekt. Die Schwächsten unter uns zeigen schnell chronische Krankheitssymptome.

Die erfreuliche Nachricht ist, daß Kindern mit homöopathischen Medikamenten und Milchsäurebakterien sehr schnell geholfen werden kann. Allerdings funktioniert diese Heilung nur über eine gleichzeitige Ernährungsumstellung. Achten Sie aber darauf, daß aus der Diät keine Mangelernährung wird. Gerade im Wachstum benötigt der Körper nährstoffreiche und ausgewogene Speisen. Bedenken Sie bitte bei der Zubereitung, daß besonders appetitlich zubereitete Mahlzeiten das Durchhaltevermögen Ihres Kindes fördern.

Erklären Sie den Kindern bildlich, daß in ihrem Bauch Pilze mitessen (vor allem den Zucker), dadurch immer größer werden und sie krank machen. Informieren Sie auch Betreuer, Eltern der Freunde und Großeltern über die geltenden Ernährungseinschränkungen.

Eine wichtige Anmerkung

Gesund-
werden
sollte Spaß
machen

Gesundheit und Gesundwerden sollten Spaß machen. Schränken Sie Ihre Ernährungsweise ein, aber verlieren Sie nicht die Lust am Essen. Auch mit unseren Empfehlungen gilt für Sie und Ihre Familie weiterhin das Sprichwort: Liebe geht durch den Magen.

Die moderne Pilzimmundiät

Aller Anfang
ist leicht,
aber halten
Sie durch!

Entschlackung und Zuckerreduktion sind Kennzeichen der ersten Diätwoche. Hier sollten Sie absolut konsequent sein, um den wichtigen Anfangserfolg nicht zu versäumen. Die ersten Tage sind wie bei jeder Suchtentwöhnung schwierig. Ab dem dritten Tag fühlen Sie die Erleichterung, und es fängt an, Spaß zu machen. Verlängern Sie diese Woche nach Lust und Laune, die optimale Dauer beträgt drei bis vier Wochen. Danach sollten Sie ein bis zwei Tage pro Woche wieder einen strikten Diättag einlegen.

Ihr Speiseplan besteht in der strengen Zeit aus zwei Komponenten:
- tagsüber Joghurt-Quark-Mischung und
- mittags oder abends (für die Berufstätigen) Gemüsemus.

Dies ist viel leckerer, als es klingt, alle wichtigen Nährstoffe sind ja vorhanden. Mit dieser Ernährungsumstellung erreichen wir in der Praxis fast immer eine Gewichtsabnahme von einem bis fünf Kilogramm in der ersten Woche, und dies nicht auf Kosten der Muskulatur, wie bei vielen eiweißreduzierten Diäten, sondern durch Abbau von Fett und Schlackenstoffen! Um gleich einen weiteren Vorbehalt aus dem Weg zu räumen: Sie brauchen nicht zu hungern! Die Menge ist unerheblich, essen Sie sich ruhig satt. Aber denken Sie – wie bereits erwähnt – an viele kleine Portionen. Hier das Rezept mit den Zutaten für eine Person:

- 500 g Magerquark,
- 500 g Joghurt mit lebenden Kulturen (Lactobazillen, Bifidobakterien),
- 1 EL Leinöl (kaltgepreßt aus Leinsamen),
- 2–3 EL Leinsamen (nicht geschrotet),
- Obst nach Bedarf (Äpfel, Orangen, Pampelmusen, Nektarinen, Bananen o. ä.),
- ein Spritzer Zitronensaft,
- Honig oder Milchzucker bei Bedarf.

Mischen Sie sich morgens frisch den Biojoghurt und Quark, Leinöl, Leinsamen, ein wenig Zitronensaft, kleingeschnittenes Obst, eventuell etwas Milchzucker oder besser Honig zusammen. Diese Mischung essen Sie in kleinen Portionen über den Tag verteilt, auch dann, wenn der Appetit auf andere Genußmittel kommt.

Der Einkaufszettel wird immer kürzer

Als Abwechslung können Sie zu einem Gang Gemüsemus essen, kurz gekocht und stark zerkleinert (damit der Darm entlastet wird). Hier das Rezept mit den Zutaten für eine Person:

- 1–3 mittelgroße Kartoffeln,
- 100–300 g frisches Gemüse (z. B. Brokkoli, Möhren, Spinat, Kohlrabi, Sellerie),
- ein wenig Salz,
- Pfeffer und Gewürze nach Bedarf.

Waschen Sie alle Zutaten am besten mit einer Gemüsebürste. Kochen Sie die Kartoffeln in der Schale weich, und schälen Sie sie erst nachher. Gleichzeitig wird das Gemüse weichgekocht. Zerkleinern Sie alles leicht mit dem Messer, anschließend werden alle Zutaten mit einer Küchenmaschine oder dem Pürierstab zu einem Brei weiter zerkleinert. Erhtzen Sie nochmals bei Bedarf und schmecken mit den Gewürzen ab.

Trinken Sie täglich mindestens zwei Liter Wasser und Tee, jedoch nicht zum Essen, da ansonsten die Verdauungsenzyme verwässert werden. Besser geschieht dies zwischen den Mahlzeiten oder unmittelbar vorher.

Lieber eine Ausnahme machen als ganz abbrechen

Noch eine Anmerkung zum Schluß: Überfällt Sie in der ersten Woche oder danach der Appetit auf irgendeine andere Speise so gewaltig, daß Sie am liebsten »ein Schwein schlachten möchten«, so gönnen Sie sich lieber eine kurze Ausnahme, als daß Sie die ganze Diät abbrechen. Im nachhinein werden Sie stolz sein, Ihren kleinen Schwächen nie oder nur selten nachgegeben zu haben. Aus eigener Erfahrung können wir Ihnen aber schon jetzt sagen: Haben Sie die Ernährungsumstellung erst einmal durchgeführt, können Sie sich das übliche Menü-Durcheinander gar nicht mehr vorstellen. Oder wollen Sie Ihren gesunden Darm wieder schwächen?

Zusammen mit der Familie verzichten

Und noch ein Tip: Jeder Verzicht fällt viel leichter, wenn man ihn in Gemeinschaft übt. Überzeugen Sie Ihre Familie, mitzumachen. Als Belohnung für alle kann z. B. nach Abschluß der »harten Phase« ein Kurzurlaub übers Wochenende stehen. Das Geld hierfür haben Sie während der Zeit beim Einkauf gespart.

Damit Sie in der Zeit nach der Umstellung Ihre Ernährung optimieren können, zeigt Ihnen Tabelle 10 eine Bewertung von Nahrungsmitteln. Heften Sie ruhig eine Kopie davon an Ihren Einkaufszettel.

Tabelle 10: Vorschläge für die tägliche Zusammensetzung der Nahrung

Täglich ohne Einschränkung	Täglich mehrfach	Täglich maximal einmal	Nur als Ausnahme
• Brunnen- und Gartenkresse, Chicorée, Rettich, Weiß- und Rotkohl, Zwiebeln, Oliven, Knoblauch, Kichererbsen, Shiitake-Pilze • Kartoffeln • Biojoghurt mit lebenden Kulturen, Buttermilch, Mandel- und Stutenmilch •Meerrettich, scharfer Senf (ohne Zuckerzusatz!) • Stilles, natriumarmes Mineralwasser, Lapacho-Tee	• Kohlrabi, Möhren, Radieschen, rote Beete, Knollensellerie (Vorsicht, evtl. Allergie!), Artischocken, Sellerie, Blumenkohl, Broccoli, Chinakohl, Endiviensalat, Feldsalat, Blattsalat, Fenchel, Grünkohl, Löwenzahn, Mangold, Lauch, Rosenkohl, Sauerkraut, Sojasprossen, Spargel, Spinat, Wirsing, Auberginen, Zucchini, grüne Bohnen, Gurken, Kürbis, Paprikaschoten, Tomaten • Frische Kräuter, frische Gewürze, Obstessig • Frische Champignons, Morcheln, Pfifferlinge, Steinpilze • Kartoffeln • Frisches Obst (z. B. saure Äpfel, Pampelmusen, Orangen, Zitronen, Kiwi, halbreife Bananen) • Saure Sahne, Dickmilch, Quark, Kefir, Hütten- und Frischkäse • Sonnenblumenkerne, Leinsamen, Sesam, Pinienkerne • Butter, kaltgepreßte Öle, ungehärtete und naturbelassene Fette • Frisches Fleisch, Geflügel, Eier, Fisch • Milchzucker • Gemüsesäfte, Kräutertee, Mate-Tee	• Hülsenfrüchte • Ungesüßtes Brot ohne Hefe, Sauerteigbrot, Knäckebrot ohne Hefe, Reiswaffeln • Alle Käsesorten außer Frischkäse • Volle Körner (Dinkel, Buchweizen, Gerste, Grünkern, Hirse, Mais, ungeschälter Reis, Wildreis, Roggen, Hafer, Weizen) • Süße Früchte (z.B. reife Bananen, Aprikosen, Kirschen, Mirabellen, Pfirsiche, Pflaumen, Beeren, Trauben, Birnen, süße Äpfel, süße exotische Früchte Trockenfrüchte) • Honig • Frische Vollmilch, Vorzugsmilch, Sahne • Kaffee, schwarzer Tee, Rotwein in geringen Mengen • Ungesüßte Fruchtsäfte	• Zucker und zuckerhaltige Speisen, Ahornsirup, Süßstoffe mit Kohlenhydraten (Mannit, Sorbit, Xylit) • Helles Brot, Hefe, Kekse, Kuchen, Schokolade • Weißmehlprodukte (z.B. Reis, helle Nudeln) • Marmeladen, Gelees, Zuckermais, Konfitüren • Schweinefleisch und dessen Wurstwaren, Schinken, Speck • Geräucherter Fisch • Konserven, Tiefkühlgemüse mit Zusätzen • Fertigprodukte und -saucen • Nüsse • Limonaden, Coal, gesüßte Fruchtsäfte, süße Milchmixgetränke, alkoholische Getränke

Gewichtsreduktion und der berühmte Jo-Jo-Effekt

Sie kennen das vielleicht: Mühsam haben Sie sich wochenlang durch eine der täglich überall propagierten Diäten gequält, und kaum ernähren Sie sich wieder »normal«, beginnt die Waage erneut ihren kometenhaften Anstieg (Jo-Jo-Effekt). Oftmals zeigt sie kurze Zeit später sogar mehr an als vor der Märtyrerdiät. Dabei verliert man leicht die Lust, erneut Verzicht zu üben.

Zuerst wird Eiweiß abgebaut

Was sind die Gründe dafür? Zum einen sind die meisten Diäten Mangelernährungen. Man versucht, mit einseitiger Ernährung das überschüssige Fett zu reduzieren. Doch – für das Auge nicht sichtbar – werden zuerst Eiweißreserven, z. B. in Muskeln, abgebaut. Dies kann u. a. zu Herzbeschwerden führen. Durch Vitaminmangel und wenig sportliche Betätigung kann überhaupt kein Fett abgebaut, das heißt verbrannt werden. Bevor Fettzellen kleiner werden, hat der Körper bereits Alarm gegeben und fordert erneute Nahrungsaufnahme. Diese findet dann meist unkontrolliert statt, so daß nicht nur die Muskel-, sondern auch die Fettzellen wieder Nahrung bekommen.

Zum anderen gilt das Sprichwort, daß Könige und Regierungen leichter gestürzt werden als Eßgewohnheiten. Eine Diät sollte nie abrupt und ganz beendet, sondern an ein bis zwei Tagen in der Woche weitergeführt werden. Der Stoffwechsel braucht eine langsame Umstellung auf hochwertige Kost, denn jahrelang herrschte ja Ernährungschaos!

Nur einmal pro Woche auf die Waage

Immer wieder werden Colon-Hydro-Therapeuten gefragt, ob und wie mit dieser Behandlungsform das Gewicht reduziert und vor allem stabilisiert werden kann. Allein mit der Colon-Hydro-Therapie erreicht man das Ziel bestimmt nicht, sie dient aber im gemeinsamen Verbund mit einer Ernährungsumstellung der Entschlackung, Entgiftung und Wiederherstellung gesunder Verdauungsfunktionen. Gerade wenn die aus den Fugen geratene Bauchform trotz Diät nicht zurückgehen will, wirkt die Colon-Hydro-Therapie Wunder. Blockaden im Körper werden gelöst, Giftstoffe und Erreger ausgeschwemmt. Nach sechs bis zehn Spülungen »erleben« Sie, wie wohlig sich ein flacher Bauch anfühlen kann, wie schön es ist, den Gürtel wieder enger schnallen zu können. Der innere Druck ist weg, auch der Druck, ständig irgendwelche schädlichen Produkte essen zu müssen. Wir haben oft von Patienten gehört, daß erst nach einer Darmreinigung das Verlangen nach Süßem so weit zurückging, daß selbst offen umherliegende Schokolade kein Verlangen mehr auslöste.

Verzichten Sie auch auf Freunde, die Sie zum Essen und Trinken verführen wollen. Jeder stirbt für sich allein, und Übergewicht ist ein großer Risikofaktor.

Entwässerungstabletten sind zur Gewichtsreduktion entgegen landläufiger Meinung nur selten geeignet. Sie stören massiv den sensiblen Wasserhaushalt und helfen nur ein bis zwei Tage, das Gewicht zu senken, dafür entziehen sie aber vor allem wichtige Mineralien! Es muß auch nicht sein, die Nahrungsaufnahme um die Hälfte zu reduzieren – das berühmte »FdH« oder »Friß die Hälfte«. Schon die Verringerung um ein Drittel der gewohnten Menge bringt bei allen bisher untersuchten Tierarten mit bis zu etwa fünf Jahren Lebensdauer eine durchschnittliche Verlängerung der Lebenszeit um 50 Prozent bei deutlich verbesserter Fitneß und weniger Altersbeschwerden.

Entwässerungstabletten nur selten geeignet

Um noch einmal auf das Kauen zurückzukommen: Das wirklich beste Werkzeug, um Ihr Optimalgewicht zu halten und den Jo-Jo-Effekt zu vermeiden, haben Sie im Mund! Einer der Autoren saß zuletzt bei einem Medizinerkongreß im Frühstücksraum des Hotels und beobachtete die größtenteils hektische Nahrungsaufnahme der übrigen Gäste: Im ganzen Raum saß kein Mensch, der mehr als zehnmal auf seinem Bissen herumkaute. Was soll denn der Körper verarbeiten? Unser Darm ist doch von seinem Chef, dem Gehirn, pro-

Gut gekaut ist halb verdaut

grammiert, entsprechend den Meldungen der Organe ein bestimmtes Eiweiß, ein definiertes Fett oder eine Stärkeart in genau festgelegter Dosierung aufzunehmen. Kommt hingegen dort unten nur ein Klumpen an, der außer im Mund nirgendwo anders im Verdauungstrakt aufgetrennt werden kann, muß der Darm wahllos diesen Klumpen anstelle der angeforderten Einzelsubstanzen aufnehmen. Alles, was aber nun gar nicht benötigt wird, lagert der Körper irgendwo ab. Und aus ein paar Brocken werden Gramm, aus Gramm werden überflüssige Kilogramm, und aus Kilogramm wird die nächsthöhere Bekleidungsgröße.

Ihr Körper ist keine Lagerhalle – und dabei könnte es so einfach sein! Kauen Sie jeden Bissen mindestens 15mal, am besten gerade in der Abnehm- und Umgewöhnungsphase 25- bis 35mal. Das mag langweilig klingen, und es ist harte Arbeit. Doch denken Sie dabei an das französische Sprichwort: Essen ist ein Bedürfnis, Genießen eine Kunst. Die Zunge hat unglaublich viele Geschmacksnerven, und je länger das Genußmittel auf ihr verweilt, um so intensiver werden die Sinne. Jeder Weintrinker kennt das und »rollt« den Schluck mit der Zunge. Probieren Sie einmal aus, wie lecker eine Erdbeere ist, die 35mal ordentlich gekaut wird – oder, wenn Sie nicht darauf verzichten wollen oder können, ein Stück Schokolade. Auf einmal brauchen Sie nicht mehr die ganze Tafel, sondern nur noch einen Riegel! Sagen Sie ruhig Ihrem Partner bzw. Ihrer Partnerin, er bzw. sie solle öfter mal bei Ihnen mitzählen und Sie bei unbewußtem Schlingen ermahnen.

Achten Sie auch auf Ihre Zähne! Noch eine Anmerkung zu den Zähnen: Sie müssen natürlich in gutem Zustand sein, um eine ordentliche Zerkleinerungsfunktion zu erfüllen. Lücken sollten geschlossen und Amalgamfüllungen durch unschädliche Materialien ersetzt werden. Es ist heute eindeutig nachgewiesen, daß das Quecksilber im Amalgam den ganzen Organismus schädigt, vor allem die Abwehrzentralen im Darm.

Ebenso wichtig, aber oft nicht erkannt, ist der einwandfreie Biß. Hier können bei Bedarf vom Kieferorthopäden sogenannte Bißschienen angebracht werden, die vielfältige Wirkung auf den Organismus und unter anderem auch auf die Verdauung haben.

Muskeltraining von innen – Bodybuilding für den Darm

Viele Menschen trainieren und arbeiten daran, ihre Bauchmuskulatur zu stärken, um wieder ästhetisch zu wirken. Was ist los, wenn trotz aller sportlichen Aktivität keine Besserung der Bauchform und Körperhaltung eintritt? Oft ist ein schlaffer, muskelschwacher Dickdarm schuld an der falschen Bauchform, ja sogar an der falschen Körperhaltung. Dabei steht der Dünndarm extrem hoch, ist erweitert und überbläht, das heißt, der gashaltige Dünndarm schiebt das Zwerchfell, die Muskelplatte, die Bauch- und Brustorgane trennt, nach oben und den Dickdarm nach unten und vorn in Richtung Blase und Unterleib. Oft wird auch die Wirbelsäule verbogen. Alarmzeichen sind mehrmalige »Hexenschüsse« oder ständige Muskelverspannungen im Kreuzbereich. Weitere Folgen sind:

Alarmzeichen »Hexenschuß«

- Unterleibsbeschwerden bei Mann und Frau,
- Störungen der Sexualität und der Blasenfunktion,
- Lymphstau im Unterleib und in den Beinen (Ödeme),
- Neigung zu Krampfadern und Hämorrhoiden,
- Verstopfung,
- Stoffwechselstörungen,
- Gelenkbeschwerden, Rheuma,
- Pickel, Akne, Hautkrankheiten,
- schlaffe Bauchmuskulatur,
- schlechte Bauch- und Körperform (nach Mayr).

Die Ursache liegt oft in jahrelanger Fehlernährung und möglicherweise in einer erblich bedingten Darmmuskelschwäche. Wenn die Tochter sich über ihr Hohlkreuz, den vorstehenden Unterbauch und den herausgestreckten Po ärgert, hat die Mutter meist eine sogenannte Entenhaltung, wie sie von Mayr beschrieben wurde (s. S. 93).

Peitschen-bewegung des Darms Der Darm ist ein Muskel. Er transportiert den Speisebrei durch Zusammenziehen der äußeren Muskelschichten vorwärts. Im gesunden Zustand vollzieht er zweimal täglich, und zwar zwischen 6 und 9 Uhr morgens und 18 und 21 Uhr abends eine sogenannte Peitschenbewegung, die zur Stuhlentleerung führen soll. Dabei läuft eine Welle des Zusammenschnürens (Peristaltik) vom Anfang bis zum Ende des Dickdarms.

Diese inneren Muskeln im Darm können im Gegensatz zu den äußeren nicht bewußt angespannt werden. Unser unabhängiges (autonomes) Nervensystem hat Anspannung und Erschlaffung unter Kontrolle. So kann auch das Bodybuilding für den Darm nur mit entsprechender Hilfe begonnen werden. Neben voluminöser Nahrung – das heißt nicht viel, sondern ballaststoffreich – bietet auch hier die Colon-Hydro-Therapie den besten Weg. So muß die Kolonmuskulatur den Darminhalt während nur einer Sitzung öfter (10- bis 20mal) nach außen drücken, als sie es normalerweise in einer ganzen Woche tut. Damit wird der Bauch auch von innen gekräftigt, was einer direkten inneren Stabilisierung entspricht.

Selbsttest zur Darmfitness

Wie jeder Muskel im Körper benötigt auch die Darmwand eine gute Durchblutung. Legen Sie nach jedem der folgenden Absätze das Buch kurz zur Seite, und befolgen Sie die Anweisungen. So können Sie anhand der folgenden Übungen leicht feststellen, ob Ihr Bauch widerstandslos arbeitet oder eine Behinderung für Sie darstellt.

1) Stellen Sie sich nackt vor den Spiegel, und betrachten Sie sich von der Seite. Nehmen Sie bewußt die Stellung ein, wie Sie immer stehen, also nicht die verkrampfte Brust-raus-Bauch-rein-Stellung, sondern ganz locker: Ist Ihr Bauch flach, oder wölbt er sich vor? Erkennen Sie eine der Mayr-Formen? *Erkennen Sie eine der Mayr-Formen?*

2) Stellen Sie sich aufrecht hin, beide Füße nebeneinander. Jetzt bücken Sie sich, ohne die Beine zu beugen, als wenn Sie etwas aufheben wollten. Ist dies möglich, ohne daß Ihr Bauch Sie behindert?

3) Legen Sie sich flach auf den Boden, winkeln Sie die Beine an, und stellen Sie die Füße auf den Boden. Verschränken Sie die Arme hinter dem Kopf, und richten Sie Ihren Oberkörper zehnmal so auf, daß ihre Nase die Knie berührt (Sit-Up). Was sagt Ihnen Ihr Körper jetzt?

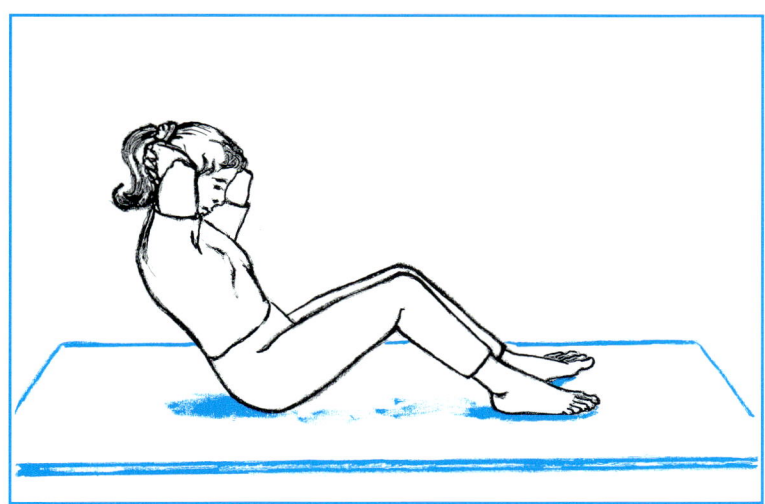

4) Essen Sie morgens ein Glas Blaubeeren ohne Zucker, z. B. von Natreen®. Dauert es länger als zwölf Stunden, bis Sie an der Farbe des Stuhls erkennen, daß die Blaubeeren Ihren Magen-Darm-Trakt durchquert haben? Und wie lange dauert es, bis keine blaue Farbe mehr sichtbar ist?

5) Hören Sie nach einem morgendlichen Stuhlgang einmal in sich hinein. Fühlen Sie sich wirklich vollkommen geleert, oder tragen Sie noch etwas in Ihrer »Abfalltonne« mit sich herum?

Zugegeben, diesen Selbsttest bestehen nur wenige. Aber ebenso wenige verfügen über eine gesunde Darmfunktion!

Das Trainingsprogramm

Der Wecker sollte Ihr Freund werden

Bewegungsmangel ist eine der Nebenwirkungen unserer modernen Zivilisation. Geben Sie Ihrem Körper wieder das, was er benötigt. Die Minimalübungen, die wir nachfolgend als Fitneßprogramm aufgeführt haben, geben Ihnen eine ordentliche Grundlage.

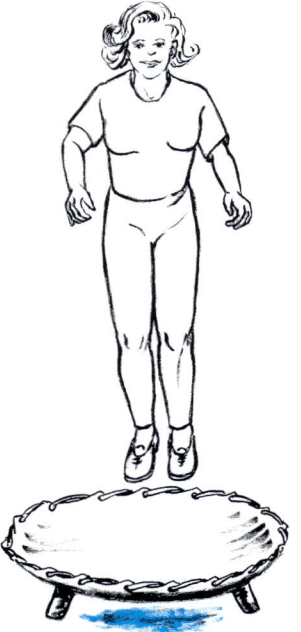

Übungen am Morgen. Stehen Sie 15 Minuten früher auf als bisher. Nehmen Sie sich Zeit, um Ihren Körper auf den anstrengenden Tag vorzubereiten. Trinken Sie als erstes ein Glas stilles Mineralwasser, und führen Sie vor dem Frühstück zehn Minuten lang eine der folgenden Übungen aus.

Leichtes Hüpfen auf dem Trampolin (Zimmertrampolin). Diese Sprunggeräte haben einen Durchmesser von etwa einem Meter und ermöglichen selbst Untrainierten ein unterhaltsames Hüpfen. Achten Sie aber darauf, sich im ersten Übermut nicht den Kopf an der Decke zu stoßen! Bei verkrampftem Darm sollten Sie morgens und abends besser auf dem Heimtrampolin gehen und nicht hüpfen. Durch das rhythmische Auf und Ab entspannt sich der spastische Darm, die inneren Muskeln werden gestärkt und sorgen somit für gesunde und regelmäßige Verdauung.

Bei ver-krampftem Darm nicht hüpfen, sondern gehen

Leichtes Training mit Hanteln, Expander o. ä. Stellen Sie sich im Badezimmer vor den Spiegel, und führen Sie die Übungen, die meist den Geräten beiliegen, mit drei bis fünf Wiederholungen durch. Zwischen den Übungen können Sie der morgendlichen Kosmetik nachgehen. Also: Übung 1 – Duschen – Übung 2 – Zähneputzen – Übung 3 – Eincremen oder Rasieren – Übung 4 – Haare frisieren – Übung 5 zum Abschluß. Jeden Morgen durchgeführt, zeichnen sich innerhalb kurzer Zeit rasch auch äußere Muskelstrukturen ab. Sollten Sie noch nie mit diesen Fitneßgeräten gearbeitet haben, lassen Sie es sich im Sportstudio während einer Probestunde zeigen.

Leichtes Fahrradfahren auf dem Heimtrainer oder im Freien. Perfektes, ganzjähriges Herz- und Kreislauftraining ist durch einen Heimtrainer gewährleistet. Nur zehn Minuten morgens und eventuell abends noch einmal bringt Ihren Kreislauf in Form. Innerhalb von zwei Wochen merken Sie bereits, daß die anfängliche Belastung zurückgeht und Sie schneller, länger und weiter fahren können. Sollten Sie unter Herzkrankheiten leiden, kann Ihr Arzt ein Trainingsprogramm erstellen. Dazu wird mit Hilfe eines EKG unter verschiedenen Belastungsstufen (Watt) Ihr optimaler Wirkungsbereich ermittelt. Wichtig ist, daß ein bestimmter oberer Trainingspuls (Herzfrequenz) nicht überschritten wird. Diesen können Sie selbst messen. Legen Sie dazu die Finger der flachen Hand an den Hals zwischen Kehl-

Berechnen Sie Ihren Trainingspuls

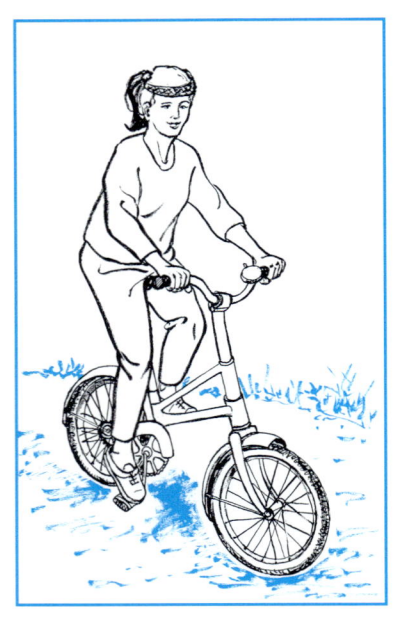

kopf und Kieferknochen, zählen Sie Ihren Puls, und ermitteln Sie den Trainingspuls nach folgender Formel:

200 minus Lebensalter minus 10 % = maximaler Trainingspuls

also z. B. für einen Vierzigjährigen: 200 − 40 = 160; 160 − 16 = 144 (maximaler Trainingspuls).

In den trockenen Monaten kann und sollte das Fahrradfahren an die frische Luft verlegt werden.

Sit-Ups für die gerade Bauchmuskulatur. Legen Sie sich auf eine weiche Unterlage, stellen Sie die Füße unter einen Schrank o. ä., winkeln die Beine an und legen sich mit dem Rücken auf den Boden. Mit hinter dem Kopf verschränkten Armen führen Sie langsam den Kopf zu den Knien. Achten Sie aber darauf, daß Sie kein Hohlkreuz machen, sondern »rollen« Sie den Rücken

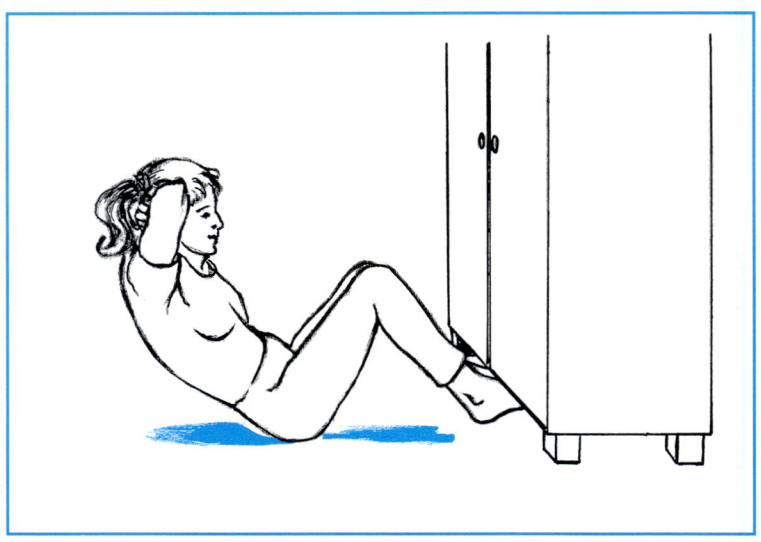

wie eine Katze, die einen Buckel macht. Führen Sie das Aufrichten so oft durch, wie Sie können. Dann entspannen Sie kurz auf dem Rücken, bis Sie wieder Kraft haben, und wiederholen die Übung drei- bis viermal. Den eventuellen Muskelkater am nächsten Tag können Sie am besten dadurch bekämpfen, daß Sie die gleiche Übung wiederholen.

Sit-Ups für die seitliche Bauchmuskulatur. Wie oben beschrieben, allerdings führen Sie abwechselnd beim Aufrichten den linken Ellenbogen zum rechten Knie, dann den rechten Ellenbogen zum linken Knie. Dies wirkt wunderbar gegen die seitlichen »Rettungsringe«.

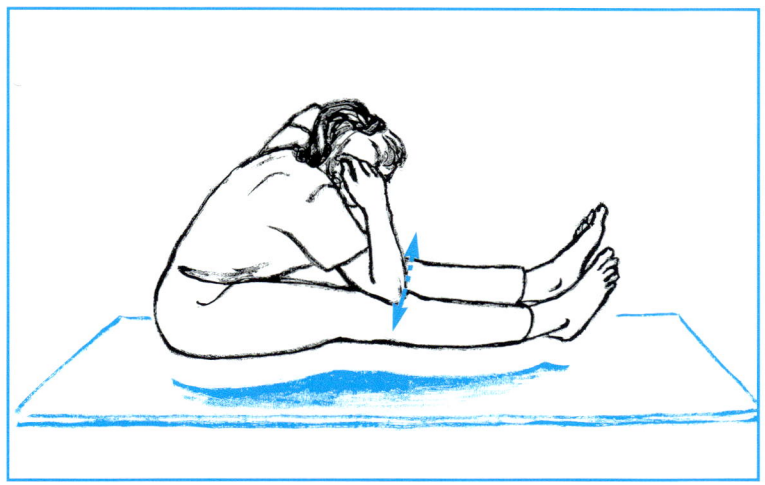

Leichte Dehnungsgymnastik, Aerobic o. ä. Diese Techniken sollten Sie am besten während eines Kurses im Urlaub oder im Studio von Profis erlernen. Auch Gymnastikkurse in Volkshochschulen oder Vereinen werden vielfach angeboten und geben Ihnen eine Grundlage für Übungen zu Hause.

Übungen tagsüber. Vergessen Sie Ihren Körper nicht! Laufen Sie Treppen, anstatt den Aufzug zu benutzen, strecken Sie Ihre Glieder, wenn Sie eine sitzende Tätigkeit haben, freuen Sie sich über Ihre Muskelkraft bei einigen Kniebeugen, oder gehen Sie kurze Strecken mal zu Fuß, anstatt das Auto zu benutzen. Atmen Sie dabei bewußt tief ein und aus.

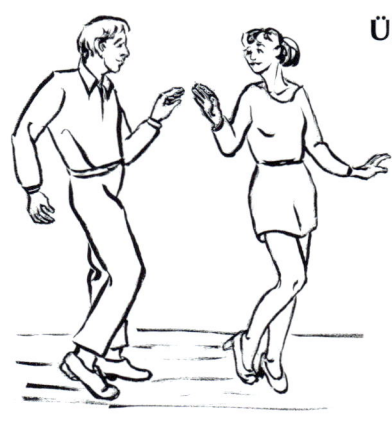

Übungen am Abend. Genießen Sie es doch mal wieder, nach dem Essen nicht den Abend vor dem Fernseher verstreichen zu lassen, sondern sich zu bewegen. Wenn die Straßen leerer werden, ist eine Fahrradtour ein Genuß, oder Sie entdecken auf einem neugierigen Spaziergang Schönheiten, an denen Sie jahrelang vorbeigelaufen sind. Wissen Sie eigentlich, welche Freizeitangebote an Ihrem Heimatort existieren, die Sie auch abends wahrnehmen können? Es ist unglaublich, welche Kraft z. B.

ein reservierter Sportabend pro Woche mit einem oder mehreren Partnern geben kann. Gehen Sie mindestens einmal im Monat in eine Sauna oder ein Dampfbad, um Ihren Körper zu entschlacken. Positiv auf Muskulatur und Bindegewebe des Darms wirken auch Walking, Inline-Skating, Walking und Tanzen (natürlich auch Bauchtanz). Spezielle Beckenbodengymnastik (siehe Literatur im Anhang) dient nicht nur der Muskelstärkung, sondern unterstützt auch die sexuelle Lust!

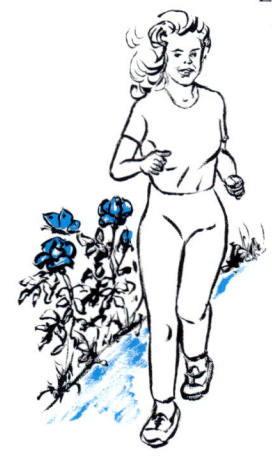

Also, verfallen Sie nicht in geistige Lethargie! Ihr Körper wird es Ihnen danken! Denn in einem gesunden Bauch steckt auch ein gesunder Geist.

Ordnung im Tagesablauf

Stellen Sie sich vor, ein Leistungssportler, nehmen wir Michael Schumacher, plant seinen nächsten Sieg im Formel-1-Rennen. In der Vorbereitungszeit muß das Material optimal eingestellt werden, dann kommen die Trainingsrunden auf der Strecke, und zum Abschluß läuft das Rennen. Mindestens ein Platz auf dem Treppchen sollte dabei herauskommen, möglichst sogar der Sieg. Um das zu erreichen, sind Material, Mechaniker, Transportmittel, Fahrer, Organisatoren, Manager und viele bzw. vieles mehr nötig. Der ganze Stab und die Aktion müssen so koordiniert werden, daß alles und alle zur richtigen Zeit am richtigen Ort sind. Eine straffe Planung ist also notwendig, die Einhaltung von Absprachen oberstes Gebot. Fehlt nur ein Glied dieser Kette oder ist das Material fehlerhaft, droht das Ziel, also der Sieg, verlorenzugehen.

Koordination entscheidet

Genau wie in diesem Beispiel benötigt unser Körper eine gewisse Ordnung. Diese ist bereits in seiner Erbanlage gespeichert. So setzt auch der Verdauungstrakt gewisse Maßstäbe: Er ist nur dann zu optimaler Tätigkeit bereit, wenn der Körper ruhig wird. Jetzt überwiegt der beruhigende Nervenstrang (Parasympathikus), wir fühlen uns entspannt. Kein Wunder, daß der Stuhldrang meist morgens nach einer längeren Schlafphase besteht, denn der Parasympathikus wirkt stimulierend auf den Darm. Wenn allerdings – und das wissen die Schichtarbeiter unter den Leserinnen und Lesern – die Nachtruhe gestört ist, bereitet die morgendliche Sitzung meist Schwierigkeiten.

Formel-1-Maßstäbe für Ihren Körper

Tagsüber konzentriert sich der Körper auf andere Dinge. Leistung ist gefragt, der aktivierende Nervenstrang (Sympathikus) läßt das Herz schneller schlagen, die Muskeln arbeiten schnell und effektiv, die Konzentration steigt: Der Organismus läuft auf Hochtouren. Viele Dinge können gleichzeitig be- und verarbeitet werden, Energie wird verbraucht. Medizinisch gesehen ist es ein Wunder, daß dieses rotierende Stoffwechselgeschehen dank der zentralen Steuerung durch unser Gehirn nicht in Chaos ausartet.

Allerdings fordert unsere genetische Programmierung auch ihren Tribut: ausreichenden Schlaf, geregeltes Essen, Ruhephasen vor allem gegen Mittag, abends Entspannung, gemütliches Zusammensein mit der Familie und streßfreie Vorbereitung für die Nacht; dazu seelische Ausgeglichenheit und eine harmonische Beziehung zum Partner bzw. zur Partnerin.

In der Naturheilkunde kennen wir den Begriff der Ordnungstherapie. Es handelt sich um eine eigenständige Wissenschaft, die sich ausschließlich damit beschäftigt, seelisches und körperliches Gleichgewicht durch einen strukturierten Tages- und Lebensablauf zu gewährleisten. Zwar kommen heutzutage genügend Arzneimittel zum Einsatz, die krankmachende Organisationsfehler kaschieren können (Schlafmittel, Betablocker, Beruhigungsmittel oder Abführhilfen), doch mit diesen ist keine Heilung möglich. Die Schädigung bleibt und kann erst überwunden werden, wenn der bzw. die Betroffene selbst sein/ihr Leben ändert.

Wenn Sie also einen der oberen Plätze in der Gesundheitswertung einnehmen wollen, ist auch eine entsprechende Grundhaltung notwendig. Verstopfte Patienten werden nie eine geregelte Verdauung haben, wenn sie abends bis kurz vor dem Einschlafen fernsehen, deshalb nicht entspannt schlafen und damit mehr Schlaf benötigen und morgens hektisch den Tag beginnen. Innen schreit der Darm nach etwas Ruhe, um sich zu entleeren, aber niemand hört ihm zu. Er hat auch schon gestern abend gerufen, leider ebenfalls ohne Erfolg. Auch seine Peitschenbewegung am frühen Abend wurde sträflich übergangen.

Geregelt leben heißt nicht, spießig zu sein

Konzentrieren Sie sich doch jetzt, wo Sie diese Zeilen lesen, auf Ihren Bauch, und hören Sie einmal in sich hinein. Spüren Sie etwas? Was passiert, wenn Sie sich vorstellen, jetzt gleich Verdauung zu haben? Ihr Darm wird reagieren, er ist aktiv und arbeitet unbemerkt an seiner nächsten Reinigung.

Therapievorschläge bei Beschwerden

Eine naturheilkundliche Behandlung gehört in die Hände eines erfahrenen Therapeuten. Der Begriff »Therapie« kommt aus dem Griechischen und bedeutet u. a. »Dienstleistung, Behandlung, Pflege«. Ein Arzt kann niemals heilen, diese Arbeit ist Ihrem Körper vorbehalten. Er kann aber die richtigen Weichen stellen, mit Worten, Untersuchungen, Anwendungen und Medikamenten.

Heutzutage ist leider viel Volkswissen verlorengegangen. *Altes Heil-* Unsere Großmütter wußten noch, welche Kräuter und Tees *wissen geht* bei körperlichen Unstimmigkeiten verwendet wurden. Im Sü- *verloren* den Deutschlands und in den angrenzenden Staaten wird in ländlichen Gebieten auch heute noch mehr naturheilkundlich als chemisch-synthetisch praktiziert. Aber wo wachsen denn die frischen Heilkräuter für Magen und Darm? Wer pflückt heute noch den wunderschön blühenden Weißdorn und kräftigt damit sein Herz? Wer gibt schon frischen Majoran, eines der besten Verdauungskräuter, zu seinen Salaten? Die Petersilie aus dem Supermarkt hat leider nicht die magenberuhigende Wirkung wie die aus freier Natur. Kaum einem ist leider bekannt, daß ein kleiner Artischockenlikör (Cynar®) nach dem Essen so sensationell wirkt, daß er eigentlich auf Rezept verschrieben werden müßte. Also greifen wir auf fertige Arzneimittel zurück und fühlen uns krank, denn Gesunde nehmen keine Arzneimittel.

Dies können wir aber so nicht stehenlassen. In unserer modernen Ernährung fehlen wichtige Naturstoffe, die der Körper dringend benötigt: Vitamine und Mineralstoffe, Spurenelemente, Enzyme, Kräuter, seltene Eiweißbausteine usw. Jede Erkrankung benötigt ihre eigenen Heilstoffe, die individuell verordnet werden müssen. Daher wollen wir im folgenden einige Therapievorschläge machen, die allerdings keinen Anspruch auf Vollständigkeit und Alleingültigkeit erheben. Sie beruhen auf Erfahrungen, die die Autoren in der speziellen Behandlung von Darmerkrankungen gewonnen haben. Da die Medizin sich ständig im Wandel befindet, werden wir die Empfehlungen auch ständig überprüfen und gegebenenfalls weiterentwickeln.

Bis auf die im folgenden erwähnten rezeptpflichtigen Präparate sind alle Medikamente einfach in der Apotheke erhältlich. Wenn Sie einen geeigneten Therapeuten zur Hand haben, fragen Sie bitte nach den für Sie besten Präparaten. Fast alle genannten Arzneimittel haben keine Nebenwirkungen, trotzdem sollten Sie im Gespräch mit Ihrem Arzt oder Apotheker herausfinden, ob die ausgesuchten Mittel für Sie unbedenklich sind.

Verstopfung (Obstipation)

16 Mio. Packungen Abführmittel 1995 verkauft Verstopfung ist keinesfalls ein »harmloses kleines Problem«, sondern eine Erkrankung, die im gesamten Organismus eine negative Reaktionskette auslöst. Über 40 Millionen Mark geben Deutsche pro Jahr für Abführmittel aus. Daher sollten diese nur im akuten Fall gegeben werden.

Die Verwendung von Abführmitteln (Laxanzien) führt zum Verlust von Elektrolyten wie z. B. Kalium, zu einem Mangel vor allem fettlöslicher Vitamine wie A, D, E und K und zu Dauerdurchfall oder Dauerdarmträgheit. Wer Abführmittel als Schlankheits- oder Entwässerungsmittel mißbraucht, schadet gezielt seinem Organismus. Ein bereits träger Darm wird durch Laxanzien noch müder, und dies ist der Beginn eines verhängnisvollen Kreislaufs. Besser wirken viele Ballaststoffe, Bewegung, mindestens zwei Liter Flüssigkeit pro Tag, wenig Alkohol, Kerne bzw. Nüsse und häufige kleine Mahlzeiten. Verdauungsfördernd wirken zum Beispiel auch nachstehende

Arzneimittel. Hier gilt die Regel, daß zuerst verdauungsfördernde pflanzliche oder homöopathische Arzneimittel und nur bei Bedarf Abführhilfen eingenommen werden sollten.

Carminativum Hetterich N® **Tropfen** (Fa. Hetterich)
Inhaltsstoff(e): Kamille, Pfefferminze, Kümmel, Fenchel, Pomeranze
Anwendung: Verdauungsstörungen, Unwohlsein im Darm, Blähungen
Dosierung: 3 x 20 Tr. vor dem Essen
Dauer der Therapie: bei Bedarf auch längerfristig

Hepar-SL® (Fa. Sertürner) bzw. **Hepar-POS**® **Tabletten** (Fa. Ursapharm)
Inhaltsstoff(e): Artischockenextrakt
Anwendung: zur Förderung der Verdauung, zur Leber- und Galleaktivierung
Dosierung: 3 x 1–2 Tbl. zum Essen
Dauer der Therapie: 4–8 Wochen oder bei Bedarf

Siosol® **Kapseln** (Fa. Febena)
Inhaltsstoff(e): Schöllkraut
Anwendung: krampfartige Beschwerden der Gallenwege und des Magen-Darm-Traktes, zur Förderung der Verdauung
Dosierung: 2 x 2 Kps. zum Essen
Dauer der Therapie: 2–4 Wochen oder bei Bedarf

Pankreatikum-Hevert® **Tropfen** (Fa. Hevert)
Inhaltsstoff(e): verschiedene Homöopathika
Anwendung: Aktivierung der Bauchspeicheldrüse und deren verdauungsfördernde Enzyme
Dosierung: 20 Tr. vor jedem Essen
Dauer der Therapie: 2–8 Wochen oder bei Bedarf

Nux vomica-Homaccord® (Fa. Heel)
Inhaltsstoff(e): Brechnuß, Zaunrübe, Bärlapp und Koloquinte in homöopathischer Dosierung
Anwendung: Verdauungsschwäche und empfindlicher Magen
Dosierung: 3 x 15 Tr. vor dem Essen
Dauer der Therapie: 4–8 Wochen oder bei Bedarf

Wobenzym® **Tabletten** (Fa. Mucos)
Inhaltsstoff(e): u. a. Enzyme aus Papaya und Mango
Anwendung: Regeneration und Abwehrstärkung kranker Organstrukturen, wirkt auf den gesamten Körper
Dosierung: 3 x 2 Tbl. jeweils $1/2$ Stunde vor dem Essen
Dauer der Therapie: Kur mit 200–800 Tabletten einmal jährlich

Pascomucil® (Fa. Pascoe)
Inhaltsstoff(e): indische Flohsamen (*Plantago ovata*)
Anwendung: pflanzliche Abführhilfe durch unverdauliche Quellstoffe; ausreichendes Trinken erforderlich!
Dosierung: abends 1 gehäufter Tl. in ein Wasserglas
Dauer der Therapie: kurzfristig bei Bedarf

FX-Passage® (Fa. Wörwag)
Inhaltsstoff(e): getrocknetes Magnesiumsulfat und Weinsäure
Anwendung: ähnlich dem Bitter- oder Glaubersalz bei akuter oder chronischer Verstopfung, aber besser verträglich
Dosierung: abends 1–3 Tl. auf ein Glas lauwarmes Wasser
Dauer der Therapie: nur bei Bedarf

Klean-Prep® (Fa. Norgine)
Inhaltsstoff(e): an der Mayo-Klinik entwickelte salinische Lösung
Anwendung: zur kurzfristigen Entleerung des Verdauungstraktes (Durchspülungstherapie), auch vor diagnostischen Eingriffen oder vor der Colon-Hydro-Therapie

Dosierung: 1–4 Btl. in je 1 l Wasser auflösen und zügig trinken
Dauer der Therapie: nur einmalig gemäß therapeutischer Anweisung

Ein einfaches, bekanntes Mittel sind ungeschrotete Leinsamen, Kleietabletten oder eingeweichte Backpflaumen am Abend, die auch auf Reisen einfach anwendbar sind. Das holländische Nationalgericht »Hollan'se Hutspot« (je 1 Pfund Kartoffeln und Möhren, gewürfelt) hilft sicher zu gutem, voluminösem Stuhlgang. Gut ist auch der Verzehr von rohem Sauerkraut, morgens nüchtern und abends vor 19 Uhr. *Hausmittel gegen Verstopfung*

Darüber hinaus wirken auch folgende homöopathischen Mittel gegen Verstopfung: Taraxacum, Lachesis, Condurango, Cynaria, Gentiana, Lycopodium, China oder Oricant.

Halbjahresumstellung der Dickdarmarbeit

Die folgenden Maßnahmen können in Eigentherapie durchgeführt werden. Die erforderlichen Präparate erhalten Sie rezeptfrei in der Apotheke. Diese Form der Therapie wirkt vor allem bei gleichzeitiger Durchführung der Colon-Hydro-Therapie.

Erste Woche: Platinum chloratum/Pankreas comp. Globuli (Fa. Wala): morgens 9 Streukügelchen langsam im Mund zergehen lassen.

Zweite Woche: Aguilinum comp. Globuli (Fa. Wala): morgens 9 Streukügelchen langsam im Mund zergehen lassen.

Dritte Woche: Therapie wie in der ersten Woche.
Diese Schaukeltherapie bis zum Wiedereintritt der normalen Darmtätigkeit bis zu einem halben Jahr weiterführen.

Durchfall

Offensichtlich viel belastender für die Betroffenen ist der akute oder chronische Durchfall. Er hat sich u. a. als eine moderne Krankheit etabliert, und zwar als die vielen Ärzten bekannte Sonderform »Yuppie-Grippe«, in der Fachsprache »myalgische Enzephalitis« genannt. Sie befällt meist junge, hochaktive Dynamiker, z. B. Jungmanager und Leistungssportler zwischen dem 24. und 30. Lebensjahr. Die myalgische Enzephalitis ist eine mit Muskelschwäche einhergehende Rückenmarkentzündung, die primär durch folgende Symptome auffällt: Lustlosigkeit und Trägheit (Lethargie), Gleichgewichtsstörungen, Gedächtnisschwund, Konzentrationsstörungen und Stimmungsschwankungen. Der Darm macht sich durch extrem wechselnde Stühle, meist häufige Durchfälle und morgendliche Mehrfachentleerungen bemerkbar. Als Auslöser werden ein noch unbekannter Virus, Zivilisationsschäden, Pilze und Streßunverträglichkeit angenommen.

Durchfall als Yuppie-Erkrankung

In England z. B. schätzt man die Zahl der an myalgischer Enzephalitis Erkrankten auf über 100 000, die jedoch meist nicht diagnostiziert werden. Die Betroffenen erfahren, wie viele andere Menschen mit Erkrankungen unbekannter Ursache, Verlegenheitsdiagnosen wie »psychosomatische Erkrankung«, »unklare Oberbauchbeschwerden«, »Streß-Syndrom«, »Arbeitsscheu« oder einfach »Malade imaginaire« (eingebildete/r Kranke/r).

Bei mehr als drei Tagen Durchfall zum Arzt

Wenn der Durchfall länger als drei Tage anhält oder schon zu Beginn erhebliche Beschwerden verursacht, ist unbedingt der Gang zum Therapeuten notwendig. Ergänzend zur üblichen Laboruntersuchung wird er eine Stuhlanalyse zum Ausschluß von Parasiten, Pilzen und Bakterien sowie zur Messung des pH-Wertes zwingend veranlassen. Wichtig ist die sofortige Therapie bei Durchfall, da ansonsten grobe Mangelerscheinungen des Organismus auftreten können.

Einige erfolgreich eingesetzte Medikamente sind nachfolgend aufgeführt.

Myrrhinil-Intest® Dragees (Fa. Repha)
Inhaltsstoff(e): Myrrhe, Kaffeekohle, Kamille
Anwendung: entzündliche Darmerkrankungen, Magenbeschwerden, Durchfälle, Pilzbelastung des Darms
Dosierung: 3 x 4 Tbl. $^1/_2$ Stunde vor dem Essen. Auch hervorragend geeignet zur Prophylaxe des Reisedurchfalls: morgens und abends je 3 Tbl.
Dauer der Therapie: 3–4 Wochen

China Oligoplex® Tropfen (Fa. Madaus)
Inhaltsstoff(e): homöopathisches Kombinationspräparat
Anwendung: Durchfallerkrankungen
Dosierung: 3 x 10 Tr.
Dauer der Therapie: kurzfristig bis 2 Wochen

Perenterol forte® Kapseln (Fa. Thiemann)
Inhaltsstoff(e): *Saccaromyces boulardii* (unschädlicher Hefepilz)
Anwendung: Durchfallerkrankungen
Dosierung: akut 2 x 1 Kps. pro Tag
Dauer der Therapie: bis 4 Tage nach Abklingen der Beschwerden

Colina® (Fa. Intersan)
Inhaltsstoff(e): gemahlener Mineralstein (dioktaedrischer Smektit)
Anwendung: Magen-Darm-Therapeutikum. Vorsicht, die Aufnahme anderer Arzneimittel, z. B. von Herzmedikamenten, wird verringert, daher notwendige Medikamente vorher einnehmen.
Dosierung: 1 Btl. in $^1/_2$ Glas Wasser einrühren und zügig einnehmen
Dauer der Therapie: nur kurzfristig

Elotrans® Granulat (Fa. Fresenius-Praxis)
Inhaltsstoff(e): Glukose, Natriumchlorid, Natriumcitrat, Kaliumchlorid
Anwendung: Mineralstoffpräparat zum Ausgleich wichtiger verlorener Elektrolyte
Dosierung: 1–3 Btl. pro Tag
Dauer der Therapie: kurzfristig

Hausmittel gegen Durchfall Gut wirksam ist begleitend das alte Hausmittel, schwarzer Tee mit Zwieback (ohne Zucker), oder die moderne Form bei sehr starkem Durchfall: Coca-Cola (nicht light!) teelöffelweise langsam schlürfen, dazu Salzstangen auf der Zunge zergehen lassen. Ergänzend wirken die Pektin-Quellstoffe aus zweimal täglich gegessenem, feingeriebenem Apfel.

Morbus Crohn und Colitis ulcerosa

Aufgrund der Schwere des Krankheitsbildes ist eine naturheilkundliche Therapie langfristig, das heißt über sechs bis zwölf Monate anzulegen. Die gute Nachricht ist, daß sie – oft nebenwirkungsfrei – in der Regel zum Erfolg führt und das benötigte Kortison meist reduziert oder abgesetzt werden *Keine Selbst-medikation!* kann. Die schlechte Nachricht ist, daß hier keine Selbstmedikation erfolgen sollte, sondern ein Therapieschema nur unter Behandlung durchgeführt wird. Eingesetzt werden unter anderem Organpräparate in homöopathischer Dosierung, Thymus, Bakterienpräparate und diverse Homöopathika.

Magenverstimmung, Magenschleimhautentzündung

»Unwohlsein« im oberen Bauchraum ist eine häufige Erscheinung, auch den Magen hat man sich bei einigen Einladungen oder im Urlaub schon mehrfach verdorben. Halten die Beschwerden an, sollte in jedem Fall ein Arzt aufgesucht wer-

den. Gerade bei Magengeschwüren ist eine erregerspezifi-
sche und säurehemmende Medikation angezeigt.

Für die Selbsthilfe sollen jedoch an dieser Stelle einige
hochwirksame Naturarzneimittel genannt werden.

Gastritol® Tropfen (Fa. Dr. Klein)
Inhaltsstoff(e): u. a. Wermut, Kamille, Johanniskraut und Süß-
holzextrakt
Anwendung: altbewährtes Mittel bei Magenbeschwerden
und Durchfällen
Dosierung: 3 x 20–30 Tr. vor dem Essen in etwas Wasser
Dauer der Therapie: kurzfristig oder bis zu 4 Wochen

Ventracid N® Dragees (Fa. Repha)
Inhaltsstoff(e): Pankreatin, Amylase, Proteasen, Curcumawur-
zel, Natriumhydrogencarbonat
Anwendung: Verdauungsstörungen bei Darmübersäuerung
Dosierung: 3 x 2–3 Drg.
Dauer der Therapie: je nach Verdauungslage bis zu 4 Wo-
chen

Bakterienpräparate für die gesunde Darmflora

Omniflora N® Kapseln (Fa. Zyma)
Inhaltsstoff(e): Laktobazillen, Bifidobakterien
Anwendung: zum Aufbau speziell der Dünndarmflora
Dosierung: 3 x 1 Kps. vor dem Essen, auch begleitend zu An-
tibiotikatherapien
Dauer der Therapie: 3 Monate, evtl. mit 1 x 1 Kapsel fortfahren

Rephalysin C® Dragees (Fa. Repha)
Inhaltsstoff(e): Kolibakterien
Anwendung: zum Aufbau speziell der Dickdarmflora
Dosierung: 3 x 2 Drg. vor dem Essen
Dauer der Therapie: 1–3 Monate

Colibiogen infantus N® Tropfen (Fa. Laves)
Inhaltsstoff(e): Kolibakterien
Anwendung: zum Aufbau speziell der Dickdarmflora, für Kinder geeignet, alkoholfrei
Dosierung: 1–3 x 1 Tl.
Dauer der Therapie: 1–3 Monate

Biocult comp.® Tabletten (Fa. Syxyll)
Inhaltsstoff(e): vitale Milchsäurebakterien, Vitamine, Joghurt-kulturen mit rechtsdrehender Milchsäure
Anwendung: Aufbau der Darmflora
Dosierung: 3 x 1–2 Tbl.
Dauer der Therapie: 1–3 Monate

Mutaflor® 100-, 20- und 4-mg-Kapseln (Fa. Ardeypharm)
Inhaltsstoff(e): Kolibakterien Nissle 1917
Anwendung: Störungen der Dickdarmflora
Dosierung: meist individuelle Dosierung, sonst abends 1 Kps.
Dauer der Therapie: 1–6 Monate

Paidoflor® Kautabletten (Fa. Ardeypharm)
Inhaltsstoff(e): *Lactobacillus acidophilus*
Anwendung: Störungen der Dünndarmflora
Dosierung: 1–3 x 3 Tbl.
Dauer der Therapie: 1–6 Monate

Mykosetherapie durch Abwehrsteigerung

Oricant® Tropfen (Fa. Lühr-Lehrs)
Inhaltsstoff(e): Majoran und Schlehenblüte in homöopathischer Dosierung
Anwendung: Verstopfung; Hefepilzinfektion von Darm, Schleimhäuten und Haut; Juckreiz
Dosierung: abends 6 Tr. vor dem Schlafen
Dauer der Therapie: 1–6 Monate

Heralvent® Tropfen (Fa. Lühr-Lehrs)
Inhaltsstoff(e): Wiesenbärenklau und Schlehenblüte in homöopathischer Dosierung
Anwendung: Aktivierung der Nerven (Reduzierung der Giftbelastung), allergische Reaktionen
Dosierung: morgens 6 Tr. nüchtern
Dauer der Therapie: 1–3 Monate

Galivert® Tropfen (Fa. Lühr-Lehrs)
Inhaltsstoff(e): Echtes Labkraut und Krausblättriger Ampfer in homöopathischer Dosierung
Anwendung: Schimmelpilzinfektionen, Blut- und Lymphreinigung, chronische Bronchitis
Dosierung: morgens 6 Tr. nüchtern
Dauer der Therapie: 1–3 Monate

Anmerkung: Die Präparate können auch als antimykotische Immuntherapie zusammen über einen Zeitraum von drei Monaten eingenommen werden.

Sergast® Kapseln (Fa. Sertürner)
Inhaltsstoff(e): Curcumaextrakt
Anwendung: Erregerbekämpfung, Förderung der Verdauung
Dosierung: 2 x 1 Kps. vor dem Essen
Dauer der Therapie: 1–3 Monate

Adiclair® Suspension bzw. **Tabletten** (Fa. Ardeypharm)
Inhaltsstoff(e): Nystatin
Anwendung: (nur auf Rezept) bei Hefepilzinfektionen des Verdauungstraktes
Dosierung: 5mal täglich die Suspension und/oder 3 x 2 Tbl.
Dauer der Therapie: mindestens 2, höchstens 4 Wochen, dann Alternativtherapie

Entsäuerungsmittel für einen gesunden pH-Wert

Rebasit® Pulver (Fa. Dr. Welte) oder **Bullrich's Vital®** (Fa. delta pronatura)
Inhaltsstoff(e): diverse basische Salze
Anwendung: zur Entsäuerung des Organismus
Dosierung: 3 x 1 Tl. in etwas Flüssigkeit. Die genaue Dosierung sollte über die beiliegenden Urin- und Speicheltest-streifen individuell eingestellt werden.
Dauer der Therapie: je nach Stoffwechsellage 1 Woche bis 3 Monate

Mineralstoffmischungen

Neukönigsförder Mineralstofftabletten® (Fa. NAM Neukönigsförder)
Inhaltsstoff(e): Kalium, Kalzium, Magnesium, Eisen, Zink, Mangan, Kobalt, Kupfer in ausgewogener Zusammensetzung
Anwendung: Nahrungsergänzung bei Mineralienmangel
Dosierung: 3 x 1–2 Tbl. zum Essen
Dauer der Therapie: während einer Diät, sonst bei Bedarf

Drüfusan N® Pulver (Fa. Syxyll)
Inhaltsstoff(e): diverse Mineralsalze in homöopathischen Potenzen zum Einrühren in ein Getränk
Anwendung: Regulation des Mineralstoffhaushalts
Dosierung: 2 x ½ Tl.
Dauer der Therapie: 46 Wochen

Multivitamin-Mineralstoff-Mischungen

Die im folgenden genannten Präparate können als Breitbandernährung zur Ergänzung der Zivilisationskost dienen.

Ortho Vital® **M** (Männer) oder **F** (Frauen) (Fa. Orthomol)
Inhaltsstoff(e): 43 wichtige Vitamine und Mineralien
Anwendung: zur Nahrungsergänzung
Dosierung: Granulat oder Tabletten, $^{1}/_{2}$–1 Btl. zum Frühstück
Dauer der Therapie: je nach individuellem Bedarf; minde-
stens 3 Monate, sollte bei mangelhafter Ernährung auf Dauer
genommen werden

Multi 4+® Orthica (Fa. Orthica)
Inhaltsstoff(e): Vitamine, Mineralien, Kräuter, Enzyme
Anwendung: Nahrungsergänzung aus Amerika, muß über
Holland auf Rezept bestellt werden
Dosierung: 1–4 Tbl. zum Essen
Dauer der Therapie: je nach individuellem Bedarf

Oxytex® (Fa. Wörwag)
Inhaltsstoff(e): Antioxidanzien (Vitamine C und E, Betakarotin
und Selen)
Anwendung: Nahrungsergänzung
Dosierung: 1 Tbl. zur Hauptmahlzeit
Dauer der Therapie: je nach individuellem Bedarf

Vitamine sind kleine, bekömm-liche Tiere, die dem Salat entklet-tern (Defini-tion eines Schülers)

Der Darm und Ihre Haut

Schönheit von innen und außen

Jeder von uns möchte schön, gesund und glücklich sein, daher haben Menschen schon vor Jahrtausenden versucht, ihr Äußeres zu verändern und zu beeinflussen. Dies gilt für die Haut ebenso wie für den Körperbau und die Kleidung.

Schon vor 3000 Jahren haben die Chinesen in ihrem System der traditionellen Medizin Zusammenhänge zwischen Dickdarm, Lunge und Haut beobachtet. Asthmatiker, die gleichzeitig an Ekzemen leiden, wissen, daß ihre Luftnot schlimmer wird, wenn sie die Ekzeme mit kortisonhaltigen Salben behandeln und somit die Ausscheidungsfunktion der Haut unterdrücken. Um diese Beobachtungen zu verstehen, sind ein paar Kenntnisse über die Funktionen der Haut unerläßlich.

Aufbau und Funktion der Haut

Das größte Organ des Körpers Die Haut ist das größte Organ unseres Körpers mit einer Oberfläche von etwa 1,8 Quadratmetern und einem Gewicht von etwa zwei Kilogramm. In ihr befinden sich Tastkörperchen für das Tast- und Schmerzempfinden, Sensoren für die Temperaturregulation, Schweiß- und Talgdrüsen zur Fettung der Haut oder zur Ausscheidung von Schweiß und Abfallstoffen sowie Nervenstränge und Blutgefäße.

Die Haut schützt uns vor mechanischen, chemischen und physikalischen Einwirkungen. Sie reguliert die Körpertemperatur, indem sich ihre Blutgefäße erweitern oder verengen bzw. indem sie mehr oder weniger Schweiß absondert. Die Haut bildet ferner eine Grenzfläche zur Außenwelt und ist Sinnes- und Ausscheidungsorgan zugleich.

Die Haut kann über den Schweiß Gifte und Schlacken aus dem Körper ausscheiden und hiermit die Darm-, Nieren-, Leber- und Lungenfunktion unterstützen. Wenn die Funktion dieser Organe eingeschränkt ist, wird besonders viel über die Haut ausgeschieden, die dadurch so stark überfordert sein kann, daß sie ihren Unmut durch Pickel, Entzündungen, allergische Reaktionen, Knötchen oder Eiterungen signalisiert.

Die Haut dient auch als Sprachrohr der Seele. In manchen Situationen haben wir das Gefühl, als müßten wir »aus der Haut fahren«, während dies andere »überhaupt nicht juckt«, denn sie haben »ein dickes Fell«. Manches geht uns »unter die Haut« oder läßt uns erröten. Allergien und Ekzeme bringen Verborgenes ans Licht und sind bisweilen auch seelische Hilferufe. Was innen ist, bleibt sonst verborgen. Haut braucht Haut oder sagt anderen durch ihre Unansehlichkeit: »Faß mich bloß nicht an.«

Sprachrohr der Seele

Ernährung, Darm und Haut

Als Naturheilkundler sind wir davon überzeugt, daß die Ernährung einen wesentlichen Einfluß auf die Beschaffenheit unserer Haut hat, obwohl dies von den meisten Hautärzten bis heute bestritten wird. Die Naturheilkundler sagen: »Du bist, was du ißt.«

Schweinefleisch beispielsweise enthält nach naturheilkundlicher Auffassung Schweinegifte (Sutotoxine). Deren Existenz ließ sich zwar bisher nicht beweisen, dennoch werden alle Kranken eine Besserung ihrer Beschwerden erfahren, wenn sie Schweinefleisch völlig meiden. Bedenken Sie, daß selbst Kalbsleberwurst bis zu 60 Prozent Schweineleber enthält.

Zur gesunden Ernährung der Haut gelten nahezu die gleichen Ratschläge wie für eine gesunde Ernährung des gesamten Organismus. Essen Sie maximal 30 Prozent Fett pro Tag, ungefähr 60 Prozent Kohlenhydrate, zehn Prozent Eiweiß und: Meiden Sie Schweinefleisch völlig. Essen Sie nur vollwertige Lebensmittel aus biologisch-dynamischem Landbau, einer naturbelassenen Form der Landwirtschaft, dann wird Ihre Haut rein und geschmeidig. Zusätzlich gilt auch die Empfehlung, täglich mindestens zwei Liter Mineral- oder Quellwasser zu trinken.

Vermeiden Sie Schweinefleisch!

Neben einer sorgfältigen Ernährung kann auch die Colon-Hydro-Therapie einen günstigen Einfluß auf den Zustand Ihrer Haut nehmen, wie sich schon früh gezeigt hat. Bereits Anfang dieses Jahrhunderts haben verschiedene Hautärzte durch den Einsatz von Darmspülungen bei allergischen Reaktionen auf Nahrungsmittel oft schon nach drei Behandlungen Heilungen erzielt. Bei den behandelten Patienten war es nach dem Genuß von Schweinefleisch, gebratenem Hecht oder Dürrwurst zu wochenlangen, quälenden, nächtlichen Nesselausschlägen mit Juckreiz (Urticaria) gekommen. Selbst bei Patienten, bei denen kein unmittelbarer Zusammenhang zwischen Hauterkrankungen und Nahrungsaufnahme festgestellt werden konnte, war nach wenigen Spülungen ein dauerhafter Therapieerfolg eingetreten. Dabei war es unerheblich, ob die Patienten regelmäßig Stuhlgang hatten. Bei bekannten Allergien reagierten die Patienten auf das Allergen direkt nach einer Darmspülung nicht mehr. Es scheint, daß eine generelle Entgiftung die Belastbarkeit des Körpers wieder steigert und er deshalb nicht mit Nesselausschlägen (Urticaria), Lidschwellungen (Quincke-Ödemen) oder Ekzemen reagieren muß. Wenn die Hauterkrankung auch nach vier bis fünf Behandlungen noch keine Reaktion zeigt, ist es unwahrscheinlich, daß die Ursache im Darm zu suchen ist. Zu beachten ist dabei allerdings, daß auch eine Verschlechterung

Darmspülungen gegen Allergie

eine Reaktion in Form vermehrter Ausscheidung von Giftstoffen sein kann.

Um eine schöne Haut zu haben, müssen wir auch einen
»schönen« Darm haben. Dieser sollte die richtigen Bakterien
beherbergen, nicht mit Fast food und Süßigkeiten traktiert
und in regelmäßigen Abständen von seinen Schlacken befreit
werden. So kann der Darm zur Wurzel und Quelle der Gesundheit der Haut und des ganzen Körpers werden.

Die Colon-Hydro-Therapie in unserem Gesundheitssystem

Zur gesetzlichen Krankenversicherung

»Ausreichende« medizinische Versorgung

Die gesetzliche Krankenversicherung beruht auf dem Solidaritätsprinzip, das heißt: Einer für alle, alle für einen. Sie ist Teil unseres Sozialversicherungssystems und für jeden Arbeitnehmer unterhalb einer gewissen Einkommensgrenze zwingend vorgeschrieben. Sie hat die Aufgabe, ihre Mitglieder im Krankheitsfall vor dem finanziellen Ruin zu bewahren und »notwendige« und »ausreichende« medizinische Hilfe zu gewährleisten. Finanziert wird sie je zur Hälfte durch die Arbeitnehmer als Mitglieder und die Arbeitgeber.

Von den genannten Aufgaben hat sich die gesetzliche Krankenversicherung in den letzten Jahrzehnten weit entfernt. Eine Selbstbedienungsmentalität, kombiniert mit bedarfsweckenden Werbekampagnen der um junge Mitglieder bemühten Krankenkassen, hat zu einer Kostenexplosion ungeahnten Ausmaßes geführt. Hinzu kommt, daß in der Bundesrepublik Deutschland jeder gesetzlich Versicherte einen Anspruch auf eine High-Tech-Medizin hat, wie sie in anderen Ländern in der Regel nur den Reichen zur Verfügung steht. Stationäre Kuren und »Kurlaube« in Abano Terme (Italien) oder anderswo, unterstützt durch Zuschüsse der Krankenkassen, sowie »Gesundheitsangebote« vom Bauchtanzkurs über Yoga bis zum Kochkurs und Zuschüssen der Krankenkassen zum Beitrag im Fitneß-Center runden das Bild ab. Jungen Mitgliedern schenken die Krankenkassen Freikarten zum Squash-Spielen – und älteren Mitgliedern werden Abführmittel verweigert. Dies, weil junge Mitglieder meist gesunde Beitragszahler sind und damit ein geringes Versicherungs-

und Kostenrisiko darstellen, jedoch aufgrund neuer gesetzlicher Bestimmungen die Krankenkasse wechseln können, wenn sie sich davon Vorteile versprechen. Durch den Zusammenschluß der BRD und der DDR wurde ferner ein völlig marodes Gesundheitssystem übernommen, das in einem Gewaltakt auf Westniveau und zum Teil weit darüber hinaus gebracht worden ist. Doctors-Hopping, der Wechsel von Arzt zu Arzt, und Doctor-Shopping, der unbegrenzte Einkauf von Leistungen auf Chip-Karte, haben das Gesundheitssystem finanziell in den Ruin getrieben. *Doctors-Hopping und Doctor-Shopping*

Aber nicht nur Patienten haben kräftig hingelangt. Hinzu kamen und kommen überhöhte Gewinnerwartungen der pharmazeutischen Industrie, der Hersteller medizinischer Geräte und der Produzenten von Heil- und Hilfsmitteln sowie der jeweiligen Zwischenhändler. Jeder hat jahrzehntelang versucht, aus diesem System für sich selbst herauszupressen, was herauszupressen war. Arzneimittel waren in Deutschland bis zu 10mal teurer als im Ausland und sind auch heute noch deutlich teurer. Manchen Ärzten konnte nachgewiesen werden, daß sie mehr Leistungen abgerechnet als erbracht hatten. Und da auch eine Arztpraxis ein Wirtschaftsunternehmen ist, gab es eine große Zahl von Kollegen, die ihre Praxis »patientenorientiert« geführt haben: Arbeitsunfähigkeitsbescheinigungen, begehrte Arzneimittel und ein Verhalten nach dem Motto »Darf's vielleicht noch eine Massage oder eine Kur in Südfrankreich sein?« haben die Kosten im Gesundheitswesen weiter steigen lassen. Manche Apotheker hatten mit ihren Kunden Tauschgeschäfte auf Kosten der Gemeinschaft gemacht, und Masseure boten für das Massagerezept die Benutzung der Sonnenbank feil.

Aus diesem Grund hat die Bundesregierung vor etwa zehn Jahren die Notbremse gezogen. Da einmal gewährte Leistungen, die schon Gewohnheitsrecht geworden waren, der Bevölkerung nur schwer wieder streitig gemacht werden konnten, wurden die Pharmaindustrie, Apotheker und Ärzte, *Die Notbremse* die Krankenhäuser und viele andere am Gesundheitssystem Beteiligte, aber auch die Patienten in Form von Zuzahlungen zur Sparsamkeit genötigt. Und da die Ärzte durch die Verordnung von Medikamenten, Heil- und Hilfsmitteln sowie von Krankenhausbehandlungen der Dreh- und Angelpunkt des Systems sind, wurde hier am kräftigsten angesetzt.

Mit einem Bonus-Malus-System hat der Gesetzgeber versucht, die Ärzteschaft dazu zu bewegen, gewisse Leistungen einzuschränken. Danach werden Durchschnittswerte gebildet, gemäß denen ein Arzt entsprechend seiner Patientenzahl nur für einen bestimmten Betrag Leistungen abrechnen, Medikamente verschreiben und Krankenhauseinweisungen ausstellen darf. Das führt dazu, daß ein Arzt mit vielen jungen Patienten, die einmal im Quartal einige Tage »krank« sind und ihre Krankheit auch ohne Arzneimittel und ärztliche Unterstützung kurieren können, besser dran ist, als der Kollege, der über die Hälfte seiner Patienten in einem Altenheim betreut und notgedrungen mehr Medikamente verschreiben und wirklich kranke Menschen behandeln muß. Seit dem 1. Juli 1997 erhalten Ärzte einen Pauschalbetrag pro Patient, der sich bei Allgemeinärzten bei etwa 50 Mark pro arbeitsfähigem Patient und bei 100 Mark pro Rentner bewegt. In diesen Beträgen sind alle Leistungen, einschließlich der Hausbesuche, Laborkontrollen, Vorsorgeuntersuchungen, Verbände, Injektionen, Materialien und Wundversorgungen für den Zeitraum von drei Monaten enthalten.

Ca. DM 50,–
pro Quartal
für Ihre
Versorgung

Für den Besuch in einem Fitneß-Center zahlen Sie monatlich rund 100 Mark. Ihr Arzt kostet pauschal im Monat nur DM 16,66. Sie können sich vielleicht vorstellen, unter welchem Druck derzeit jeder Kassenarzt seine gesetzlich versicherten Patienten behandelt.

Es würde zu weit führen, das komplizierte Abrechnungssystem des Kassenarztrechtes zu erläutern. Es dürfte aber jedem halbwegs realistischen Menschen klar sein, daß bei diesen Sätzen die Qualität der Medizin auf der Strecke bleiben wird. Nach dem Gesetz haben Sie ein Anrecht auf »ausreichende« und »notwendige« medizinische Versorgung. In der Schule kam die Note »ausreichend« jedoch direkt vor der Note »mangelhaft«.

Die Konsequenz dieser Fakten liegt klar auf der Hand. Wenn Ihre Gesundheit Ihnen genausoviel wert ist wie Ihr Auto oder sonst ein Hobby, sollten Sie bereit sein, ebensoviel dafür auszugeben. Wahrscheinlich sind Sie heute jedoch bei jedem Naturheilkundler, dem Sie ein angemessenes Honorar zahlen, besser aufgehoben als bei einem ausschließlich von gesetzlich versicherten Patienten lebenden Kassenarzt. Es sei denn, Sie sind gesund und benötigen nur ein Rezept, das Ihnen ohne Beratung durch den Arzt ausgehändigt wird: Sie geben Ihren Wunschzettel ab und erhalten, was Sie wollen.

Was kostet eine Colon-Hydro-Therapie?

In der Regel wird Ihr Therapeut für eine Therapie von 30 Minuten, einschließlich des Einmalmaterials, etwa DM 150.– verlangen. Wenn die Therapie 45 Minuten dauert, wird die Rechnung pro Sitzung auf zirka DM 200.– lauten. Bei zehn Sitzungen müssen Sie also mit 1500 bis 2000 Mark rechnen. Wenn die Therapie wesentlich billiger ist, sollten Sie vorsichtig sein.

5 Kliniktage teurer als 10 Colon-Hydro-Therapien

Durch eine Colon-Hydro-Therapie beugen Sie schweren Erkrankungen vor, lernen Ihren Körper und seine Funktionen kennen und haben die Möglichkeit, Ihre Lebensweise zu überdenken.

Wer erstattet die Colon-Hydro-Therapie?

Die Colon-Hydro-Therapie ist neben vielen anderen natürlichen Heilmethoden keine Regelleistung der gesetzlichen Krankenkassen. In Ausnahmefällen werden die Kosten von vielen gesetzlichen Krankenkassen jedoch bezuschußt oder ganz übernommen. Fast alle gesetzlichen Krankenkassen haben bisher in Einzelfällen die Therapiekosten erstattet. Ihr Therapeut kann Ihnen bei der Beantragung behilflich sein. *Verhandeln Sie hart mit Ihrer Krankenkasse* Sie selbst sollten mit Ihrer Krankenkasse sachlich und hart verhandeln, denn Ihre Krankenkasse möchte Sie als Mitglied behalten.

Privatpatienten haben es hier in der Regel etwas leichter. Für die Einlauftherapie gibt es in der Gebührenordnung für Ärzte eine Ziffer, die im Zusammenhang mit den notwendigen Untersuchungen, der Massage des Dickdarms, der während der Therapie geführten Beratung oder einem begleitenden therapeutischen Gespräch in Rechnung gestellt werden kann.

Glossar

Abstinenz	Enthaltsamkeit
Adipositas	Fettsucht
Adsorptionsfähigkeit	Anhaftungsfähigkeit
Aflatoxine	Von Aspergillus-Pilzgattungen gebildete, krebserzeugende Gruppe von Giften
Alpha-Amylasen	Enzyme zur Verdauung von Kohlenhydraten (Zuckermolekülen)
Aminosäuren	Bausteine des Lebens, jedes Eiweiß ist aus Aminosäuren zusammengesetzt.
Amöbenruhr	Durch Amöben hervorgerufene Durchfallerkrankung
Aneurhysma	Aussackung einer Arterie
Antagonist	Gegenspieler; Substanz, Muskel etc. mit entgegengesetzter Wirkung
Antioxidanzien	Medikamente, die Oxidationsvorgänge im Stoffwechsel hemmen; Oxidationsprozesse treten bei entzündlichen Veränderungen auf.
Antiparasitikum	Chemische Substanz gegen Schmarotzer (Parasiten) allgemein
Antivirale Substanz	Wirkstoff gegen Viren
Anus	Darmausgang, After
Atropin	Medikament, das den Parasympathikus lähmt oder hemmt
Auerbach-Plexus	Darmwandnervensystem, benannt nach seinem Entdecker, dem Physiologen Leopold Auerbach (1828– 1897); flächenhafte Ansammlung von Nervenknoten (Ganglien) zwischen den Muskelschichten des Magen-Darm-Traktes
Auszugsmehl	Weißes, haltbares Mehl ohne die wertvollen äußeren Schichten und den Keim des Getreidekorns
Autointoxikation, intestinale	Selbstvergiftung über den Darm

ballaststoffarm	Meist Weißmehl und Zuckerprodukte, von Faserstoffen befreite Nahrungsmittel
Barrierefunktion	Schutzfunktion
Betablocker	Medikamente zur Senkung des Blutdrucks und zur Verringerung der Anzahl der Herzschläge pro Minute
Blutsynthese	Körpereigene Bildung von Blutzellen
CO_2	Kohlendioxid, entsteht bei allen Verbrennungsprozessen, auch im Stoffwechsel des Körpers
Codein	Substanz in Schmerz- und Hustenmitteln
Colipase	Ein mit der Pankreaslipase zusammenwirkendes, fettspaltendes Enzym
Colon-Hydro-Therapie	Methode zur Durchführung von apparativ unterstützten Darmspülungen im geschlossenen System
Colonlaxa	Ein bestimmtes Modell eines Darmspülgerätes
Darmsanierung	Sammelbegriff für verschiedene Arten der Behandlung über den Darm
Darmsymbionten	Darmbakterien, die zu ihrem eigenen Nutzen und zum Nutzen des besiedelten Organismus mit diesem zusammenleben
degenerativ	entartet, hier im Sinne von Verschleiß
Diabetes mellitus	Zuckerkrankheit
Diffusion	Hindurchtreten von Stoffen durch die Darmwand, Gefäße oder Gewebe entsprechend dem Konzentrationsunterschied
Diglyzerid	Zwischenprodukt des Fettstoffwechsels
Divertikulose	Krankhafte Ausstülpungen der Dickdarmwand
Dünndarmzotte	Normale Ausstülpung der Dünndarmschleimhaut
Duodenum	Zwölffingerdarm; bei Streß sowie bei Nikotin- und Alkoholmißbrauch häufiger Ort von Geschwüren
Elektrolyte	Verbindungen, die in wäßriger Lösung in geladene Teilchen zerfallen (z. B. Salz in Wasser)
Endoskopie	Untersuchung des Magen-Darm-Traktes oder von Körperhöhlen mit beweglichen Instrumenten (Fiberglasoptik)
Enterocleaner	Andere Bezeichnung für subaquales Darmbad, eine Methode der Darmspülung
Enterogastron	Darmhormon aus 43 Aminosäuren, das die Magensaft- und Salzsäureausschüttung im Magen hemmt und die Freisetzung von Insulin fördert
enzymatisch	durch Enzyme

Enzymatische Hydrolyse	Bestimmte Form der Aufspaltung der Nahrung mit Hilfe von Enzymen
Enzyme	Eiweißkörper, die Stoffwechselreaktionen des Körpers beschleunigen; es handelt sich um Katalysatoren (s. dort).
Enzymsystem	Gesamtheit der Enzyme und deren Zusammenwirken im Organismus
epidemiologisch	Seuchenkunde betreffend
Escherichia coli	Nach seinem Entdecker, Theodor Escherich (Kinderarzt, 1857–1911), benanntes Darmbakterium, hauptsächlich im Dickdarm
essentiell	hier: lebenswichtig, vom Körper selbst nicht herstellbar
fermentativ	durch Gärung oder Fermente bedingt
Fermenthaushalt	Andere Bezeichnung für Enzymhaushalt
Fermentreaktion	Durch Fermente oder Enzyme vermittelte Stoffwechselreaktion
Fissur	Hautriß
Fistel	Unnormaler Verbindungsgang zwischen Körperhöhlen
Flatulenz	Blähsucht
Fruktose	Fruchtzucker
Fungizid	Medikament gegen Pilzbefall
Gallensäurenresorption	Aufnahme von Gallensäuren aus dem Darm
Ganglion (Plural: Ganglien)	Nervenknoten, Ansammlung von Nervenzellen, Steuerungszentrum
global	gesamt
Glukose	Zucker, z. B. in Rübenzucker oder Rohrzucker
Gymnacolon	Bezeichnung für eine bestimmte Einrichtung zur Darmspülung
Hämoccult®-Test	Test zur Prüfung auf verstecktes Blut im Stuhl
humoral	Körperflüssigkeiten betreffend
Hydrostatischer Druck	Durch eine Flüssigkeit hervorgerufener Druck
Hypertonie	Bluthochdruck
Ileum	Krummdarm, an den Leerdarm anschließender Teil des Dünndarms
Immunglobuline	Verschiedene Eiweißkörper, die für die Abwehrlage des Körpers wichtig sind und dem Körper helfen, sich gegen Schadstoffe und Krankheitserreger zu wehren
Indikation	Grund zur Verordnung eines bestimmten therapeutischen oder diagnostischen Verfahrens
Insektizid	Gegen schädliche Insekten gerichtete chemische Substanz

Insulin	In den B-Zellen der Bauchspeicheldrüse gebildetes Proteohormon, das blutzuckersenkend wirkt
intestinal	im Darminneren
Irrigation	Anderer Begriff für Einlauf
Isomalt	Zuckeralkohol
Jejunum	Leerdarm, an den Zwölffingerdarm anschließender Teil des Dünndarms
Kadaver	Leiche
Kapillarnetz	Verzweigung kleinster Blutgefäße, die sauerstoffreiches Blut führen
Katalysator	Ein Stoff, in dessen Gegenwart ein chemischer Prozeß schneller abläuft, ohne daß der Stoff selbst verbraucht wird
Kautschukball	Gummiball aus Kautschuk (Naturgummi)
Klistier	Form des Einlaufs
Kohlendioxid	Siehe CO_2
Kokzidiostatika	Chemische Substanzen gegen eine bestimmte Art von Parasiten (Kokzidien)
Kolon, atonisches	Träger Dickdarm
Koloskopie	Endoskopische Untersuchung des Dickdarms
Konsistenz	Beschaffenheit
kontaminiert	verunreinigt
Kontraktion	Zusammenziehung, z. B. eines Muskels oder des Darms
Kontrastmittel	Substanz, die injiziert oder eingenommen werden kann und für Röntgenstrahlen undurchlässig ist; wird bei Röntgenuntersuchungen zur Unterscheidung verschiedener Strukturen angewandt
Kontrazeption	Empfängnisverhütung
Koprostase	Stuhlstau, Stuhlverhalt
Laktase	Enzym, das Zweifachzucker im Darm spaltet; bei Laktasemangel entsteht Milchunverträglichkeit
Laktit	Zuckeralkohol
Laktose	Milchzucker
Lebensmittel	Energieträger, die auch Vitamine und Mineralstoffe enthalten, lebende Nahrung
Lipase, gastrale	Fettspaltendes Enzym im Magen
Lysozym	Enzym, das Krankheitserreger töten oder auflösen kann
Malabsorptionssyndrom	Störung des Nährstofftransports vom Darminneren in die Blut- oder Lymphbahn

234

Maltit	Zuckeralkohol
Maltose	Malzzucker
Mannit	Süßstoff
Mayr-Kur	Milch-Semmel-Diät, spezielle Form der Darmsanierung
Mayr-Kur, modifizierte	Abgewandelte Mayr-Kur
Megadosen	Höchstdosen, Höchstmengen
Meissner-Plexus	Darmwandnervensystem, benannt nach dem Anatomen und Physiologen Georg Meissner (1829–1905); ähnlich dem Auerbach-Plexus (s. dort)
Melasse	Bei der Zuckergewinnung zurückbleibende zähflüssige, braune Mutterlauge mit bis zu 50 % Zuckergehalt
Methan	Sumpf- oder Grubengas, kommt in Darmgasen und beim Abgang von Blähungen vor
Mikrobe	Kleinstlebewesen
Monoglyzerid	Zwischenprodukt des Fettstoffwechsels
Mykologie	Pilzkunde
Mykotoxin	Von Pilzen gebildetes Gift
NaCl	Kochsalz (Natriumchlorid)
Nahrungsmittel	Energieträger ohne Vitalstoffe (Vitamine und Spurenelemente)
neural	durch Tätigkeit der Nerven
Niereninsuffizienz	Nierenschwäche, schlechte Nierenfunktion
Nitritpökelsalz	Zur Konservierung verwendetes Salz
obduzieren	Eine/n Verstorbene/n aufschneiden, um die Todesursache festzustellen
Obstipation	Verstopfung
Opiate	Opiumhaltige Medikamente
Orthomolekulare Therapie	Therapie mit Vitaminen und Mineralstoffen
Pankreas	Bauchspeicheldrüse
Pankreaslipase	Fettspaltendes Enzym der Bauchspeicheldrüse
Pankreassaft	Verdauungssäfte der Bauchspeicheldrüse
Parasit	Schmarotzer
Parasympathikus	Teil des unwillkürlichen Nervensystems, Gegenspieler des Sympathikus; regt die Bewegung und Drüsentätigkeit des Magen-Darm-Traktes an
Pektin	Zuckergemisch mit gelierenden Eigenschaften; Verdickungsmittel
Pepsin	Eiweißspaltendes Verdauungsenzym im Magen

Peristaltik	Bewegungen des Darms
Peristaltik, koordinierte	Aufeinander abgestimmte Bewegungen des Magen-Darm-Traktes
Pestizide	Chemische Substanzen zur Bekämpfung schädlicher Pflanzen und Tiere
Pharmakon	Anderer Begriff für Heilmittel, Arzneimittel, Medikament
Polysaccharid	Mehrfachzucker, bestehend aus vielen Einfachzuckern
Proktitis	Entzündung des Enddarms
Prostata	Vorsteherdrüse des Mannes
Prostatakarzinom	Krebs der Vorsteherdrüse
Prostatitis	Entzündung der Vorsteherdrüse
Pseudoallergie	Meist Unverträglichkeit gegenüber Nahrungsmitteln oder anderen Substanzen; die Reaktionen ähneln denen von Allergien, sind jedoch dosisabhängig.
Reduktion	Verringerung
Rektoskopie	Untersuchung des Enddarms mit einem starren Instrument (Rektoskop)
Rektum	Enddarm
relevant	bedeutsam
Resistenz	Widerstandsfähigkeit
Resorption	Aufnahme von Nahrung oder sonstigen Stoffen aus dem Darm
Resorptionsgeschwindigkeit	Zeitbedarf für die Aufnahme von Nahrung und Stoffen
Resorptionsstörung	Störung der Aufnahme von Nahrungsbestandteilen
Riboflavin	Vitamin B_2
Scrapie	Hirnerkrankung bei Schafen; durch Fütterung von Kraftmehl aus Hirnen kranker Schafe auf Rinder übertragen (Rinderwahnsinn)
Sekretion	Ausschüttung einer Körperflüssigkeit, z. B. aus Drüsen
Sigmoidoskopie	Untersuchung des s-förmigen Dickdarmanteils mit einem Endoskop
Solidaritätsprinzip	Grundlage der Sozialversicherung: Einer für alle, alle für einen
Sommerdiarrhö	Im Sommer gehäuft auftretender Durchfall
Sorbit	Süßstoff, Zuckerersatzstoff
Spastisches Kolon	Verkrampfter Dickdarm
subaqual	unter Wasser; hier: in der Badewanne
Su-Da-Bad	Abkürzung für subaquales Darmbad

Sympathikus	Teil des unwillkürlichen Nervensystems, Gegenspieler des Parasympathikus, hemmt die Bewegung und Drüsentätigkeit des Magen-Darm-Traktes
Toxizität	Giftigkeit
Transitzeit	Transportzeit der Nahrung durch den Körper, von der Nahrungsaufnahme bis zur Ausscheidung
Triglyzeride	Neutralfette, bestehend aus drei an Glyzerin gebundenen Fettsäuren
Tropfklistier	Einlauf, der aus einem Behälter tropfenweise in den Darm einsickert
unresorbierbar	kann vom Körper nicht aufgenommen werden
Unwillkürliches Nervensystem	Dem Willen nicht unterworfenes Nervensystem; anderer Begriff für vegetatives Nervensystem
Vegetative Störung	Funktionsstörung des unwillkürlichen Nervensystems
Verdauungsenzyme	Körperflüssigkeiten, die die Aufspaltung der Nahrung in ihre Bestandteile bewerkstelligen
Virus	Krankheitserreger, der sich nur in und mit Hilfe einer Wirtszelle vermehren kann
Viskosität	Zähflüssigkeit
Vitaminsubstitution	Zufuhr von Vitaminen, zusätzlich zu den mit der Nahrung aufgenommenen
Vollei	Alle Bestandteile des Hühnereis
Wasserstoff	H_2; leichtestes Element und leichtestes Gas, kommt in Luft mit 0,01 Vol.-% vor; Bestandteil des Wassers (H_2O)
Wasserstoffoxidation	Verbindung von Wasserstoff mit Sauerstoff; es entsteht Wasser.
Xylit	Süßstoff
Yersiniose	Durch Yersinien hervorgerufene Erkrankung
Zellulose	Unverdauliche Zuckermoleküle, die nur mit Hilfe von Darmbakterien gespalten werden können
Zyklusanomalien	Störungen der Regelblutung bei der Frau

Die wichtigsten Fragen zur Colon-Hydro-Therapie

Weshalb soll eine Darmsanierung mit der Colon-Hydro-Therapie vorgenommen werden?

Hauptindikationen sind z. B. eine chronische Verstopfung oder ein Reizdarm, starke Störungen der Darmflora, etwa durch Vermehrung krankmachender Bakterien, Viren und Pilze sowie Wurminfektionen. Allergien, Hauterkrankungen, Fettstoffwechselstörungen oder eine Gewichtsreduktion stellen Nebenindikationen dar.

Müssen bei der Kur Medikamente eingenommen werden?

Meistens ja, entsprechend ärztlicher Verordnung. Dies können beispielsweise pflanzliche Abführmittel, Leber- oder Bauchspeicheldrüsenmedikamente, Bakterienpräparate o. ä. sein.

Wie viele Behandlungen umfaßt eine Kur?

Je nach Indikation meistens zwischen sechs und zehn Behandlungen – darüber hinaus nur in Ausnahmefällen auf ärztliche Verordnung.

Findet eine Wiederholung der Kur statt, und wenn ja, wann?

Meist ist der Darm nach einer Kur noch nicht vollständig saniert, daher wird eine zweite Kur nach drei bis zwölf Monaten angeraten. Ist Beschwerdefreiheit eingetreten, sind keine Spülungen mehr erforderlich.

Ist die Anwendung schmerzhaft?

Im Normalfall nicht. Es wird ein Röhrchen von der Dicke eines Daumens in den After eingeführt. Dies wird bisweilen als unangenehm, aber nicht als schmerzhaft empfunden. Das anschließende Einlaufen des Wassers nehmen Sie nicht wahr, lediglich den steigenden Druck im Darm, als wenn bald Stuhlgang kommen würde. In Ausnahmefällen, z. B. bei starker Luftansammlung im Bauch, kann es zu Krämpfen kommen, die jedoch durch Ablassen des Darminhalts sofort wieder aufhören.

Muß ich während der Behandlung schnell zur Toilette laufen?

Nein! Die heute verwendeten Darmspülgeräte haben einen Wasserzu- und -ablauf. So können Sie ruhig liegenbleiben, während das Wasser aus dem Darm abläuft. Dies wird als sehr angenehm empfunden, zumal das System in sich geschlossen ist. Es treten also weder Stuhl noch Wasser oder Luft aus.

Kann der Darm Schaden nehmen?

Bei richtiger Anwendung: Nein. Zum einen öffnet sich sofort das Ablaufventil, wenn der Darminnendruck einen definierten Grenzwert erreicht. Zum anderen sitzt der Behandelnde ständig neben Ihnen und sorgt für einen problemlosen Ablauf.

Was passiert mit den »guten« körpereigenen Bakterien? Werden sie auch ausgeschwemmt?

»Jein.« – Zum einen haften körpereigene, wandständige Bakterien an der Darmwand. Krankmachende Erreger liegen mehr auf der dem Stuhl zugewandten Seite und werden daher rascher hinausgespült. Zum anderen wachsen die körpereigenen, »guten« Bakterien viel rascher als die krankmachenden Bakterien, Pilze und Viren. Daher wird auch nach der Anwendung rasch wieder eine gesunde Zusammensetzung erreicht.

Muß ich gleichzeitig »gute« Bakterien als Tabletten oder in ähnlicher Form einnehmen?

Am besten ja. Lühr beispielsweise, einer der Autoren, hat eine Joghurt-Quark-Diät entwickelt, die für einen schnellen Aufbau der gesunden Darmbakterien im gesamten Darm, also auch im Dünndarm, sorgt.

Wie weit geht das Wasser bei der Colon-Hydro-Therapie?

»Colon« bedeutet Dickdarm. Das Wasser kann nur in den Dickdarm gelangen, da am Übergang zwischen Dünn- und Dickdarm eine Klappe sitzt. Diese läßt normalerweise kein Wasser durch.

Hilft denn eine solche Kur überhaupt?

Ja, wenn die Indikation stimmt. Mit dieser modernen Methode wurde weltweit schon Hunderttausenden entscheidend geholfen. Darmspülungen sind seit Jahrtausenden wichtiger Bestandteil der Medizin und helfen entscheidend bei der Entschlackung Ihres Körpers.

Wird während der Anwendung sonst noch etwas durchgeführt?

Ja, vor allem eine unterstützende Bauchdecken- und Darmmassage. Darüber hinaus finden oft Gespräche, z. B. über eine gesunde Ernährung, statt.

Wie lange dauert eine Anwendung?

Im Normalfall 30 Minuten. Länger sollte der Darm nicht gespült werden. Eventuell wartet man noch einige Minuten, um ihn völlig zu entleeren. Im Anschluß daran wird die Toilette aufgesucht. Sie sollten also etwa eine Stunde in der Praxis einplanen.

Was kostet eine solche Kur?

Pro Anwendung werden zwischen DM 150.– und DM 200.– berechnet, je nach Therapeut und Methode. Bei sechs Behandlungen sollte man also einschließlich dem vorangehenden Arztgespräch und der Voruntersuchung etwa DM 1000.– bis 2000.– einplanen.

Wie finde ich den richtigen Therapeuten?
Maßgebend ist die Mitgliedschaft im »Bundesverband der Colon-Hydro-Therapeuten«, Rothgerberbach 6, 50676 Köln. Ein Mitgliederverzeichnis finden Sie im Abschnitt »Selbsthilfegruppen und Fachverbände« in diesem Anhang. Schriftliche Anfragen werden gegen Einsenden eines frankierten Rückumschlags kostenlos beantwortet.

Werden die Kosten durch die Krankenkasse übernommen?
Es handelt sich um eine moderne Methode, die noch nicht allgemein, das heißt von der Schulmedizin anerkannt ist. Dies wird sich voraussichtlich in den nächsten Jahren ändern. Die meisten privaten Krankenversicherer übernehmen die Behandlung. Dies sollten Sie jedoch vorher abklären. Gesetzliche Krankenkassen übernehmen die Behandlung nur nach vorheriger Bewilligung oder anteilig nach erfolgreicher Therapie von Erkrankungen, die durch eine vorangegangene schulmedizinische Behandlung nicht beseitigt werden konnten.

Yoga- und Atemübungen für den Darm

Wie bereits erwähnt, ist Verstopfung keine Krankheit im eigentlichen Sinne, sondern eine Folge funktioneller Störungen, mechanischer Engpässe oder falscher Lebensweise. Liegt keine ernsthafte organische Erkrankung vor, die ärztlich behandelt werden müßte, ist ein regelmäßiges Darmtraining erforderlich. Dabei können Sie Ihren Darm regelrecht dressieren und an eine bestimmte Zeit, nämlich seine Zeit zur Entleerung, gewöhnen. Diese Zeit wählen Sie am besten so, daß Sie dabei Ruhe haben und Ihnen weder die Arbeit noch der Feierabendstreß im Nacken sitzen. Diese Empfehlung gilt unabhängig davon, ob Sie Ihre Darmfunktion durch Yogaübungen unterstützen oder nur eine regelmäßige Entleerung erreichen wollen. Für Yoga sind die Regelmäßigkeit der Übungen zur stets gleichen Zeit jedoch ganz besonders wichtig.

Im Yoga gibt es spezifische Übungen (Asanas oder Körperhaltungen), die die natürlichen Darmfunktionen unterstützen. Einige dieser Übungen sind für den Laien zu speziell. Hierzu zählt auch das Bauchrollen (Nauli), das nur nach längerer Yogapraxis gelingt. Unter den Reinigungstechniken des Yoga (Kriya-Techniken) werden auch Einläufe mit ein bis zwei Litern Wasser beschrieben, die manche Yogalehrer ihren Schülern ein- bis zweimal pro Monat empfehlen.

Yogaübungen

Die beste Zeit für die Darmentleerung und für Yogaübungen zur Unterstützung der Darmfunktion liegt morgens zwischen 7 und 9 Uhr. Da diese Zeit für die meisten von uns wegen der morgendlichen Hektik ungeeignet ist, sollten die Yogaübungen in die frühen Abendstunden verlegt werden. Morgens sollte jedoch wenigstens eine Viertelstunde für die Gewöhnung des Darms an seine besondere Zeit übrig sein.

Die folgenden Yogaübungen wirken entschlackend und entkrampfend, indem sie die Urin- und Stuhlausscheidung anregen und gleichzeitig entblähen:

1. Berghaltung (Tadasana),
2. streckende und entspannende Haltung (Uttanasana),
3. Stuhlhaltung (Utkatasana),
4. Totenhaltung (Savasana),
5. entblähende Haltung (Pavanamuktasana),
6. Zange (Paschimottanasana),
7. Krokodil (Jatara Parivartanasana),
8. Kopfstand (Sirshasana),
9. Schulterstand (Sarvangasana),
10. Schildkröte (Kurmasana),
11. Atemübung Nadi-Sodhana-Pranayama.

Die genannten Übungen in ihrer Ausführung zu beschreiben würde den Rahmen dieses Buches sprengen. Wir weisen jedoch darauf hin, daß die Übungen 8, 9 und 10 nicht für Anfänger und Laien des Yoga geeignet sind. Sie bedürfen einer Anleitung und längeren Vorbereitung durch einen erfahrenen Yogalehrer. Auch die Atemübung sollte nicht ohne fachkundige Anleitung geübt werden, deshalb wird hier auf einschlägige Literatur verwiesen.

Die genannten Übungen sind darüber hinaus nur eine kleine Auswahl der auf den Darm wirksamen Körperhaltungen des Yoga. Jeder Yogalehrer kennt hier zusätzliche Übungen. Außerdem normalisieren sich bei richtiger Anwendung des Yoga fast alle Funktionen des Körpers und natürlich auch die des Darms.

Den Yogalehrer bzw. die Yogalehrerin in Ihrer Nähe können Ihnen folgende Organisationen nennen:
• Berufsverband Deutscher Yogalehrer e.V. (BDY), Riemenschneiderstr. 4, 97250 Erlabrunn,
• Gesellschaft für geisteswissenschaftliche Fortbildung (GGF), Schirmerstr. 8, 40211 Düsseldorf.

Einige Worte zur Atmung

Die normale Atmung des Gesunden ist die Bauchatmung. Die Bauchmuskulatur und das Zwerchfell bewerkstelligen die Atmung auf ökonomische Weise. Dabei werden die Bauchorgane massiert, der Rückfluß des Blutes zum Herzen wird gefördert, und die natürlichen Funktionen des Darms werden angeregt. Erst wenn es zu entzündlichen Veränderungen im Darm kommt, wird durch eine »Abwehrspannung« der Bauchmuskeln ein Schutzschild aufgebaut. Der Bauchinhalt wird vor Bewegung geschützt und ruhiggestellt. In dieser Situation wird der Rückfluß des Blutes gehemmt, und die Bewegungen des Darms werden eingeschränkt oder gelähmt. Deshalb ist die bewußte Bauchatmung mit Einziehen der Luft und Heben der Bauchdecke sowie anschließendem Einziehen der Bauchdecke und Zusammenpressen der Bauchorgane so wichtig für eine natürliche Darmfunktion. Ein Vorschlag für eine Atemübung, die dem Darm und Ihrer Verdauung guttut, stammt von F. X. Mayr und ist in der gezeigten Abbildung dargestellt.

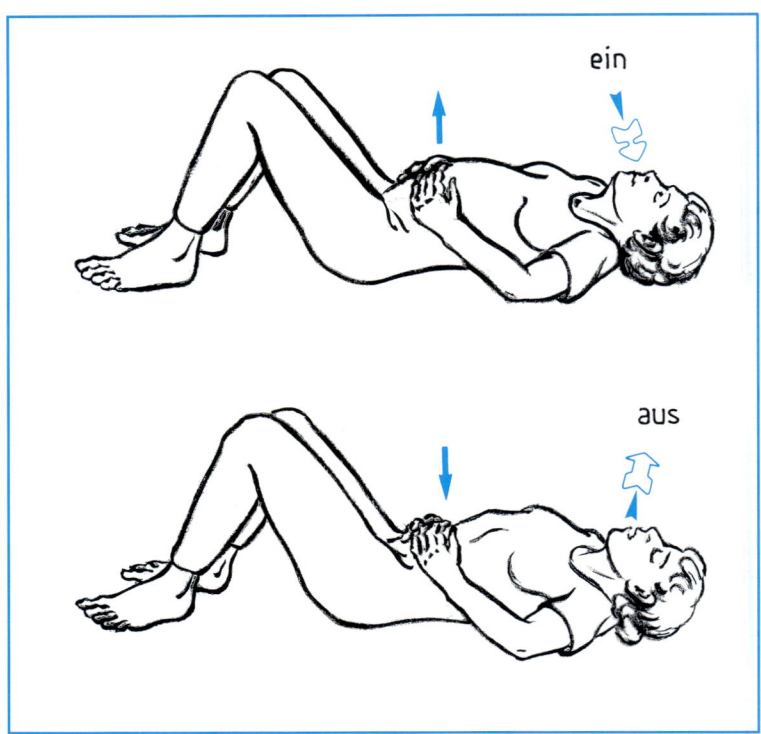

ein

aus

Selbsthilfegruppen und Fachverbände

Bei allen Anfragen bitte einen frankierten und adressierten Rückumschlag beilegen!

Allergieverein Europa AVE e.V.
Marienstraße 57, 99817 Eisenach

Bundesverband der Colon-Hydro-Therapeuten
Rothgerberbach 6, 50676 Köln
(Siehe auch das folgende
Mitgliederverzeichnis.)

Deutsche Candida Hilfe DCH e.V.
Postfach 67 03 31, 22343 Hamburg

Gesellschaft der Mayr-Ärzte
Postfach 10 29 40,
69018 Heidelberg

Verband zur Förderung biologischer Therapien e.V.
Postfach 21 71, 88111 Lindau

Zentralverband der Ärzte für Naturheilverfahren e.V.
Bismarckstraße 3,
72250 Freudenstadt

Bundesverband der Colon-Hydro-Therapeuten e.V., Mitgliederliste

Naturheilpraxis Peter Abels
Glückaufstr. 7,
50169 Kerpen-Horrem
Tel. 0 22 73-45 15, Fax: 62 46

Praxis Priv.-Doz. Dr. med. W. Brühl
Goethestr. 37, 32105 Bad Salzuflen
Tel. 0 52 22-9 16 60, Fax: 1 38 56

CEDETEC André Charlier
63, rue Roi Chevalier, B-4910
Theux/Belgien
Tel. 00 32-87 54 20 24,
Fax: 87 54 11 28
(Hersteller von Geräten)

Dr. med. Irina Cernainu
Monheimsallee 52, 52062 Aachen
Tel. 02 41-15 52 98

Naturheilpraxis Heribert Daniel
Frankfurter Str. 610,
51145 Köln Porz - Eil
Tel. 0 22 03-3 43 08, Fax: 30 73 61

Dr. med. I. Debes
Teichstr. 10, 34454 Arolsen
Tel. 0 56 91-17 10

Naturheilpraxis Brigitte Deiters
Agathastr. 16, 48599 Gronau-Epe
Tel. 0 25 65-34 32

Naturheilpraxis Michaela Deiters
Dinkelwiesen 21a,
48599 Gronau-Epe
Tel. 0 25 62-34 32

Naturheilpraxis Martin Fiedler
Riestestr. 14, 32105 Bad Salzuflen
Tel. 0 52 22-5 73 70

Naturheilpraxis U. Geiken-Kraus
Ottweiler Str. 14,
66113 Saarbrücken
Tel. 06 81-4 60 65

Naturheilpraxis Jürgen Ide
Heinrich-Lohse-Str. 52,
25451 Quickborn
Tel. 0 41 06-52 22, Fax: 8 22 30

Naturheilpraxis Stefan Janosi
Adalbertstr. 49, 52062 Aachen
Tel. 02 41-4 03, Fax: 40 49 35
Kölner Str. 48,
42929 Wermelskirchen (priv.)
Tel. 0 21 96-9 19 40; 73 15 04

Dr. med. Jürgen Juchheim
Hildegardstr. 9, 80539 München
Tel. 0 89-22 16 09 u. 29 14 33,
Fax: 29 16 11 38

Naturheilpraxis Lutz Kasberg
Frühlingstr. 24, 87439 Kempten
Tel. 08 31-20 26 70

Naturheilpraxis Angelika Klemmt
Kleine Bergstr. 2, 58239 Schwerte
Tel. 0 23 04-4 13 59

Naturheilpraxis Hubert Klesse
Breitestr. 141, 50667 Köln
Tel. 02 21-25 63 83, Fax: 2 57 07 70

Naturheilpraxis Irmgard Klopietz
Frankfurter Str. 53,
53721 Siegburg
Tel. 0 22 41-6 72 47

Dr. med. Ulrike Köhler
P7,1, 68161 Mannheim
Tel. 06 21-1 41 71

Naturheilpraxis Heinz-J. Kreuznacht
Hammer Str. 61, 48153 Münster
Tel. 02 51-52 70 98

Dr. med. Kai Lühr
Rothgerberbach 6, 50676 Köln

Tel. 02 21-2 40 33 31,
Fax: 2 40 30 30,
Tel. 01 72-2 00 58 44
Privat: 5 50 96 96

Naturheilpraxis Christine Mandt
Kottenforststr. 50, 53347 Alfter
Tel. 02 28-64 70 31

Meditech Vertriebsgesellschaft mbH
Frahmredder 14,
22393 Hamburg
Tel. 0 40-60 01 24 24,
Fax: 60 01 24 42
(Hersteller von Geräten)

Naturheilpraxis
Evamarie Müller-Kirberg
Westring 107,
42239 Wuppertal
Tel. 0 20-7 38 79 04

Dr. med. Peter Piechot
Kölnstr. 82–86, 53111 Bonn
Tel. 02 28-65 00 21

Naturheilpraxis Peter Puchalla
Adalbertstr. 49, 52062 Aachen
Tel. 02 41-40 49 25, Fax:40 49 35

Naturheilpraxis Dennis Rachwalsky
Dürener Str. 252, 50935 Köln
Tel. 02 21-4 30 36 20

Naturheilpraxis H.-H. Rahe
Münsterstr. 87, 33775 Versmold
Tel. 0 54 23-50 88/50 32

Naturheilpraxis Ingrid Reiter
Hermann-Löns-Weg 2,
66763 Dillingen
Tel. 0 68 31-70 25 70,
Fax: 70 25 77

Dr. med. Anna-Luise Rinneberg
Sandplatz 8,
66693 Mettlach-Orschholz
Tel. 0 68 65-7 11, Fax: 1 81 84

Naturheilpraxis Giovanni Scavelli
Hauptsr. 43, 77652 Offenburg
Tel. 07 81-7 73 91, Fax: 7 37 94

Naturheilpraxis F.-D. Schmidt
Kuhberg 8, 24534 Neumünster
Tel. 0 43 21-4 45 05

Dr. med. Norbert Scholz
Neusser Str. 28, 47803 Krefeld
Tel. 0 21 51-3 30 74, Fax: 39 42 45

Naturheilpraxis Thomas Schremser
Fuchstanzweg 19,
65760 Niederhöchstadt
Tel. und Fax: 0 61 73-6 66 28

Dr. med. H.-D. Soberger
Worringtonplatz 5, 40721 Hilden
Tel. 0 21 03-5 50 14, Fax: 5 43 66

Dr. med. Heide Urban Carolus
Am Sportfeld 8,
63579 Freigericht-Somborn
Tel.: 0 60 55-37 07

Frau Petra Thomas
Zülpicher Str. 189, 52349 Düren
Tel. 0 24 21-5 45 17, Fax: 5 71 31

Herr Farouk Weicho
Karl-Schurz-Str. 11
44359 Dortmund
Tel. 02 31-3 58 34, Fax: 35 39 04

Naturheilpraxis Günter Weigel
Am Lebebühl 12, 79541 Lörrach
Tel. 0 76 21-94 92 40, Fax: 94 92 41

Dr. med. Volkher Zähres
Wasserstr. 3-7,
45468 Mülheim/Ruhr
Tel. 02 08-3 40 10

Weiterführende Literatur

Guzek, G., Lange, E.: Pilze im Körper – Krank ohne Grund? Südwest Verlag, München, 1994, ISBN 3-517-01503-2 – Umfassendes Nachschlagewerk mit Fragebogen zum Pilzproblem und vielen schmackhaften Rezepten der Antipilzdiät.

Markus, H. H., Finck, H.: Candida albicans – die maskierte Krankheit. Goldmann Verlag, München, 1996, ISBN 3-442-13892-2 – Verständlich geschriebenes Taschenbuch über Candida.

Deutsche Candida Hilfe e.V. (Hrsg.): Am schlimmsten war, daß mich alle für einen Spinner hielten. Pilzinfektionen – Berichte über eine verkannte Krankheit. »medi«, ohne Ort, ISBN 3-9803957-3-1 – Erfahrungsberichte leidgeplagter Patienten, zusammengestellt von G. Guzek (s. o.).

Iles, A., Kraske, E.-M.: Candida – Richtig essen bei Pilzinfektionen. Gräfe & Unzer, München, 1996, ISBN 3-7742-2687-3
Reich bebildertes Kochbuch mit medizinischer Einleitung und schmackhaften Diätgerichten.

Rieth, H.: Mykosen – Anti-Pilz-Diät. notamed, Bad Homburg, 1988, ISBN 3-88907-009-4 – Kurze Ernährungsanleitungen vom »Altvater« der deutschen Mykologie, Prof. Dr. H. Rieth.

Worm, N.: Täglich Wein – Gesünder leben mit Wein und mediterraner Ernährung. Hallwag, Stuttgart – Bern, 1996, ISBN 3-444-10472-3

Calatin, A.: Die Rotationsdiät – Diagnose und Hilfe bei Nahrungsmittelallergien. Heyne Verlag, München, 1987, ISBN 3-453-00215-6

Cantieni, B.: Tiger Feeling – Das sinnliche Beckenbodentraining. Ullstein Buchverlage, Verlag Gesundheit, Berlin, 1997, ISBN 3-333-0747-9

Adreßliste von Colon-Hydro-Therapeuten in Deutschland, nach Postleitzahlen sortiert

Naturheilpraxis Otto Labohm
Hermsdorfer Str. 18, 01159 Dresden

Naturheilpraxis S. Rohark,
Humboldtstr. 14, 01589 Riesa

Naturheilpraxis Dietrich Walter
Robert-Koch-Str. 10,
02899 Hagenwerder

Naturheilpraxis Christel Schreck
Amselweg 46, 06110 Halle (Saale)

Naturheilpraxis Karin Ziegner
Sonneberger Str. 41,
07318 Saalfeld (Saale)

Dr. med. Raphael Shimshoni
Schloßstr. 25, 07338 Leutenberg

Naturheilpraxis Monika Zimmer
Jahnstr. 57, 09126 Chemnitz

Naturheilpraxis Kerstin Puschmann
Postplatz 7, 09366 Stollberg

Naturheilpraxis Stephanie Kleber
Obere Dorfstr. 37, 09419 Herold

Naturheilpraxis A. Schmidt
Am frischen Brunnen 4,
09496 Marienberg

Naturheilpraxis Cornelia Fischer
Waldeyerstr. 2, 10247 Berlin

Naturheilpraxis Kurt Walter
Waldeyerstr. 2, 10247 Berlin

Naturheilpraxis Knut Kärger
Oldenburger Str. 37,
10551 Berlin

Naturheilpraxis Benz/Schwarze
Babelsberger Str. 6, 10715 Berlin

Naturheilpraxis R. Hauenschild
Landhausstr. 36, 10717 Berlin

Naturheilpraxis Alexander Plappert
Holsteinische Str. 6, 10717 Berlin

Naturheilpraxis Angelika Günther
Einemstr. 25, 10785 Berlin

Naturheilpraxis Herwig Hollwede
Einemstr. 25, 10785 Berlin

Dr. med. Martin Doll
Apostel-Paulus-Str. 19,
10825 Berlin

Naturheilpraxis Dorothee Huschka
Langenscheidtstr. 2,
10827 Berlin

Naturheilpraxis Donatus Bock
Hauptstr. 76, 12159 Berlin

Naturheilpraxis Heiko Zissner
Hauptstr. 76, 12159 Berlin

Naturheilpraxis
Angelika Mensler-Bielka
Handjerystr. 56, 12161 Berlin

Naturheilpraxis Anna Ochsenknecht
Smiljanstr. 7–8, 12161 Berlin

Naturheilpraxis Gabi Beller-Weiß
Ahornstr. 17, 12163 Berlin

Naturheilpraxis Ingo Juditzki
Leonorenstr. 102, 12247 Berlin

Dr. med. Hoppe
Willi-Bredel-Str. 27, 12437 Berlin

Naturheilpraxis Markus Andree
Smetanastr. 23, 13088 Berlin

Dr. med. H. J. Rudolph
Schönwalder Allee 26, 13587 Berlin

Naturheilpraxis E. Marquardt
Eschenallee 11, 14050 Berlin

Naturheilpraxis Susanne Zschunke
Ahornstr. 2, 14163 Berlin

Dr. med. Joachim Wessling
Prinz Handjery Str. 74, 14167 Berlin

Dr. med. S. Neu
Hüttenweg 16, 14195 Berlin

Naturheilpraxis Ursula Goreczko
Saarmunderstr. 46,
14478 Potsdam

Dr. med. Gerd Bigus
Leipziger Str. 18,
15232 Frankfurt (Oder)

Naturheilpraxis Gerhild Hargita
Markt 26, 18528 Bergen/Rügen

Naturheilpraxis Christel Bartels
Heinr.-Barth-Str. 26,
20146 Hamburg

Naturheilpraxis Carmen A. Feil
Heußweg 94, 20255 Hamburg

Dr. med. Rainer Holzhüter
Harburger Ring 10,
21073 Hamburg

Naturheilpraxis May Tondowski
Schulstr. 34, 21220 Seevetal

Naturheilpraxis
Angela Kerzel-Kellerhoff
Am Südhang 8,
21224 Rosengarten

Naturheilpraxis Jutta Sobik
Reichenbachstr. 3,
21335 Lüneburg

Naturheilpraxis Lothar Ursinus
Hans-Henny-Jahnn-Weg 21,
22085 Hamburg

Naturheilpraxis Dirk Toboll
Barmbekerstr. 18,
22203 Hamburg

Naturheilpraxis Max Schwendt
Sierichstr. 52, 22301 Hamburg

Naturheilpraxis
Flora Peschek-Böhmer
Mühlenkamp 43, 22303 Hamburg

Dr. med. Heide Georgi
Harksheider Str. 30,
22399 Hamburg

Naturheilpraxis Helma Kaufmann
Reichsbahnstr. 20, 22525 Hamburg

Prof. Dr. H. G. Kaeßmann
Grete-Nevermann-Weg 2–4,
22559 Hamburg

Naturheilpraxis Simrock
Simrockstr. 190, 22589 Hamburg

Dr. med. R. Weiß
Waitzstr. 1, 22607 Hamburg

Naturheilpraxis Jutta Schlüter
Mindermannsweg 29,
22609 Hamburg

Naturheilpraxis
Henning Meyer-Kracht
Bernstorffstr. 117,
22767 Hamburg

Naturheilpraxis Yvonne Györy
Sommerhuder Str. 10,
22769 Hamburg

Naturheilpraxis Karen Dittner
Eimsbüttler Str. 25, 22769 Hamburg

Naturheilpraxis
Gabriele Burmeister
J.-D.-Möller-Str. 21, 22880 Wedel

Naturheilpraxis Susanne Coché
Heimfelder Str. 53,
23552 Hamburg

Naturheilpraxis
Susan-Marie Maehlitz
Kapitelstr. 5, 23552 Lübeck

Dr. med. P.-J. Kraack
Fregattenstr. 2, 23558 Lübeck

Naturheilpraxis Heidi Pfennig
Strandredder 3 b,
23570 Travemünde

Naturheilzentrum
Strandallee 141,
23669 Timmendorfer Strand

Naturheilpraxis Marimed
Strandallee 73 b,
23669 Timmendorfer Strand

Naturheilzentrum
Strandallee 141,
23669 Timmendorfer Strand

Naturheilpraxis Wolfgang Rathke
Bahnhofstr. 13,
23714 Bad Malente

Naturheilpraxis Gerd Ruß
Breitestr. 39, 23769 Burg

Naturheilpraxis Horst Soecknick
Hauptstr. 49, 23879 Mölln

Naturheilpraxis S. Niemann
Prüne 19, 24103 Kiel

Naturheilpraxis
Susanne Höppner-Kröger
Knooper Weg 33, 24103 Kiel

Naturheilpraxis Susanne Schwarz
Prüne 19, 24103 Kiel

Dr. med. W. Kühn
Exerzierplatz 7, 24103 Kiel

Naturheilpraxis Gabriele Will
Poggenkrugsweg 21,
24113 Molfsee

Naturheilpraxis Erika Heyden
Linzer Weg 103, 24147 Kiel

Naturheilpraxis Ingrid Blunk
Peekoppel 19, 24159 Kiel

Naturheilpraxis Christian Wilms
Teichtor 47, 24226 Heikendorf

Naturheilpraxis Henning Pless
Niederstr. 10, 24321 Lütjenburg

Dr. med. Michael Buthke
Norderstr. 52, 24939 Flensburg

Naturheilpraxis Carola Schwartz
Hauptstr. 18, 24989 Dollerup

Naturheilpraxis R. Munus
Peterstr. 7, 25335 Elmshorn

Naturheilpraxis R. Muus
Herm.-Ehlers-Weg 4,
25337 Elmshorn

Naturheilpraxis Inge Sievertsen
Mühlenstr. 2, 25421 Pinneberg

Dr. med. H. Ohlen
Peperkam 2, 25451 Quickborn

Naturheilpraxis Jürgen Ide
Heinrich-Lohse-Str. 52,
25451 Quickborn

Naturheilpraxis
Franz-Dieter Schmidt
Kuhberg 8, 25534 Neumünster

Dr. med. Klaus Philipp
Gökerstr. 35,
26384 Wilhelmshaven

Naturheilpraxis Beate Steckling
Knipphauser Str. 15,
26389 Wilhelmshaven

Naturheilpraxis
M. Wolthaus-Schramm
Bahnhofstr. 6, 26419 Schortens

Dr. med. W. D. Kessler
Alter Postweg 5, 26624 Victorbur

Naturheilpraxis H. Nieland
Am Park 43, 26826 Weener

Naturheilpraxis Georgiew
Otto-Brenner Str. 46,
27711 Osterholz-Schermbeck

Naturheilpraxis St. Kuhlmann
Stendorfer Str. 3,
27721 Ritterhude

Heilpraktiker Paul Inama
Bismarckstr. 42, 28203 Bremen

Naturheilpraxis Hans Höting
Twiedelftsweg 13,
28279 Bremen

Dr. med. habil. Stefan Gregori
Am Hilgeskamp 1 f
28327 Bremen

Naturheilpraxis Annemarie Jahns
Rosengarten 31,
29549 Bad Bevensen

Naturheilpraxis Ingeborg Rommel
Kokenstr. 5, 30159 Hannover

Naturheilpraxis Georg Klaus
Drostestr. 14, 30161 Hannover

Naturheilpraxis Anne Witt
Drostestr. 14, 30161 Hannover

Naturheilpraxis Claudia Jäger
Hildesheimer Str. 26,
30169 Hannover

Naturheilpraxis D. Forstmeyer
Hinüber Str. 13, 30175 Hannover

Naturheilpraxis Holger Zimmeck
Prüßentrift 79 a, 30657 Isernhagen

Naturheilpraxis H. Schäfer
Theodor-Storm-Str. 20,
31139 Hildesheim

Naturheilpraxis
M.-Luise Holdinghausen
Katzenteich 1, OT Nettelrede,
31848 Bad Münder

Dr. med. Eckhard Schreiber-Weber
Parkstr. 48, 32105 Bad Salzuflen

Naturheilpraxis M. Fiedler
Wenkenstr. 1,
32105 Bad Salzuflen

Dr. med. Friedo Broedel
Parkstr. 48, 32105 Bad Salzuflen

ERSTES DEUTSCHES
DARMZENTRUM
Detmolder Str. 264,
32604 Vlotho-Exter

Sanatorium Birkeneck
Birkenallee 57,
32760 Detmold-Hiddesen

Naturheilpraxis Lothar Arendt
Parkstr. 5,
32805 Horn-Bad Meinberg

Naturheilpraxis Hans Barth
Danziger Str. 2, 33034 Brakel

Drs. E. Urban, Th. Brehm
Bahnhofstr. 18, 33034 Brakel

Naturheilpraxis Arno Kühn
Fürstenberger Str. 32,
33102 Paderborn

Naturheilpraxis V. Naumann
Lange Str. 2, 33175 Bad Lippspringe

Naturheilpraxis Rudolf M. Schulz
Gadderbaumer Str. 22,
33602 Bielefeld

Naturheilpraxis Ilse-Katrin Richter
Lübecker Str., 36, 33760 Detmold

Naturheilpraxis H. H. Rahe
Münster Str. 87, 33775 Versmold

Klinik am Habichtswald
Wigandstr. 1, 34131 Kassel

Institut für Umweltmedizin
Dr. med. K.-H. Runow
Am Kurpark 1, 34308 Bad Emstal

Dr. med. I. Debes
Teichstr. 10, 34454 Arolsen

Naturheilpraxis Heidemarie Dier
Warthebergstr. 16,
34466 Wolfhagen 13

Klinik Dr. Walb, Dr. med. Thomas
M. Heintze
Am Hohen Berg 20,
35515 Homberg/Ohm 1

Naturheilpraxis Karola Happel
Heinrichstr. 6, 36100 Fulda

Dr. med. J. von Rosen
36129 Gersfeld

Naturheilpraxis Manuel Heede
Hainholzweg 11, 37085 Göttingen

Naturheilpraxis Margot Weiß
Clausthaler Str. 29,
37539 Bad Grund

Naturheilpraxis Helia Hillmer
Gödebusch 3, 38228 Salzgitter

Naturheilpraxis F. Blomeyer
Bäckerstr. 108, 38640 Goslar

Zentrum für Gesundheit
Immermannstr. 19,
40210 Düsseldorf

Naturheilpraxis Telsche Schmidt
Schirmer Str. 21-23,
40211 Düsseldorf

Dr. med. Adrian F. Scheumann
Grafenberger Allee 134,
40237 Düsseldorf

Institut für Innovative
Naturheilkunde van Issen
Schadowstr. 48/50,
40237 Düsseldorf

Dr. med. K. Maar
Taubenstr. 22, 40470 Düsseldorf

Naturheilpraxis H. G. Meyer
Rather Broichstr. 25,
40472 Düsseldorf

Dr. med. Gabriele Schaudig
Scheibenstr. 24,
40479 Düsseldorf

Dr. med. Christian Petersohn
Wildenbruchstr. 113,
40545 Düsseldorf

Dr. med. Jost Pfützenreuter
Einsiedelstr. 8, 40597 Düsseldorf

Dr. med. Peter Zierden
Benrather Schloßallee 105,
40597 Düsseldorf

Dr. med. E. Elek
Schneidermühlstr. 13,
40599 Düsseldorf

Dr. med. R. Jenessen
Bender Str. 72, 40625 Düsseldorf

Naturheilpraxis Hildegard Lessner
Gerresheimer Landstr. 110,
40627 Düsseldorf

Naturheilpraxis Ursula Fugmann
Moerser Str. 110, 40667 Meerbusch

Dipl.-Phys. Dr. W. Reiner Theis
Sedentaler Str. 25–27,
40699 Erkrath

Dr. med. Jan Lamberty
Schildsheider Str. 53,
40699 Erkrath

Dr. med. H.-D. Soberger
Worringtonplatz 5, 40721 Hilden

Naturheilpraxis Jean-Claude Alix
Hofstr. 107, 40723 Hilden

Dr. med. Jana Zejdl
Solinger Str. 145 a,
40764 Langenfeld

Naturheilpraxis Helmut Döhmen
Neersbroicher Str. 60,
41066 Mönchengladbach

Dr. med. Hubert Meier
Brucknerallee 87,
41236 Mönchengladbach

Naturheilpraxis
Cornelia u. Walter Buchenau
Wickvatherstr. 21,
41236 Mönchengladbach

Naturheilpraxis Gisela Köllges
Arrather Hof 23,
41238 Mönchengladbach

Naturheilpraxis Karin Zinsheim
Am Rindergraben 18,
41470 Neuss-Rosellen

Naturheilpraxis Kim Kwang-Cha
Pfauenstr. 16, 41540 Dormagen

Naturheilpraxis Carla Innocenti
Erftstr. 35, 41564 Kaarst

Dr. med. Keding-Pütz
Endstr. 3, 41884 Wegberg-Arsbeck

Naturheilpraxis Manfred Strauss
Grawelottestr. 5,
42103 Wuppertal

Naturheilpraxis Hans-Peter Glasauer
Klotzbahn 17, 42105 Wuppertal

Naturheilpraxis Wolfgang Sennlaub
Nutzenberger Str. 6,
42115 Wuppertal

Naturheilpraxis G. Hildebrandt
Friedrich-Ebert-Str. 154,
42117 Wuppertal

Heilpraktikerin Petra Metzger
Wittener Str. 4, 42277 Wuppertal

Naturheilpraxis Thorsten Hollmann
Wittener Str. 4, 42277 Wuppertal

Naturheilpraxis Gerlinde Laaßen
Löhnstr. 43, 42289 Wuppertal

Naturheilpraxis
Evamaria Müller-Kirberg
Westring 107, 42329 Wuppertal

Naturheilpraxis J. A. Segendorf
Holzschneider Str. 4,
42349 Wuppertal

Naturheilpraxis S. J. A. Segendorf
Holzschneider Str. 4,
42349 Wuppertal

Dr. med. F. J. Ollmann
Konrad-Adenauer-Str. 24,
42651 Solingen

Dr. med. Thomas Pflüger
Bechhauser Weg 8,
42799 Leichlingen

Naturheilpraxis Antje Böker
Ottostr. 10, 42853 Remscheid

Naturheilpraxis Dieter Frantzen
Königstr. 4, 42853 Remscheid

Naturheilpraxis M. Ullrich
Herbringhauser Str. 12,
42899 Remscheid

Naturheilpraxis
Artur K. Frankemöller
Schwanenwall 37,
44143 Dortmund

Naturheilpraxis Juliane Sacher
Leopoldstr. 10, 44147 Dortmund

Dr. med. Hans-A. Dirks
Bermesdicker Str. 39/41,
44357 Dortmund

Naturheilpraxis Shohreh Nohadani
Beguinenstr. 6, 44388 Dortmund

Naturheilpraxis Erich Lintner
Provinzialstr. 494,
44388 Böwinghausen

Naturheilpraxis D. A. Eichhorn
An der Kreuzkirche, 44623 Herne

Dr. med. Dietger Heitele
Farnstr. 44, 44780 Bochum

Dr. med. Marianne Kolvenbach
Luisenstr. 15–17, 44787 Bochum
Dr. med. P. Brockhausen
Nehrungskamp 4, 44879 Bochum

Dr. med. Winfried Karduck
Bertoldstr. 4, 45130 Essen

Naturheilpraxis Ingo Kathol-Perrier
Zweigertstr. 33, 45130 Essen

Dr. med. K. E. Brand
Rüttenscheider Str. 132,
45131 Essen

Dr. med. Klaus-Peter Schlebusch
Hufelandstr. 60, 45147 Essen

Naturheilpraxis
Dagmar Amend-Bedow
Wilhelmstr. 14, 45219 Essen

Dr. med. Stefan Greven
Colsmanstr. 11, 45257 Essen

Naturheilpraxis P. Mölleney
Mölleneystr. 10, 45289 Essen

Dr. med. Jürgen Nienhaus
Leineweberstr. 55,
45468 Mülheim/Ruhr

Naturheilpraxis Ulrisch W. Teleu
Wasserstr. 3–7, 45468 Mülheim

Naturheilpraxis Roland Tennie
Zeppelinstr. 58,
45470 Mülheim

Naturheilpraxis K. Herting
Kruppstr. 188, 45472 Mülheim

Dr. med. Volker Zähres
Wasserstr. 3–7, 45472 Mülheim

Dr. med. Volker Dolm
Prinzess-Luise-Str. 123,
45479 Mülheim

Naturheilpraxis Martin Rentsch
Bruchstr. 28 b, 45525 Hattingen

Naturheilpraxis Edith Winkels
Wiethofstr. 5,
45657 Recklinghausen

Naturheilpraxis Georg Reuter
Bert-Brecht-Str. 7, 45699 Herten

Naturheilpraxis Gerhard Frank
Luggenhölscher Weg 40,
45966 Gladbeck

Naturheilpraxis
Christiane Hovarath
Hans-Böckler-Str. 15,
46236 Bottrop

Drs. W. Kochs, K. Stocks
Westwall 61, 46282 Dorsten

Dr. med. Stock
Westwall 49, 46282 Dorsten

Dr. med. Kochs
Westwall 49, 46282 Dorsten

Naturheilpraxis Weidemann
Bocholter Str. 20, 46325 Borken

Naturheilpraxis
Veronika Kampshoff
Brandströmstr. 100, 46397 Bocholt

Naturheilpraxis Ulrike Holzrichter
Pestalozziweg 1, 46399 Bocholt

Dr. med. J. De Vries
's-Heerenbergerstr. 168,
46446 Emmerich

Naturheilpraxis Ellen Banse-Pesch
Eschenweg 5, 46569 Hünxe

Naturheilpraxis Siegfried Drechsler
Obermarxloher Str. 116,
47167 Duisburg

Dr. med. Irmgard Griese-Bassier
Kastelle 1, 47441 Moers

Naturheilpraxis Andrea Komor
Große Str. 33, 47533 Kleve

Naturheilpraxis Dr. V. R. Pauly
Bahnhofstr. 19, 47608 Geldern

Dr. med. Norbert Scholz
Neusser Str. 28, 47798 Krefeld

Naturheilpraxis Anneliese Krebber
Uerdinger Str. 575,
47800 Krefeld

Naturheilpraxis Th. Wulf
Alte Krefelder 60 a, 47829 Krefeld

Naturheilpraxis K.-F. Potthoff
Urbanstr. 7, 48143 Münster

Dr. med. Nadia Näßler
Manfredstr. 30, 48145 Münster

Dr. med. Rhadnan Khalil
Manfredstr. 30, 48145 Münster

Dr. med. Sigrid Gonschorrek
Ludgeriplatz 2, 48151 Münster

Naturheilpraxis H. J. Kreuznacht
Hammer Str. 61, 48153 Münster

Naturheilpraxis Roland Klövekorn
Gittruper Str. 8 a, 48157 Münster

Naturheilzentrum Haus Brink
Havixbecker Str. 70,
48161 Münster

Institut für Biophysik Prof. Schoen
Alkardstr. 17, 48161 Münster

Naturheilpraxis Irene Langguth
Heroldstr. 56 b, 48163 Münster

Naturheilpraxis
Werner und Andreas Engel
Rathausstr. 25, 48268 Greven

Naturheilpraxis H.-D. Bach
Ritterstr. 30, 48291 Telgte

Praxisgemeinschaft Drs. Fromm,
Nieling & Lück
Nordholter Weg 10,
48317 Drensteinfurt

Naturheilpraxis
Heiner Sundermann
Kard.-Galen-Ring 75, 48431 Rheine

Naturheilpraxis Ingrid Nevels
Agathastr. 156, 48599 Gronau-Epe

Naturheilpraxis Brigitte Deiters
Agathastr. 156, 48599 Gronau-Epe

Naturheilpraxis Michaela Deiters
Dinkelswiesen 21a,
48599 Gronau-Epe

Naturheilpraxis G. Hirschwitz
Brookstr. 11, 48607 Ochtrup

Naturheilpraxis Anne Tieben
Voxtruper Str. 19,
49082 Osnabrück

Dr. med. Angelika Pucknus
Landstr. 52, 49086 Osnabrück

Naturheilpraxis H.-E. Grafeneder
Ledebourstr. 2, 49356 Diepholz

Dr. med. A. Brammer
C.-F.-Müller-Str. 1–3,
49356 Diepholz

Naturheilpraxis
Werner Marienhoff
Adenauerring 30, 49393 Lohne

Dr. med. Gisela König-Fuß
Marktstr. 17, 49393 Lohne

Naturheilpraxis Jutta Rewari
Bethlehemer Str. 14,
50126 Bergheim/Erft

Naturheilpraxis Werner Richter
Heerstr. 201, 50169 Kerpen

Naturheilpraxis Peter Abels
Glückaufstr. 7,
50169 Kerpen-Horrem

Naturheilpraxis H. Werner Heine
Bahnstr. 10, 50170 Kerpen-Buir

Dr. med. Ralf Grobecker
Auf dem Driesch 26,
50259 Pulheim

Naturheilpraxis K.-H. Scherer
Bonner Str. 58, 50347 Erftstadt

Dr. med. Adam Lomny
Ernst-Reuter-Str. 21, 50354 Hürth

Naturheilpraxis Gritt Schlesiger
Theodor-Heuss-Str. 18,
50374 Erftstadt

Naturheilpraxis Eva Tesch
Am Qualenberg 35, 50374 Erftstadt

Naturheilpraxis Hubert Klesse
Breite Straße 141, 50667 Köln

Dr. med. H. U. A. Craemer
Theodor-Heuss-Ring 30,
50668 Köln

Dr. med. Norbert Drath
Clever Str. 57, 50668 Köln

Naturheilpraxis Hans-G. Scherer
Weidmarkt 18, 50676 Köln

Dr. med. Kai Lühr
Rothgerberbach 6, 50676 Köln

Dr. med. G. Breier
Justinianstr. 3, 50679 Köln

Naturheilpraxis G. Schöppe-Schulze
Niehler Kirchweg 41, 50733 Köln

Naturheilpraxis
Ferdinand Hoffmann
Sömmeringstr. 2, 50823 Köln

Naturheilpraxis Elenko Prodanow
Kirchenweg 2a, 50858 Köln

Naturheilpraxis L. Asbach-Gawenca
Aachener Str. 802, 50933 Köln

Naturheilpraxis Gabriele Nippold
Lindenthalgürtel 5, 50935 Köln

Naturheilpraxis Dennis Rachwalsky
Dürener Str. 252, 50935 Köln

Naturheilpraxis H. Amelung
Schillerstr. 16, 50968 Köln

Naturheilpraxis Anette Schisemak
Bergisch-Gladbach-Str. 471,
51067 Köln

Naturheilpraxis Heribert Daniel
Frankfurter Str. 610, 51145 Köln

Naturheilpraxis Ingrid Krämer
Bahnhofstr. 24, 51334 Leverkusen

Naturheilpraxis Günter Mettmann
Reuterstr. 215,
51465 Bergisch-Gladbach

Naturheilpraxis H.-W. Schäfer
Hauptstr. 299,
51465 Bergisch-Gladbach

Naturheilpraxis Ulrike Sülzner
Kalkstr. 27 b,
51465 Bergisch-Gladbach

Dr. med. A. Schulze
Kirchweg 4, 51540 Köln

Naturheilpraxis Ingrid Becker
Blumenfeldstr. 8, 51674 Wiehl

Dr. med. Irina Cernainu
Monheimsallee 52,
52062 Aachen

Naturheilpraxis Stefan Janosi
Adalbertstr. 49, 52062 Aachen

Naturheilpraxis
Wagner und Puchalla
Adalbertstr. 49, 52062 Aachen

Naturheilpraxis Peter Puchalla
Adalbertstr. 49, 52062 Aachen

Dr. med. Wolfram Hüttemann
Oppenhofallee 48, 52066 Aachen

Dr. med. G. Becker
Pommerother Weg 15,
52076 Aachen

Dr. med. A. Heinen
Kammerbruchstr. 16,
52152 Simmerath

Naturheilpraxis Werner Wider
Hohenzollernstr. 70, 52351 Düren

Dr. med. A. Schuppert
Kölnstr. 82–86, 53111 Bonn

Dr. med. Peter Piechot
Kölnstr. 82–86, 53111 Bonn

Naturheilpraxis K. J. Krebber
Weberstr. 18, 53113 Bonn

Naturheilpraxis Anni Kluth
Paulusplatz 11, 53119 Bonn

Naturheilpraxis
Marion Tae-Sook Lee
Markusstr. 34, 53129 Bonn

Naturheilpraxis Gabriel Frodl
Beethovenallee 146,
53173 Bonn

Naturheilpraxis Ring/Ufer
Obere Wilhelmstr. 29,
53225 Bonn-Beuel

Dr. med. Petra Meyer
Finkenbergstr. 55, 53227 Bonn

Naturheilpraxis Jeanette Schlieber
Hauptstr. 116,
53340 Meckenheim

Naturheilpraxis C. Mandt
Kottenforst 50, 53347 Alfter

Naturheilpraxis Barbara Grader
Bödikerweg 1, 53498 Bad Breisig

Dr. med. Rudolf Anderson
Rhöndorfer Str. 43,
53604 Bad Honnef

Naturheilpraxis S. Kluge-Lübke
Weyermannallee 11,
53604 Bad Honnef

Naturheilpraxis U. Bruch
Dollendorfer Str. 42,
53639 Königswinter

Naturheilpraxis
Irmgard Klopietz
Frankfurter Str. 53,
53721 Siegburg

Dr. med. K. Kärgel
Kleiberg 21, 53721 Siegburg

Dr. med. Isa Mahlke
Bahnhofstr. 15, 53721 Siegburg

Naturheilpraxis V. Gnatzy
Hauptstr. 39, 53804 Much

Praxis Klinik Silvana,
Dr. med. Jochen Keils
Talsperrenstr. 66 A,
53881 Euskirchen-Kirchheim

Naturheilpraxis Helmut Mandt
Friesenstr. 147,
53913 Swisttal

Naturheilpraxis
Joschka Fiedermutz
Lotharstr. 1, 55116 Mainz

Dr. med. J. Werner
Binger Str. 79–83, 55218 Ingelheim

Naturheilpraxis Eginhard Oertel
Kurhausstr. 28, 55543 Bad Kreuznach

Dr. med. A. Bolland
Kurhaus Dhonau,
55566 Sobernheim

Dr. med. Burkhard Hangen
Oberhilbersheimer Str. 16,
55576 Sprendlingen

Klinik Lahnstein Bruker
Taunusblick 1, 56112 Lahnstein

Prof. Dr. med. Gerd Bräuer
Am Wiesensee, 56457 Westerburg

Naturheilpraxis H. Wilhelmy
Breitestr. 113, 56626 Andernach

Naturheilpraxis
Wilma de Jong-Hesse
Don-Bosco-Weg 1,
57462 Olpe/Biggesee

Naturheilpraxis
Klaus Dahlbüdding
Lilienstr. 28, 58095 Hagen

Naturheilpraxis Maria Langreder
Im Weinhof 1, 58119 Hagen

Naturheilpraxis Brigitte Flockert
Neuer Schloßweg 12 a,
58119 Hagen

Naturheilpraxis Beate Hofmann
Holbeinweg 14, 58239 Schwerte

Naturheilpraxis A. Klemmt
Kleine Bergstr. 2, 58239 Schwerte

Naturheilpraxis Emma Khalatbari
Brink 4, 58452 Witten

Dr. med. Ulrich Irrgang
Hörderstr. 373,
58454 Witten/Ruhr

Naturheilpraxis
Doris C. Wiesemann
Philippstr. 25, 58511 Lüdenscheid

Naturheilpraxis Marion Junker
Beenbergstr. 3, 58675 Hemer

Naturheilpraxis Dieter Urban
Eichelhäher Weg 1,
59071 Hamm

Der Fürstenhof
Fürstenhof 2, 59368 Werne

Fürstenberg GmbH
Byinkstr. 4, 59387 Ascheberg

Klinik Schloß
Bernd-J. Peter
Westmauer 73, 59597 Erwitte

Veramed-Klinik
Dr. med. Michael Kalden
Am Tannenberg,
59872 Meschede

Naturheilpraxis Peter Stork
Haus Bergeshöh, 59889 Eslohe

Naturheilpraxis
Dr. phil. Harald Hosch
Merklinghauser Str. 45,
59969 Hallenberg

Naturheilpraxis
Alexandre Tehoval
Stillstr. 2, 60313 Frankfurt/Main

Naturheilpraxis Karsten Schloberg
Waldschmidtstr. 113,
30314 Frankfurt

Dr. med. Thomas Dittrich
Öder Weg 52–54,
60318 Frankfurt/M.

Dr. med. W. Nawrocki
Landvogtstr. 4, 60320 Frankfurt

Dr. med. R. Dettmer
Eppsteiner Str. 43,
60323 Frankfurt

Fa. Figoform D. Hoffmann
Tituscorso, 60439 Frankfurt

Dr. med. Eva Maria Abend
Zeppelinallee 40,
60487 Frankfurt/M.

Dr. med. P. Bracht
Am Hopfengarten 15,
60489 Frankfurt

Dr. med. Stephen Merle
Gartenstr. 112, 60596 Frankfurt

Naturheilpraxis
Ortrud Poeschke-Knebel
Holbeinstr. 37, 60596 Frankfurt

Dr. med. Gerhard Siebenhüner
Holbeinstr. 48, 60596 Frankfurt

Gemeinschaft
Naturheilkunde & Psychologie
Ludwigstr. 21,
61217 Bad Nauheim

Naturheilpraxis Elke Marianu
Oberhochstädtstr. 59,
61440 Oberursel

Naturheilpraxis R. Klein
Bieberer Str. 10, 63065 Offenbach

Naturheilpraxis Gabriele Rammer
Uhlandstr. 2, 63165 Mülheim/Main

Naturheilpraxis Astrid Hohmann
Obertshäuser Str. 55,
63165 Mühlheim

Naturheilpraxis Ute-Karen Voigt
Hausener Str. 13, 63165 Mühlheim

Naturheilpraxis K.-H. Hanusch
Bahnstr. 36, 63225 Langen

Dr. med. Klaus Buxbaum
Am Lachengraben 22,
63303 Dreieich

Dr. med. Urban Heide
Karlstr. 19, 63579 Freigericht

Naturheilpraxis E. Schneider
Erlenweg 9, 63579 Freigericht

Dr. med. Heide Urban-Carolus
Am Sportfeld 8,
63579 Freigericht-Sommborn

Dr. med. Herrmann Ammerschläg
Herstallstr. 114,
63739 Aschaffenburg

Naturheilpraxis H. Dehmer
An den Hennwiesen,
63743 Aschaffenburg

Vita-Centrum Dr. Mock
Rheinstr. 96 A, 64295 Darmstadt

Dr. med. Winfried Weber
Darmstädter Str. 60,
64372 Ober-Ramstadt

Kurheim Tannenhöhe
Herner Allee 9, 64689 Hammelb.

Dr. med. Thomas Pirlet
Bahnhofstr. 25, 65185 Wiesbaden

Naturheilpraxis
Manuela Hildebrandt
Kleiststr. 14, 65185 Wiesbaden

Naturheilpraxis Vlad Marianu
Elisabethenstr. 18,
65719 Hofheim/Ts.

Naturheilpraxis Thomas Schremser
Fuchstanzweg 19,
65760 Niederhöchstadt

Gemeinschaft
Naturheilkunde & Psychologie
Unterortstr. 16, 65760 Eschborn

Naturheilpraxis U. Geiken-Kraus
Ottweiler Str. 14,
66113 Saarbrücken

Naturheilpraxis Lieselotte Kurz
Kardinal-Wedel-Str. 19,
66440 Blieskastel

Kurhaus Elim
66620 Nonnweiler

Dr. med. Anna-Luise Rinneberg
Sandplatz 8,
66693 Mettlach-Orachholz

Naturheilpraxis Ingrid Reiter
Hermann-Löns-Weg 2,
66763 Dillingen

Naturheilpraxis Jürgen Schmeyer
Hermann-Löns-Weg 2,
66763 Dillingen

Dr. med. A. Sarkadi
Altschloßstr. 1, 66957 Eppenbrunn

Naturheilpraxis Marita Schuster
Walter-Engelmann-Platz 1,
67434 Neustadt

Dr. med. Burkhard Aschhoff
Postfach 47, 67476 Edenkoben

Prof. Dr. Gali
Klosterstr. 179, 67480 Edenkoben

Naturheilpraxis Roswitha Ernst
Steinstr. 26, 67659 Kaiserslautern

Naturheilpraxis M.-F. Pelger
Konrad-Adenauer-Str. 26,
67663 Kaiserslautern

Naturheilpraxis Ulrich Stork
Im Haizental 26,
67722 Winnweiler

Dr. med. Ulrike Köhler
P7,1, 68161 Mannheim

Dr. med. Ulrike Albrecht-Köhler
P7,1, 68161 Mannheim

Dr. med. Helmut Mignon
P7,1, 68161 Mannheim

Naturheilpraxis
Schubert & Neutzler
Collinistr. 28, 68161 Mannheim

Dr. med. Andreas Wacker
Rheingoldplatz 3,
68199 Mannheim

Naturheilpraxis H. Mandel
Johann-Sebastian-Bach 5,
68519 Viernheim

Naturheilpraxis Carmen Simiane
Neuenheimer Landstr. 76,
69120 Heidelberg

Naturheilpraxis Werner Sommer
Wiesenbacher Str. 77,
69151 Neckargemund

Dr. med. Wolfgang Eisenlohr
Höhenstr. 2,
69436 Schönbrunn/Schwanheim

Dr. med. B. Hübler
Kerner Str. 69, 70182 Stuttgart

Dr. med. W. Grau
Ecklenstr. 29, 70184 Stuttgart

Dr. med. Michael Hörter
Kreuznacher Str. 42,
70372 Stuttgart

Naturheilpraxis Marianne Ruhsam
Reuchlinstr. 22, 70374 Stuttgart

Naturheilpraxis Werner H. Menzel
Einsteinstr. 102, 70374 Stuttgart

Naturheilpraxis U. Weinmann
Solitudestr. 86 G, 70499 Stuttgart

Dr. med. Michael Bausch
Markusstr. 12,
71083 Herrenberg

Naturheilpraxis Willy Hauser
Heidestr. 3, 71296 Heimsheim

Naturheilpraxis
Erika Gampper-Lucht
Bahnhofstr. 33, 71364 Winnende

Dr. med. Johannes Wertz
Haaggasse 15, 72070 Tübingen

Naturheilpraxis Hartmut Sättele
Königstr. 34, 72108 Rottenburg

Dr. rer. nat. H. Drautz
Brunnenstr. 13, 72124 Pliezhausen

Dr. med. Stefan Koehler
Straßburger Str. 17,
72250 Freudenstadt

Naturheilpraxis Georg Illichmann
Marienstr. 37, 73630 Remshalden

Naturheilpraxis G. Meyer
Untere Zeilstr. 6,
74343 Sachsenheim

Naturheilpraxis Jürgen Schlenker
Nußbaumweg 49, 74613 Öhringen

Kurlandhaus
Neue Mühle Hartmut Jöge
Neumühle 1,
74638 Waldenburg/Württemberg

Dr. med. Desouka Petricevic-Riedl
Simmlerstr. 4, 75173 Pforzheim

Dr. med. E. Mathias Achtnich
Kriegstr. 140 – am Karl,
76133 Karlsruhe

Naturheilzentrum Baden-Baden
Silvia Goldau
Luisenstr. 20, 76530 Baden-Baden

Naturheilzentrum Baden-Baden
Alexander Fahnemann
Luisenstr. 20, 76530 Baden-Baden

Naturheilpraxis
Ulrike Schüle-Schmidt
Rheinstr. 143,
76532 Baden-Baden

Naturheilpraxis Peter Mandel
Hildastr. 8, 76646 Bruchsal

Naturheilpraxis Martin Saier
Kirchplatz 5, 76698 Ubstadt-Weiher

Naturheilpraxis Giovanni Scavelli
Hauptstr. 43, 77652 Offenburg

Naturheilpraxis Eberhard Huber
Hauptstr. 43, 77652 Offenburg

Dr. med. Herbert Kempf
Kirchstr. 20, 77855 Achern

Schwarzwaldklinik
Farnweg 6,
78048 Villingen-Schwenn.

Naturheilpraxis Wolfgang Spiller
Niedere Str. 24,
78050 Villingen-Schwenn.

Dr. med. Frank Spiegl
Klosterring 11,
78050 Villingen-Schwenn.

Dr. med. Alfried Schwarz
Hauptstr. 42, 78588 Denkingen

Dr. med. R. Fichter
Oberndorfer Str. 29,
78713 Schramberg

Dr. med. Bodo Köhler
Brombergstr. 33, 79102 Freiburg

Naturheilpraxis Peter Stork
Alemannstr. 26,
79199 Kirchzarten

Naturheilpraxis
Marion Bücker-Bode
Schwarzwaldstr. 13, 79206 Breisach

Naturheilpraxis Günter Weigel
Am Lebbühl 12, 79541 Lörrach

Dr. med. Wilfried Krost
Darmstädter Str. 2,
79790 Rheinheim

Naturheilpraxis E. Baklavan
Unterer Anger 16,
80331 München

Dr. med. J. K. Juchheim
Thomas-Wimmer-Ring 11/III,
80539 München

Naturheilpraxis J. Eckert
Wotanstr. 68, 80639 München

Naturheilpraxis Karl B. Kirschbauer
Gaßnerstr. 23, 80639 München

Naturheilpraxis A. Bruckmeir
Amsterdamer Str. 3,
80805 München

Naturheilpraxis S. Bründl
Albert-Roßhaupter-Str. 14,
81369 München

Naturheilpraxis
Manfred Gramminger
Schmutzerstr. 1, 81373 München

Naturheilpraxis Robert Füß
Kreuzhofstr. 10, 81476 München

Dr. med. Vera Rosival
Grünbauerstr. 1, 81479 München

Naturheilpraxis Wolfgang Möller
Breisacher Str. 6, 81667 München

Naturheilpraxis Manfred Ogon
Breisacher Str. 6, 81667 München

Naturheilpraxis Karin Grewe
Bülowstr. 19, 81679 München

Naturheilpraxis
Hannelore Fischer-Reska
Bülowstr. 7, 81679 München

Naturheilpraxis
Hans-Berth. Hertlein
Maximilianstr. 16, 82319 Starnberg

Naturheilpraxis
Günther-F. Korbella
Hanfelderstr. 2, 82319 Starnberg

Drs. med. Erika Bruß-Jahl
und Walter Jahl
Hauptstr. 48, 82433 Kohlgrub

Dr. med. Antonius Schmidt
Heimgartenstr. 29, 82441 Ohlstadt

Kurheim Bichler Hof
Alleestr. 28,
82467 Garmisch-Partenkirchen

Dr. med. H. Baltin
Kaiserstr. 6, 83022 Rosenheim

Dr. med. Gottfried Knecht
Fichtenweg 23,
83075 Bad Feilnbach

Dr. med. Elfriede Jungfer
Steilnerjochstr. 6 a,
83088 Kiefersfelden

Naturheilpraxis
Lic. theol. Aloys P. Ober
Blumenstr. 4,
83229 Aschau L. Chiemgau

Dr. med. V.-F. Haupt
Kastellgasse 8, 83358 Seebruck

Naturheilpraxis Sonja Dannhorn
Raunbichler Str. 6, 83373 Taching

Dr. med. H. Flaskamp
Marienplatz 5, 83512 Wasserburg/Inn

Dr. med. A. Beck
Merzstr. 8, 83646 Bad Tölz
Dr. med. Woellner
Ellingerstr. 12, 83684 Tegernsee

Dr. med. Peter M. Mönig
Saliterer Weg 5,
83700 Rottach-Egern

Naturheilpraxis Herbert Kania
Im oberen Ficht 26,
83700 Rottach-Egern

Dr. med. Hellwig
Brunnaderstr. 7, 84364 Birnbach

Naturheilpraxis Michael Münch
Vogelweide 2 c, 85375 Neufahrn

Dr. med. Christian Mahl
Münchener Str. 36, 86415 Mering

Naturheilpraxis
Rudolf Schauermeyer
Ortelfinger Str. 3, 86666 Burgheim

Naturheilpraxis
Wolfgang Waldmann
Augsburger Str. 5, 86668 Karlshuld

Allgäu-Klinik
Dr. med. Rob. Mich. Bachmann
Gärtner Weg 27,
86825 Bad Wörishofen

Naturheilpraxis Ralf Zarbock
Kneippstr. 12,
86825 Bad Wörishofen

Dr. med. Thomas Schultz-Wittner
Iglinger Str. 3 A,
86916 Kaufering b. Landsberg

Naturheilpraxis Lutz Kasberg
Frühlingstr. 24, 87439 Kempten

Naturheilpraxis Kurt Blechschmidt
Poststr. 32, 87439 Kempten

Dr. med. Wolfgang May
Am Ehberg 23,
87465 Schwangau-Horn

Naturheilpraxis Cordula Postel
Schmelzgässle 3,
87700 Memmingen

Naturheilpraxis
Christiane Wilhelm
Zangmeister Str. 5,
87700 Memmingen

Naturheilpraxis G. Haberkorn
Fichtenweg 4, 88085 Langenargen

Naturheilpraxis J. B. Vollmer
Postfach 21 71, 88111 Lindau

Dr. med. Vinzenz Mansmann
Badstr. 31, 88339 Bad Waldsee

Dr. med. Klaus Barakoff
Oberamteistr. 1, 88348 Saulgau

Dr. med. Michael Zimmermann
Zum Kretzer 2, 88662 Überlingen

Dr. med. Christfried Preußler
Seestr. 3, 88662 Überlingen

Oranus-Therapie
St.-Ulrich-Str. 32,
88662 Überlingen/Bodensee

Naturheilpraxis Wlotzkovsky
Kurallee 18–22, 88709 Meersburg

Naturheilpraxis H. G.-F. Braig
Lautenberg 1, 89073 Ulm

Medicos Institut Norbert Grafe
Königstr. 39, 90402 Nürnberg

Naturheilpraxis Renate Schneider
Prinz-von-Schuh-Platz 3,
90459 Nürnberg

Naturheilpraxis Gernot Kolder
Schützenstr. 6,
90552 Rothenbach

Naturheilpraxis Rainer Wernicke
Schuhstr. 24, 91052 Erlangen

Naturheilpraxis
Karola Dorothea Rötzer
Pechweg 7,
91056 Erlangen-Hüttendorf

Naturheilpraxis
Sylvia Schwertner-Porzelt
Störcherstr. 2 b,
91074 Herzogenaurach

Naturheilpraxis Ralf Süßmann
Am Schwegelweiher 2,
91334 Hemhofen

Naturheilpraxis H. Frühwirth
Wett. Hauptstr. 7,
91757 Treuchtlingen

Dr. med. Alfred Lammerding
Rothenburger Str. 47,
91781 Weißenburg

Spezialklinik Neukirchen
Neunburger Str. 7, 92444 Rötz

Dr. med. Michael Worlitschek
Marktrichterstr. 3,
94065 Waldkirchen

Caspers-Klinik Caspers
Beethovenstr. 1, 94072 Bad Füssing

Kurhotel Schmelzer Hof
Rettenbach 24, 94379 St. Englmar

Dr. med. Arno Schneider
Marienstr. 1, 97070 Würzburg

Dr. med. Walter Eckl
Theaterstr. 6, 97070 Würzburg

Dr. med. Pieper
Marienstr. 1, 97070 Würzburg

Naturheilpraxis Marg. Unser
August-Bebel-Str. 43,
97272 Waldbüttelbrunn

Naturheilpraxis M. Unser
August-Bebel-Str. 53,
97297 Waldbüttelbrunn

Dr. med. Manfed Ernst Wollinger
Kirchgasse 7, 97688 Bad Kissingen

Dr. med. Elke Thiel
97688 Bad Kissingen

Naturheilpraxis S. Fronius
Bismarckstr. 52–62,
97688 Bad Kissingen

Dr. med. Manfred Doepp
Löwenstein 15,
97828 Marktheidenfeld-Michelried

Dr. med. Wolfgang Wöppel
Löffelstelzerstr. 1–3,
97980 Bad Mergentheim

Naturheilpraxis Karl-Egon Spohrer
Amthausstr. 1, 99848 Mosbach

Adreßliste von Colon-Hydro-Therapeuten in Belgien

Cethena
120 Avenue Jean et Pierre Carsoel,
B-1180 Brussel

Dr. med. Marie-Anne Delville
Square Marie-José 1-Centr médical
»Clos du Tilleul«,
B-1200 Wolume St. Lambert

Dr. med. Didier Potdevin
10 place de Ransbeck,
B-1328 Ohain

Dr. med. D. Peeraer
Gezondheidslei
125, B-2130 Brasschaat

Dr. med. R. de Greef
Grote Braamstraat 54 D,
B-2220 Heist o.d. Berg-Goor

Dr. med. A. Martens Hoge
Heideweg 50,
B-2310 Rijkevorsel-St. Josef

Dr. med. A. Gastmans
Heistraat 37,
B-2430 Klein Vorst-Laakdal

Dr. med. L. Coeckelberg
Acaciastraat 90,
B-2800 Mechelen

Dr. med. Astrid Meurens
8 rue Kan, B-4880 Aubel

Dr. med. Pierre Famerée
24 bld Thiron,
B-6000 Charleroi
Dr. med. Marie-Blandine Petit
52 tour Vignoux, B-7941 Attre

Dr. med. C. Vermeerson
Vijversgracht 21 B-8310 Brgge-St.
Kruis

Dr. med. R. Dousselaere
Kouterlosstraat 66,
B-9800 Deinze

Dr. med. N. Bleyaert
Resedastraat 23,
B-9920 Lovendegem

Adreßliste von Colon-Hydro-Therapeuten in den Niederlanden

Body Tuning Clinic m W. L. van Dijk
Jan Luykenstraat 40,
N-1071 CR Amsterdam

Dr. med. R. J. Kleipool
Reimersbeek 3,
N-1082 AE Amsterdam

Dr. med. J. C. J. Reijntjes
Irisstraat 116A,
N-1214 EX Hilversum

Inst. Butterfly
's-Gravelandseweg 91,
N-1217 EL Hilversum

Dr. med. M. D. Emons
Pergolesistraat 5,
N-1323 MN Almere

Dr. med. A. Lemmens
Louise de Colignystraat 89,
N-2595 SN Den Haag

Preventief Medisch Centrum
Joost Banckertsplaats 24–29,
N-3012 HB Rotterdam

Kliniek Midden Nederland
H.M.M. Pekelharing/Brands
Richterslaan 58,
N-3431 AK Nieuwegein

Dr. med. M. R. Hoeksema
Veeartsenijstraat 215,
N-3572 DJ Utrecht

Dr. med. L. Kunst
Arkelsedijk 76,
N-4206 AC Gorinchem

V.O.F. Bonne Santé
R. van den Brand
Aeneaslaan 35,
N-5631 LA Eindhoven

Dr. med. F. Rouschop
Kerkstraat 36,
N-6104 AC Koningsbosch

Dr. med. J. A. M. Koonen
Herbaan 168,
N-6566 EV Millingen a.d. Rijn

Dr. med. I. Schoots
Velperweg 109, N-6824 HJ Arnheim

Dr. med. Gurie Bokma-Hensen
Engelwortel 2, 7443 TJ Nijverdal

Praktijk v. Progressieve
Geneeskunde
Chevalleraustraat 3,
N-7683 XL Den Ham (OV)

Adreßliste von Colon-Hydro-Therapeuten in Österreich und Spanien

Österreich

Dr. med. Elisabeth Winkler
Esslergasse 22, A-1130 Wien

Alpenhotel Gösing
A-3221 Gösing 4

Dr. med. Christian Richter
Kirchenplatz 128, A-4910 Ried

Dr. med. P. Battre
In der Wehrgasse 11,
A-5020 Salzburg

Dr. med. Helmut Maier
Gletscherblick 32, A-5080 Igls

Dr. med. Irene Schütz-Seidl
Stumpfeggergasse 3,
A-5101 Salzburg

Dr. med. Wolfgang Leifer
A-5360 St. Wolfgang

Dr. med. Alex Witasek
A-6072 Lans b. Innsbruck

Aesculap-Klinik im Park
Gersauerstr. 8, A-6440 Brunnen

Dr. med. Marlies Dolezal
Hauptstr. 47 a,
A-7100 Neusiedl am See

Dr. med. Roswitha Pichker
Eitzenberggasse 2,
A-7201 Neudorfl

Gesundheitshof Neuberg
Hauptstr. 40, A-8892 Neuberg

Dr. med. Anton Pruntsch
Komauerweg 16,
A-9201 Krumpendorf

Spanien

Dr. med Michel Stephan
Salud y Bienestar Paseo Colon 35 -
4° A 20300 Irun/Spanien

Dr. med. José Maria Fernandez
Moulias
Jesus Apprendiz 19,
28007 Madrid/Spanien

Adreßliste von Colon-Hydro-Therapeuten in der Schweiz

Dr. med. Laurent Follmi
14 rue Haldimann,
CH-1003 Lausanne

Institut de Naturopathie Monique
Depierraz-Dufour
2 rue du, Crêt, CH-1006 Lausanne

Institut Hygiène
Santé Marie-Thérèse Wehren
121 rte de Lavaux, CH-1095 Lutry

Centre Santé, Beauté, Bien-être
14 rue Voltaire, CH-1201 Genève

Dr. med. Linda Nagle
17 rue Vidollet, CH-1202 Genève

Dr. med. Marie-Christine Borloz
15, ch. Boissier, CH-1223 Cologny

Dr. med.
Christine Etienne-Raynowska
30 av. Petit-Senn,
CH-1225 Chêne-Bourg

Dr. med. Ansumat Berthouzoz
54 ch. des Usses,
CH-1246 Corsier

Centre Victoria
Les Bossons,
CH-1837 Château-d'Oex

Dr. med. Christiane Duvinage
Larges Horizons, CH-1854 Leysin

Dr. med. Juliette Gallay
Chalet »La Dzouvenna«,
CH-1882 Gryon

Dr. med. Trudy Guyot
13 rue de la Colline,
CH-2013 Colombier

Institut Hygiène Santé
16 Chemin des Delaynes,
CH-2072 Saint Blaise

Dr. med. Francois
Bedert-Naturopathe
11 rue de la Malathe,
CH-2610 Saint-Imier

Dr. med. Andreas Beck
Kornhausplatz 7, CH-3001 Bern

Dr. med. Eva-Maria Thomas
Riedlistr. 1, CH-3123 Belp

St. Laurent Alpentherm
CH-3954 Leukerbad

Dr. med. Marie-Hélène Bornet
15 av. Général Guisan,
CH-3960 Sierres

Dr. med. Rudolf Argay
Mittlererkreis 2, CH-4106 Therwil

Kurhaus St. Otmar Kraz
CH-6353 Weggis

Vita Sana
Via Dott. Polar 9-13,
CH-6932 Breganzona

Vita Sana Klinik
Via Dott. Polar 9-13,
CH-6932 Breganzona

Vita-Sana
CH-7552 Bad Tarasp

Vita-Sana
CH-7552 Vulpera

Dr. med. Zilincan
Wassenplatzstr. 5,
CH-8002 Zürich

Privatklinik Bircher-Benner
Keltenstr. 48, CH-8044 Zürich

Dr. J. v. Stirum
I. d. Ey 39, CH-8047 Zürich

Dr. med. Alexander Balkanyi
Schweighofstr. 193,
CH-8055 Zürich

Dr. med. Urs Enggist
Juchstr. 15, CH-8116 Würenlos

Dr. med. Heig
Oberlandstr. 98, CH-8610 Uster

Hotel Kurhaus Appenzellerhof
CH-9042 Speicher

Dr. med. H. J. Gabathular
Appenzellerhof, CH-9042 Speicher

Naturheilpraxis
Trogen Ivan Romano
CH-9043 Trogen

Dr. med. Gabathuler
Postfach 251 9053,
CH-9053 Teufen

Paracelsus-Klinik
CH-9062 Lustmühle

Ganzheitsmed.
Praxis G. & M. Bannholzer
Haldenweg 44, CH-9100 Herisau

Kurhaus Sennrüti
CH-9113 Degersheim

Sachwörterverzeichnis